新 食べるな、危険!

小若順一
食品と暮らしの安全基金

講談社

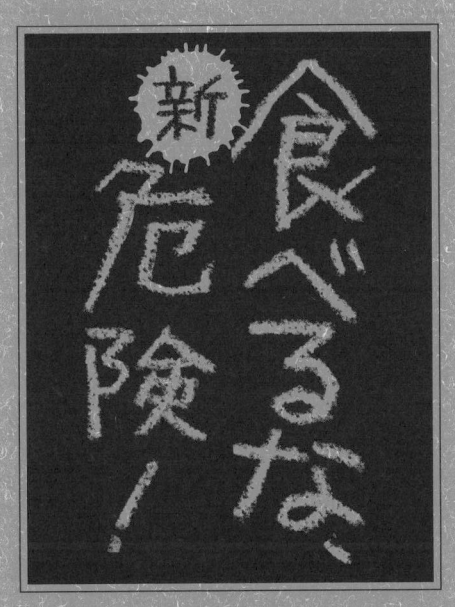

まえがき

日本でも二年連続して鳥インフルエンザが発生しました。感染した鶏の肉や卵であっても、加熱して食べれば何ともありませんが、鳥インフルエンザウイルスが突然変異して、鳥から人に感染するようになると大変です。世界中の人に感染が広がり、最悪で五億人が死亡すると厚生労働省は予想しています。

増え続ける養殖魚には、ダイオキシンやＰＣＢ、水銀などの汚染物質が含まれ、輸入ウナギからは毎年、違法抗菌剤が検出されています。

野菜や果物には、収穫直前に農薬が散布されていますし、パンからもポストハーベスト農薬の殺虫剤が検出されるので、油断すると有害物質を食べてしまうのが現状です。

もっとも多く被害者を生んでいるのは、抗生物質が効かない耐性菌です。ヨーロッパでブロイラーや豚の生産に抗生物質が多用された結果、最強の耐性菌であるＶＲＥ（バンコマイシン耐性腸球菌）が生まれました。この菌が人にうつって病院でたくさんの人を死に追いやっています。人の死にこれほど直結している薬剤は、抗生物質のほかには見当たりません。

この耐性菌問題で、うれしい事実があります。耐性菌の培養工場ともいえるブロイラー産業で、大手生産者の一部が抗生物質を使うのをやめていたのです。ほとんど不使用にしている大手生産者も加えると、鶏肉で「抗生物質不使用」のシェアは一五％に達しています。

ところが大手スーパーでは、そんな鶏肉をあまり見かけません。どうしてでしょうか。

それは、複数の生産者の鶏肉を使って、スーパーが独自ブランドの鶏肉にしているからです。一部の生産者が抗生物質を不使用にしていないので、「不使用」とは表示できません。

したがって、本当は抗生物質不使用の鶏肉がスーパーに並んでいるのに、安全な鶏肉が欲しいと思っている消費者が、その鶏肉を選んで買うことができないのです。

スーパーが消費者の希望に応えていないため、必要な人が買えないでいるわけです。この現実を是正するため、できれば本書の読者が、「抗生物質不使用の鶏肉を買いたい」とスーパーのアンケート用紙などに書いて、意見を本部に伝えていただきたいと願っています。

安全な鶏肉を食べたい消費者が「抗生物質不使用」の鶏肉を買えるようになると、その鶏肉の生産者が潤うようになって生産量が増えます。畜産での抗生物質の使用が減ると、畜産から病人にうつる耐性遺伝子が減るので、耐性菌で亡くなる人も減ることになるでしょう。

有害物質のほかにも、食べ物の味が薄くなり、風味が落ち、力がなくなっているという問題があります。トマトにトマトらしい風味がなくなったとか、鶏肉に味がなくて軟らかすぎる、と感じている人は多いのではないでしょうか。

ビタミンやミネラルが少なくなってしまった食べ物を食べて、健康でいられるでしょうか。

食べ物が原因で体力が弱ったり、病気になったりすることがあるかもしれないと、多くの人が考えるようになってきました。そこで増えているのが、サプリメントなどの栄養補給食品です。

手軽に栄養を摂れるので健康にいいように見えますが、特定の栄養素だけを大量に摂ると、危険を生じるという重大な疑問が生まれています。栄養素を必要なだけ摂っている人が、余分に栄養素を摂ると、ガンや心臓病などにかかる可能性が高まるというデータが出てきているのです。そのため、サプリメントの多くは、もしかしたら健康に悪いのではないか、と専門家は心配し始めています。

そんなことはつゆ知らず、サプリメントのように特定の栄養素を大量に入れた栄養補給食品や菓子類が増え続けています。

今は大規模な人体実験が行われているわけで、栄養補給食品が有効なのか危険なのかは、将来にならないとわからないのです。こんな人体実験に、あなたがお金を払ってまで参加しないことを願います。

健康状態を改善したいなら、食べ物の中身を健全にし、食生活を見直す必要がある、というのがおそらくすべての人が妥当と思う結論になるでしょう。

「食品と暮らしの安全基金」が高く評価されてきた理由の一つは、ボランティアでスタートし、一〇人ほどの有給スタッフを持つ団体に成長しながら、さまざまな食品の危険性や違反を指摘してきたからです。こんなに小さな市民団体が、大勢の人手と莫大な予算を持つ農林水産省よりも多くの表示違反を摘発していたことに、衝撃を受けた方は少なくありませんでした。

そして今、農水省は、「有機」「無農薬」の違反の取締りを強化しています。また、あまりにも表示違反が多いことに気づいた消費者が、原料や原産地を正確に知りたいと思うようになったこともあって、「原料原産地の表示基準」が厳しく改定されています。

そこで本書には、そういう新しい情報や、新しい表示の見方を盛り込んであります。

前著では「危険な食品ばかりで、食べるものがなくなった」という意見が多く寄せられたので、本書には二〇〇三年に発行した『食べたい、安全！』のエッセンスを取り入れ、その後に出会って感動させられた食品も含めて「オススメの安全な商品」を各章ごとに掲載しました。それで、「食べるものがない」どころか、とびきり安全でおいしい食品を手に入れることができるようになっています。

食品にはたくさんの危険や問題がひそんでいますが、本書がきっかけになって、改善の動きが起こり、誰でも簡単に、安全でおいしい食べ物が手に入るようになることを願っています。

二〇〇五年八月

食品と暮らしの安全基金代表　小若順一

新・食べるな、危険！　目次

まえがき　1

肉類　13

アメリカ産牛肉　14
ＢＳＥ感染牛の肉骨粉入りのエサを食べている可能性がある

霜降り牛肉　16
不自然なエサで作られる筋肉に脂肪が入った病的な肉

豚肉　18
養豚場で薬が効かない強力な菌が生まれ、人に感染する

ハム　22
水で増量し、添加物と糖類がたっぷり

鶏肉　24
密飼い飼育で耐性菌の汚染率ワースト１

ブランド卵　26
必要のない栄養素を与えてできた工場生産品

採卵鶏　28
鳥インフルエンザが人に感染し五億人が死ぬという予測もある

★オススメの安全な商品★
農薬を使わない牧草を食べた興農ファームの牛肉と豚肉　30
タスマニア島で育ったイオン「グリーンアイ」の牛肉　31
子豚にも抗生物質を使用していない「えばらハーブ豚　未来」　32
日光を浴びゆったり育った鹿児島渡辺バークシャー牧場の黒豚　33
微生物の力で健康に育てた米沢郷牧場の鶏肉　34
血筋のいい「大友地鶏」　35
抗生物質不使用の十文字チキンカンパニーの鶏肉　36
薬剤残留の心配がないアマタケの鶏肉　37
安全なエサと水で育ったトキワ養鶏の卵と豚肉　38
食べてもアレルギーが起きない花兄園の卵　39
飼育の技術力が高い秋川牧園の卵　40
売り切れ御免の奥田養鶏の自然卵　41

資料❶　家畜や魚への抗生物質の投与は人への投与の2倍以上　42

魚介類　43

養殖魚　44
鶏や豚をエサにし、抗生物質を投与される不自然な実態

サケ・マス　46
養殖ものには天然の五倍以上もの有害汚染物質ＰＣＢが蓄積

マグロ　48
エサをたっぷり与えられた成人病の畜養マグロが急増中

タイ・ハマチ　50
養殖ものに奇形魚が多発。いまだに原因不明のものも

回転寿司　52

ヒラメなど高級魚のネタは見ず知らずの魚であることも

フグ 54
養殖では劇物ホルマリンが違法に使い続けられていた

イワシ・サンマ 56
ダイオキシン汚染されたイワシよりサンマを

スズキ・コハダ・アナゴ 58
高濃度のダイオキシンで汚染されている魚たち

中国産ウナギ 60
水銀や農薬に汚染されている

エビ 62
殻をむく手に付着した耐性菌が広まると命の危険

活魚 64
水槽でおよぐ魚の多くは養殖もので複雑な流通で運ばれる

冷凍魚 66
急速冷凍技術で獲れたてと変わらない鮮度

アサリ・シジミ・ハマグリ 68
毒を持つ貝が輸入され麻痺や下痢を引き起こす

カキ 70
鮮度がいいから安心とはいかないウイルスによる食中毒

アジの干物 72
見た目を良くするためだけに添加物が

練り製品・たらこ 74
表示されていない添加物が腎臓や尿細管に障害を引き起こす

★オススメの安全な商品★
抗生物質とは無縁の「エコシュリンプ」 76
健康にのびのび育てた山田水産のウナギ蒲焼 77
生産履歴を徹底管理した東町漁業協同組合の養殖ブリ 78
三陸沖から直送される産直グループのとれたて近海魚 79

資料❷ 残留農薬の検査をしたい方はこちらへ 80

野菜 81

ジャガイモ 82
収穫前に劇物に指定された除草剤がまかれる

トマト・キュウリ 86
夕方農薬を散布されたものが翌朝出荷されている

エノキ・シメジ・シイタケ 88
危険な殺菌剤とカビ防止剤が使われている

アスパラガス 90
かつて除草剤を使っていたアメリカ産の謎

セロリ・パセリ・シソ 94
農薬が多く残留しているワースト3の野菜

かいわれ・みつば・サラダ菜他 96
河川の護岸工事が野菜からミネラルを奪った

ホウレンソウ・コマツ菜　98
胃ガンの原因となる硝酸性窒素が大量残留
中国野菜　100
上海のスーパーには残留農薬を落とす専用の洗剤が売っていた
漬物　102
不気味な色のものは化学薬品漬けになっている

★オススメの安全な商品★
樹で完熟させた旨みのある熊谷さんのトマト　104
全国へとれたてを発送する全国有機農法連絡会の野菜　105
阿蘇の大地が育んだどれみ村の有機野菜　106

果物　107
オレンジ・グレープフルーツ　108
カリフォルニアから最悪の添加物とともにやってくる
レモン　112
枯れ葉剤の主成分が検出された
ミカン　116
怖い発ガン性農薬を含むことも
バナナ　118
かつては発ガン性殺菌剤入りのプールに投げ込まれていた

イチゴ　122
輸入ものは一ヵ月たっても傷まないほどの殺菌剤が残留
アメリカンチェリー・サクランボ　126
日米ともに農薬残留、皮ごと食べる危険な果物
桃　130
抗生物質の使用量が一年で三〇倍にも増えた和歌山県産
リンゴ　132
外国産と国内産の決定的な違いはポストハーベスト農薬の残留

★オススメの安全な商品★
柿の有機ＪＡＳ認定を受けた松本農園の柿と梨　136
化学農薬を使わず育てた順子のいちご園のイチゴ　137
残留農薬の心配がない豊国園の桃　138
有機リンゴの創始者による神さんのリンゴ　139

資料❸　最も毒性の強い食品添加物はどれ？　140

穀類　141
無洗米　142
とぎ汁が出ないから「環境にいい」は間違っている
パン　144
学校給食パンに神経毒性のある殺虫剤が大量に残留

食パン　146
二〇年以上も前に発ガン性が確認された添加物を使用再開
小麦粉　148
輸入ものは神経毒性と免疫毒性のある農薬が混入されている
麺類　150
添加物と塩と残留農薬に注意
カップ麺　152
容器から環境ホルモン論争が行われた発ガン物質が溶け出す
雑穀（アワ・キビ・ヒエ）　154
アレルギー治療食から殺虫剤が検出された

★オススメの安全な商品★
農薬を使わず育てた「けいじどんの米」　156
自家配合の肥料による栢森農産の有機米　157
卵・乳製品を使用していないぴーはっぴぃの天然酵母パン　158
残留農薬の心配がない桜井食品の無糖ホットケーキミックス　159

資料❹　虫が死ぬアメリカ産の米。新たに検出された毒物の正体　160

加工食品　161

フライドポテト　162
農薬残留、遺伝子操作、有害物質など問題が発覚
レトルトカレー　164
胸焼けや胃もたれの原因は家庭で使わない豚脂・牛脂にある
弁当　166
あったかいお弁当には発ガン物質が溶け出している
ハチミツ　168
抗生物質に汚染された天然食品
ジャム　170
メーカーによって果実含有量に大きな差が

★オススメの安全な商品★
自然食品本来の品質を保つ内海産かねだの海苔　172

調味料　173

醤油　174
塩水で薄めたり、甘味料を加えたものが出回っている
焼肉のたれ・ドレッシング　176
甘すぎるのは当たり前。砂糖や水あめが大量に含まれる
高級サラダオイル　178
原料作物の収穫直前に大量の除草剤を散布
食用油　182
遺伝子操作原料が使われているのに表示がされていない

マーガリン 184
心疾患の危険を増やすトランス脂肪酸が多量に含まれている
ソース 186
砂糖が全体の三分の一も含まれていた業界ぐるみの表示違反

★オススメの安全な商品★
しぼりたての旨さが際立つ弓削多「吟醸純生しょうゆ」 188
有機栽培が作り出した
イル・プルー・シュル・ラ・セーヌのオリーブオイル 189

資料❺ ソースの原材料、どのくらい野菜・果実が使われているの? 190

飲料 191

オレンジジュース 192
ポストハーベスト農薬が多量に残留
清涼飲料 194
過剰な糖分をとらされペットボトル症候群(糖尿病)に
ベビー飲料、コーヒー・紅茶飲料 196
水分どころか糖分補給で赤ちゃんの虫歯が急増
お茶 198
添加物と残留農薬がたっぷり
紅茶 202
有機塩素系農薬が残留し胎児への影響は深刻
牛乳 204
牛の乳房炎が急増して黄色ブドウ球菌が混入
ミネラルウォーター 206
目的にあっていなければ資源とお金のムダ遣い
ワイン 208
悪酔いするのは添加されている亜硫酸塩が原因
日本酒 210
格安パック酒で肝硬変かアルコール中毒へ一直線

★オススメの安全な商品★
自然と共生して作られた杉本園の有機緑茶 212
合成農薬も添加物も使わない水車むらの緑茶・紅茶 213
添加物は一切使用しない無茶々園の柑橘ジュース 214
農薬・添加物の心配がない八峰園のりんごジュース 215

資料❻ 思わず笑みがこぼれてしまう極上の日本酒が手に入る酒屋 216

菓子類 217

ポテトチップ 218
「うす塩味」はあてにならない。「のり塩」より塩分多めのものも

装幀　三村　淳・三村　漢
写真　江頭　徹・金子正志
田代真一・花房徹治
林　桂多・武藤　誠
山口隆司

肉類

アメリカ産牛肉
霜降り牛肉
豚肉
ハム
鶏肉
ブランド卵
採卵鶏

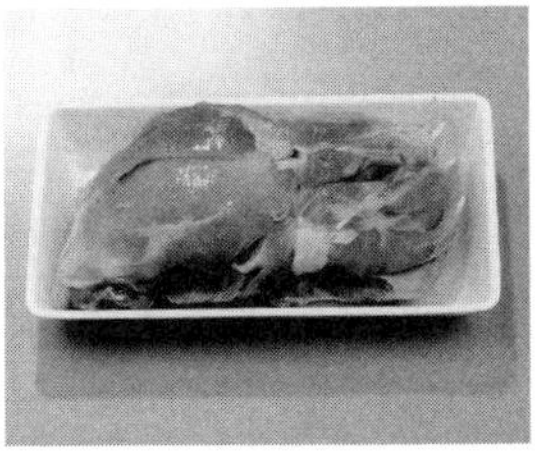

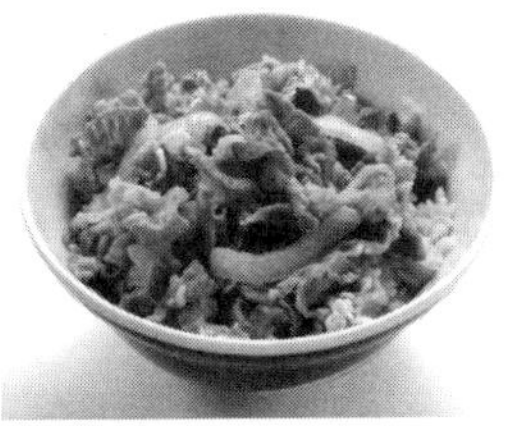

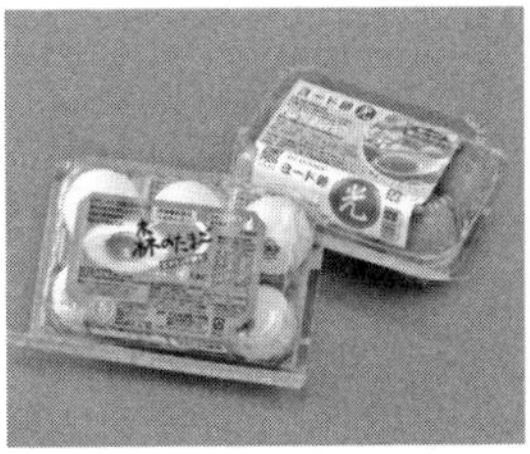

BSE感染牛の肉骨粉入りのエサを食べている可能性がある
アメリカ産牛肉

「アメリカ産牛肉の安全性に、問題はない」

アメリカで二頭目のBSE（狂牛病）感染牛が確認された二〇〇五年六月、これを発表する記者会見で、ジョハンズ農務長官はこう強調した。

しかし、二頭目はテキサス州の牧場で飼育されていた、アメリカ生まれの牛だった。〇三年一二月に見つかった一頭目がカナダ生まれだったことから、アメリカは、「BSE清浄国」を主張し続けてきたが、それが通用しなくなったのだ。

二頭目の感染牛はよろけて歩けない状態だったので、食肉加工場ではなくペットフード工場へ送られていた。簡単なBSE検査で陽性になったが、確認のための再検査では陰性だった。それでも焼却処分されていたという。

だが、今までに、BSE感染牛とは知られずに、ペットのエサに加工される場合がなかったとはいえない。

アメリカでは、牛に神経症状が出ると、まず狂犬病が疑われていた。その疑惑が晴れると、検査が打ち切られるケースが七割以上あったと、農務省の内部監査報告は明らかにしている。

歩行困難な牛や死亡牛は食用には禁止されているので、ペットフード工場へ送られるか、肉骨粉となり家畜の飼料に加工される。

牛を原料とした飼料は、日本では、牛はもちろん、豚・鶏にも禁止されている。ところがアメリカでは、豚・鶏の飼料に使える。牛・豚・鶏のエサが一つの工場で生産されると、少量とはいえ、牛のエサに肉骨粉が混じってしまう。

これでは肉骨粉を食べる牛が、アメリカにはまだ残っていることになるのだ。今すぐ豚・鶏の飼料に牛の肉骨粉を使うことをやめても、肉骨粉を食べてしまった牛が生きている間のおよそ八年以上は、アメリカでBSEが新たに発生する恐れがある。

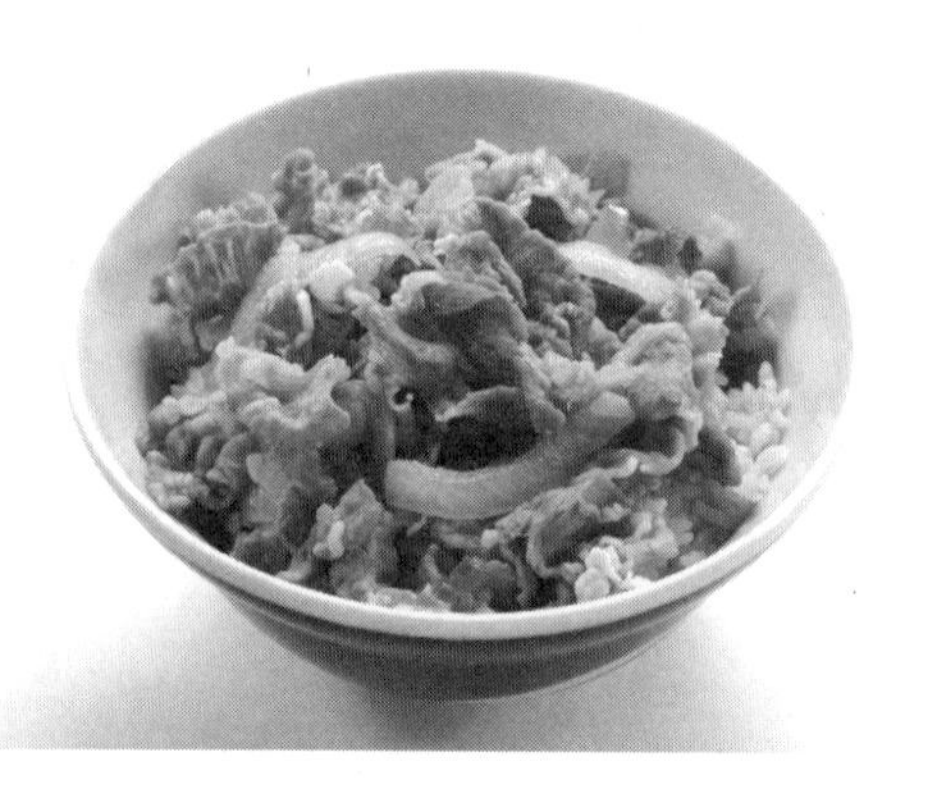

世界各国で対策が進んでいるのに、今のままではアメリカがBSEの震源地になってしまうだろう。

二頭目のBSEの確認では、一度は疑いがあった牛の再検査を、より感度の高い検査で確認すべきところを、感度の低い検査で確認で済ませていた。そしてそのまま七ヵ月近く放置していたことも明らかになって、アメリカの検査のずさんさが浮き彫りになった。

このことに対し、日本のBSE専門家は「検査体制自体に問題がないのか、総点検が求められる」と、指摘する。

それでも日本では、二〇〇五年八月現在アメリカ牛肉の輸入再開に向けて、準備が進められている。

「アメリカには一定のBSEリスクがあるという前提で、輸入協議に臨んできた。その前提条件は何ら変わらない」というのが、農林水産省の言い分だ。

牛肉貿易再開については、アメリカと局長級会合が開かれ、〇四年一〇月に合意、共同記者会見が行われた。

日本に輸入する牛肉は、特定危険部位（BSEの病原体がたまりやすい危険部位）をすべての月齢の牛から除去したもの、また、生後二〇ヵ月以下の牛のみとし、両国の承認手続きを経て再開するという。

本当に二〇ヵ月以下で特定危険部位を除去していれば、安心できる。だが、アメリカは、牛の個体月齢証明などと並んで、「肉を見て二〇ヵ月以下だと判断する」という基準を盛り込んできた。アメリカでは、月齢がはっきりわかる牛の方が少ないからだ。

肉を見ただけで二〇ヵ月と二一ヵ月の違いが本当に判定できるのだろうか。効率を最優先しているアメリカの食肉加工会社で、正確に判定できるのか、疑問である。

アメリカ産牛肉にはBSE以外にも、問題点がある。効率よく太るとして、牛の肥育用に、女性ホルモンが使われているのだ。小さなペレットにして、若い牛の外耳の皮下に埋め込み、吸収させる。

女性ホルモンには天然系と合成型があるが、アメリカでは合成型も使用しているので、残留性が高い。

ホルモン剤は、体外から摂取すると、たとえごく微量でも危険性がある。特に妊娠中の女性は気を付けないと、胎児の体内ホルモンのバランスを崩す恐れがある。

アメリカ産に代わり、多く輸入されている牛肉はオーストラリア産だ。

オーストラリアは、EUの科学的評価で、BSEが「最も発生しにくい国」とされ、BSEの心配はない。成長ホルモンもあまり使われていない。

輸入牛肉の選び方

オーストラリア産がよい。

イオン系列のスーパーのタスマニアビーフは、すばらしい自然環境の中でより安全な飼料で飼育している。

霜降り牛肉

不自然なエサで作られる筋肉に脂肪が入った病的な肉

「とろけるような美味しさ」と、日本人が喜んでいる「サシ」。だが、赤身に霜降り状に脂肪の入っている肉ばかり食べていていいのだろうか。

脂たっぷりの霜降り牛肉は不自然であり、食べすぎれば、大腸内に発ガン促進物質ができる。

サシがどれだけ緻密《ちみつ》に入っているか、その脂肪の色、肉の色や光沢などで、出荷する牛肉を専門家がランキングしている。白いサシが緻密に入っているものが高級品になるが、自然にこういう肉ができるわけではない。

まず、サシの入りやすい種が選ばれる。一番サシの入りやすいのが和牛の「黒毛和種」で、有名な松阪牛、前沢牛をはじめ、銘柄牛のほとんどがこの種なのだ。

そして、サシがうまく入るように飼育技術を駆使する。トウモロコシ、大麦、大豆カスなどの穀類を与えるが、緑色の草は脂肪に黄色味をつけてしまうから与えないとか、ビタミンなどの栄養素を微調整するのである。

また、日本人は軟らかい肉が好きだ。だから、オス牛を生後三～五ヵ月で去勢し、女性ホルモン剤を使用することもある。こうやって、軟らかい肉やサシ入り肉が出来上がるのだ。

しかし、そんな肉が健康にいいはずがない。

私たちが食用として利用しているのは筋肉の部分なのだ。筋肉が、「箸で切れる」ほど軟らかいというのは異常としかいいようがない。

筋肉に入った脂肪を大事にするのは、世界で日本だけである。

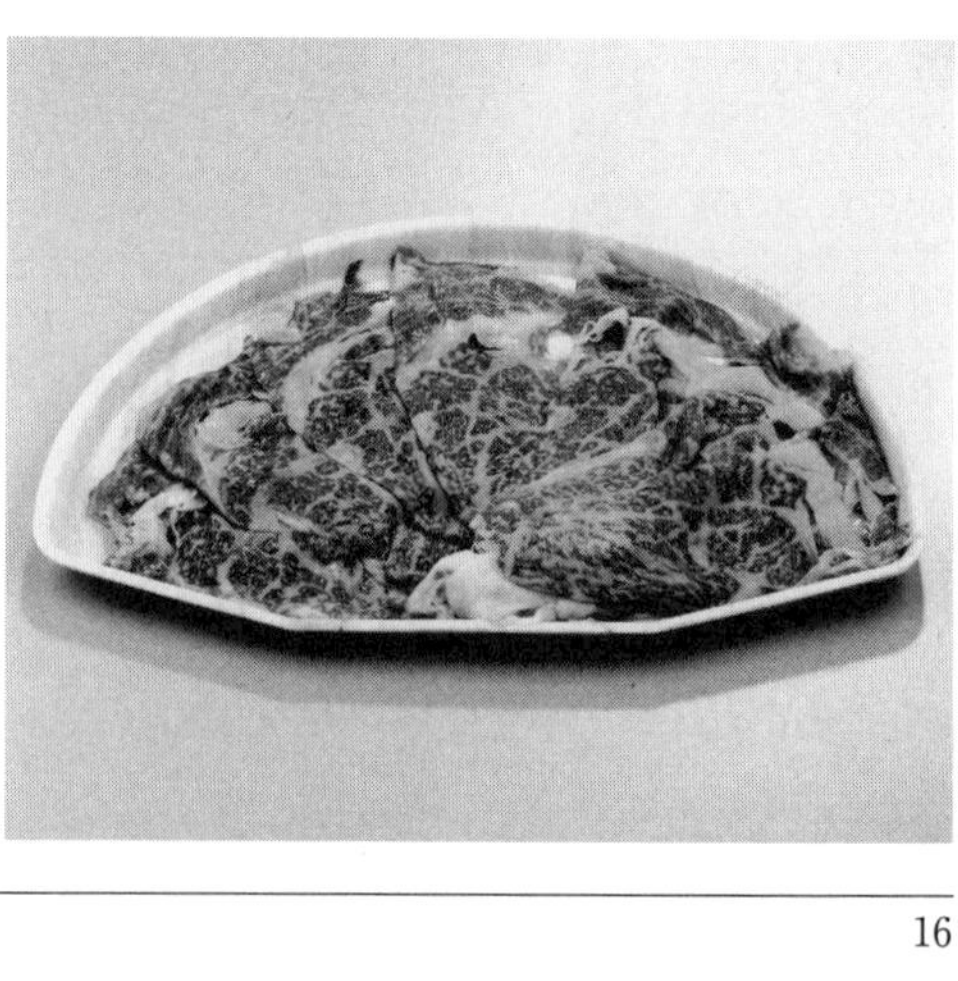

不自然な飼育によって作られた霜降り肉だけでなく、工場やスーパーで作ったサシ入り肉のお手頃品もある。

これを、成型肉という。

肉と脂身に、接着剤として食品添加物を加え、混ぜるのである。これを冷凍し固めて切れば、霜降り牛肉のステーキ、サイコロステーキになる。

成型肉は、生鮮食品ではなく「加工品」になる。原材料表示で添加物名が記載されている。しかし、表示をよく見る人でないと見分けはつかない。

成型肉は一枚の肉でないことを知らないと、危険である。

というのは、ステーキをレアやミディアムで食べられるのは、一枚肉の場合だけである。ひき肉製品は、肉の中まで火を通さないと食中毒の危険が出てくるからだ。

日本の牛にBSE（狂牛病）が発生したのは二〇〇一年。二〇〇五年六月には、二〇頭目が発見された。BSE検査による発見である。

そして、BSE検査で感染した牛が発見されると、その牛の肉はすべて廃棄処分されている。

BSE検査は、食肉になるすべての牛に義務付けられていたが、二〇〇五年八月から三年以内に生後二〇ヵ月以下の牛は受けなくてもよくなる。

現在の検査の精度で発見できるのは二一ヵ月以上の牛だから、検査をしてもしなくても、安全性は変わらない。

しかし、「全頭検査の見直し」に不安を持つ人が多いため、三年間は国が自治体に全頭検査費を全額補助して、全頭検査体制は事実上継続される。

だが、安全のためにもっとも肝心なのは、危険な部位を除去することで、日本では月齢に関係なく食肉になるすべての牛で除去している。

だから、二〇ヵ月以下の牛がBSE検査を受けなくても、感染する心配はしなくていいのだ。

国産牛は、BSEについては安心だが、健康を考えたら、脂の多い霜降り牛肉はあまり食べない方がいい。

脂肪は必要な栄養素だが、適正な量は、摂取エネルギーの二〇〜二五％。平均的には、調理に使う油なども含め一日約五〇グラムということになる。

それなのに、霜降り牛肉を堪能《たんのう》すると、脂肪の摂りすぎになってしまう。

脂肪を摂りすぎると、大腸内に発ガン促進物質が増えるだけでなく、牛肉の脂肪は、血中コレステロールを上昇させる。

だから、肉を食べるなら健康な牛の赤身肉がいい。火を通しすぎずに、調理してすぐ食べると、きっと意外なおいしさを発見するだろう。

牛肉の選び方

緑色の草をたっぷり食べて育つ牛がいる。そういう牛の赤身肉が最も健康的である。

牛肉輸入自由化以降は衰退したが、かろうじて残っている牛もいる。熊本の「くまもとあか牛」をはじめとする「あか牛」。南部牛を改良した「短角《たんかく》牛《ぎゅう》」は東北地方や北海道で飼育されている。さらに、黒毛の「アンガス牛」が北海道にいる。

生協などの共同購入やインターネットで販売されている。

豚肉

養豚場で薬が効かない強力な菌が生まれ、人に感染する

あなたの食べている豚肉が、病気の豚のものだと、考えたことがあるだろうか。

と場で病変部が廃棄され、残りが食肉になっているのだが、病気が発見される豚の割合は六割以上もある。

豚に病気が多いわけは、経済効率だけを追求して飼育しているからだ。

日本では、一畳の広さに豚二頭が、一般的な飼育である。出荷前ともなると体重は一一〇キロほどになり、豚同士が体を触れることなしには過ごせない。

豚は繊細な神経を持った生き物なのに、それを無視して狭い豚舎に詰め込むからストレスで病気になり、胃潰瘍《いかいよう》が起きやすくなる。

さらに、床に排泄される膨大な糞尿は、何キロ先からも臭うような強烈なアンモニア臭を放つ。そこで生きる豚にはたまったものではない。呼吸器の粘膜がただれて肺炎になる。

もちろん、肉に悪臭がしみ込むから味もまずくなる。

生産者としても病気になられては困る。だから、慢性的にかかるさまざまな病気の治療や予防に、細菌感染症の薬である抗生物質や合成抗菌剤を大量に使う。

病気になる豚がいると、その豚だけでなく、通常、群れのすべてに抗生物質が使われる。炎症性の疾病《しっぺい》は、抗生物質が効けば簡単に治るはずだが、現実は、なかなか治らない。それは、抗生物質が効かない耐性菌が生まれているからだ。

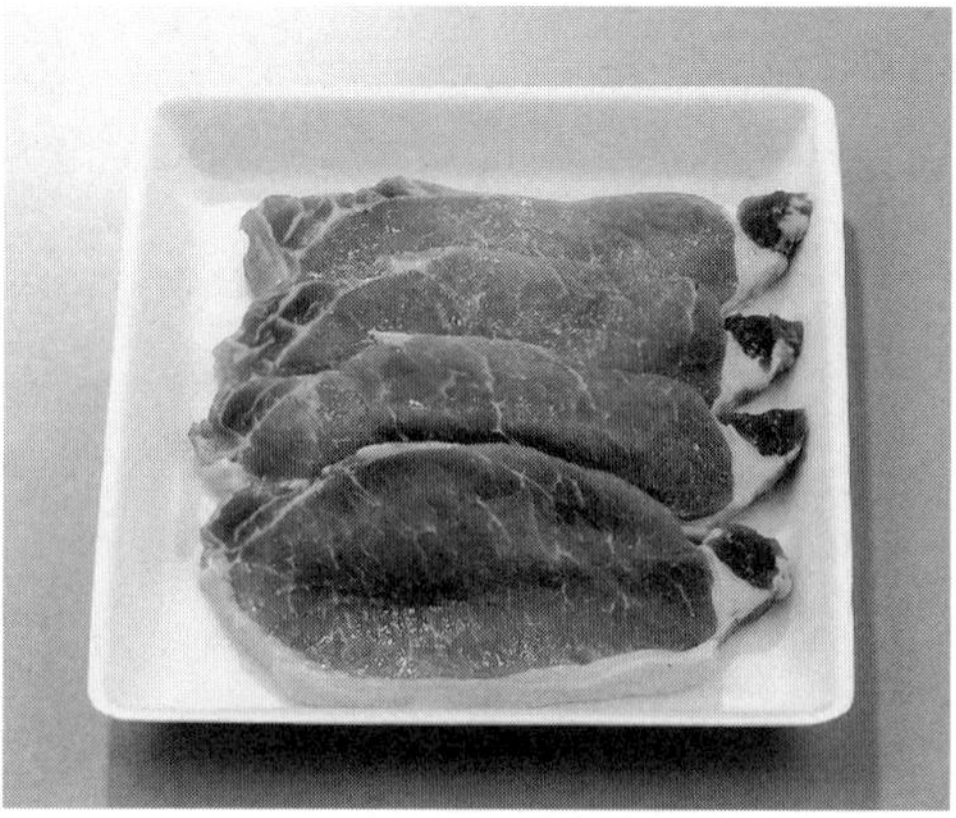

医薬品としての使用には獣医師の指示書（処方箋）が必要だが、薬の販売員に勧められるままに使い、指示書を五〇〇〇円で販売員から買う生産者もいる。

こうして、膨大な量の抗生物質が豚の飼育現場で使用され、耐性菌が生まれている。

養豚に使われる抗生物質は、それだ

けではない。成長促進剤として、子豚の飼料に添加されている。早く太るといわれているからだ。

しかし、このような使われ方が始まった一九五〇年代には効果があったが、耐性菌が出てきた今では、ほとんど効果はなくなっている。

それなのに、幼い豚用のエサのほとんどすべてに、抗生物質が、医薬品として使う一〇分の一とか一〇〇分の一の薄さで添加されているのだ。こんなに薄くても、耐性菌が誕生する原因となっている。

こうして、家畜の飼育現場で生まれ、飼育環境から広がる耐性菌は、複数の抗生物質が効かない「多剤耐性菌」を誕生させ、人の治療を困難にしている。

ほとんどの抗生物質が効かない多剤耐性菌の治療に使えるのは、「最後の切札」ともいわれる抗生物質「バンコマイシン」だった。

ところが、このバンコマイシンが効かない菌が生まれていた。

八〇年代、ヨーロッパでは成長促進用の抗生物質「アボパルシン」をエサに混ぜ込んで家畜に与えていた。このアボパルシンは、バンコマイシンに構造がよく似ていた。

そのため、バンコマイシンにも耐性を持つ腸球菌（VRE）が誕生してしまったのだ。

VREはヨーロッパやアメリカで人に感染が広がり、感染者のおよそ半数が肺炎や敗血症で死亡した。日本でも、九八年以降、多くの死者を出している。

二〇〇二年七月には、バンコマイシンが効かないVRSAという非常に怖い黄色ブドウ球菌が、アメリカで発見された。

「遅くとも一〇年以内に世界中に広がるだろう」と、耐性菌研究の世界的権威である順天堂大学の平松啓一教授はVRSAについて警告している。

この耐性菌も、元をたどると、家畜の体内から生まれたものだ。

強力な耐性菌の発見は、人間と細菌との戦いが、圧倒的に人間に不利な時代に入ってしまったことを意味する。

その対策に、WHOは九七年に家畜の成長促進用抗生物質の禁止を勧告した。

EUは、二〇〇六年から成長促進用に抗生物質を使用することを禁止する。

EU全体の禁止に弾みをつけたのは、二〇〇〇年に成長促進用の抗生物質を禁止したデンマークだ。

デンマークは近代的な養豚を行い、豚肉関連の輸出は世界一を誇っている。この国の養豚を、われわれが二〇〇五年に取材したところ、豚一頭に使用する抗生物質の量は日本やアメリカの一〇分の一以下だった。

デンマークでも九四年までは、家畜に使う抗生物質は増え続けていた。

規制の第一歩は、獣医師が自分で抗生物質を売るのを禁止したことだった。

獣医師が健康に豚を飼育する指導によって収入を得られる制度にしたのだ。これだけで、翌年には治療用の抗生物質が半分に減った。それから、抗生物質を「成長促進」に使うのを規制。二〇〇〇年には子豚への使用も含め、成長促進用は完全に禁止したのだ。

訪れた養豚場で、「抗生物質が子豚に一切使われなくて問題はないか」と聞くと、「なにも支障がない」と、即座に答えが返ってきた。その答えは、母豚と一緒の大きな子豚を見て納得できた。五週間（三五日）で離乳なのだ。

長く母乳を飲ませれば免疫もたっぷりつき、ストレスも少ないので健康に育つ。

ちなみに、日本の場合は二〇～二一日で離乳させるところがほとんどである。授乳期間を短くすれば、次の妊娠を早くさせることができる。母豚が一年に何回出産できるかで経済性が違ってくるのだ。

また、豚たちは、わらがたくさん積まれた広い豚舎でのんびり過ごしている。近代畜産のデンマークは、豚にストレスを与えずに、健康な飼育を大事にしていた。

日本の養豚もデンマークを見習って変えていけば、抗生物質の使用を現在の一〇分の一以下に減らすことができる。

やはり成長促進剤を使っていないスウェーデンは、デンマークの六～七割しか抗生物質を使っていないから、もっと減らすことも可能である。

抗生物質を減らすためには、まず、一定の広さがあり、換気のいい環境で豚を健康に育てることが大事だ。

当然、飼育にかかるコストは高くなる。だから、消費者がこのコストを負担する覚悟がないと、病気の豚の肉を食べ続けることになる。

今のまま、抗生物質が効かない菌が増え続けると、ますます人の命が脅かされることになる。

豚肉の選び方

①より健康的な飼育をしている生産者の豚肉を買うようにしたい。

②健康な豚の肉はおいしい。環境がいいから悪臭が肉にしみ込んでいないし、身がほどよく引きしまっていて味がのっているからだ。おいしい豚肉なら塩・コショウだけで食べられ、たれがいらないから、実はトータルのコストは安くなる。

③抗生物質を使わずに育てた豚肉が買えるスーパーも出始めている。表示で確認しよう。

④無菌豚はＳＰＦ（特定病原菌不在）豚のことであり、抗生物質が使われていない豚という意味ではない。

こんなに違う! 日本とデンマークの飼育環境

日本の場合

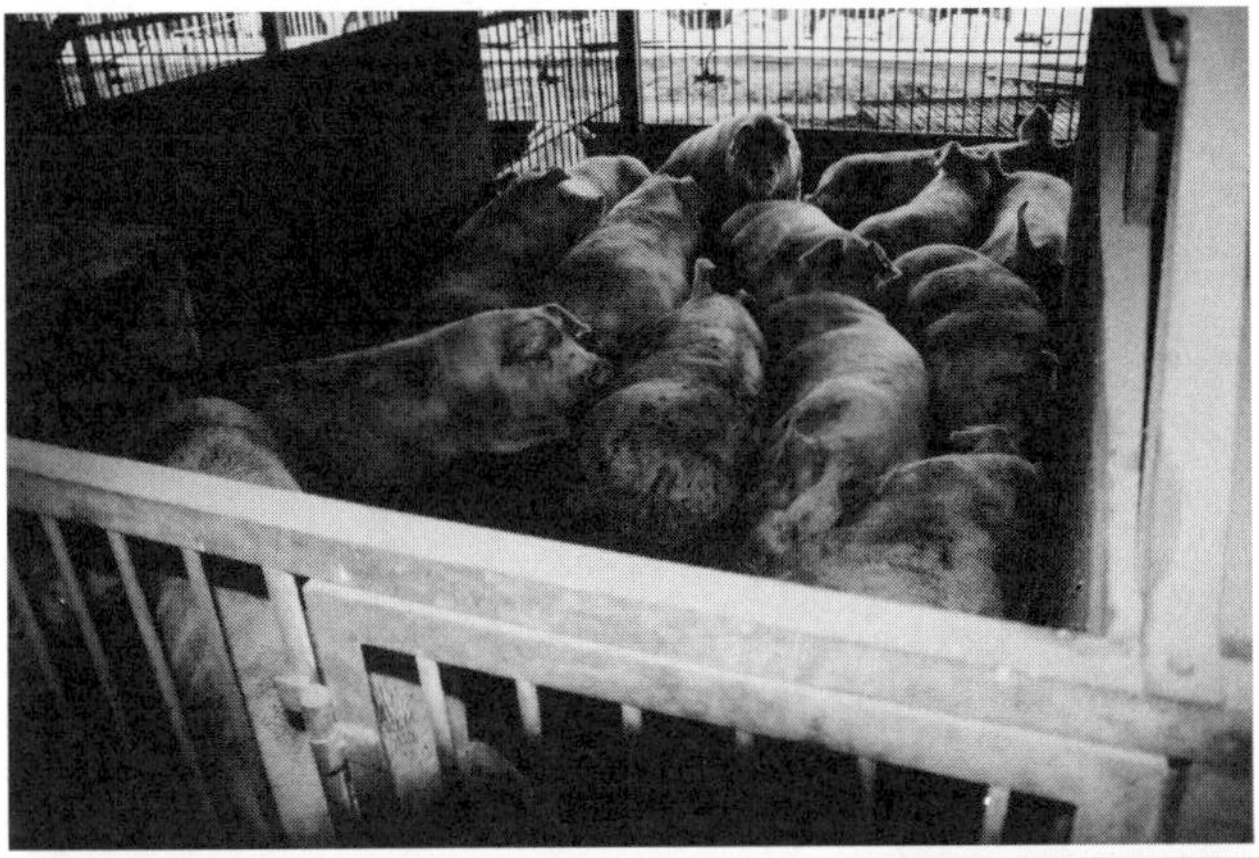

←日本の密飼いされる飼育現場。6畳ほどのスペースに12頭が詰め込まれている。このような環境で豚のストレスは溜まっていく。

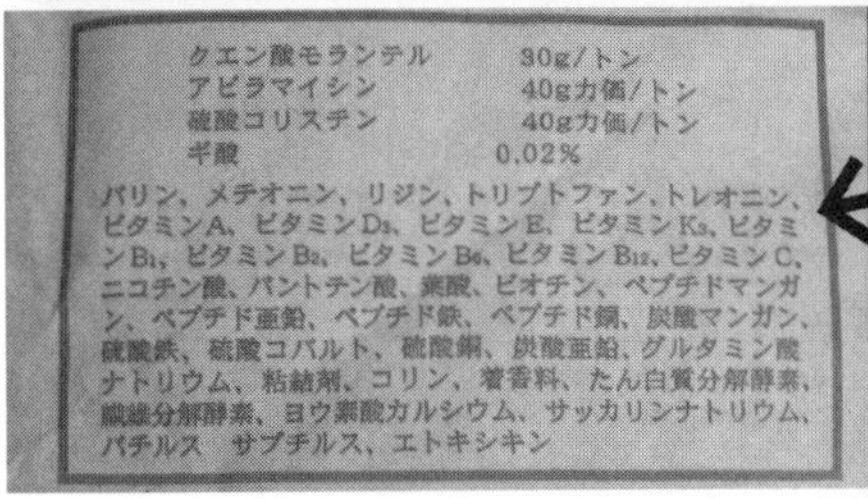

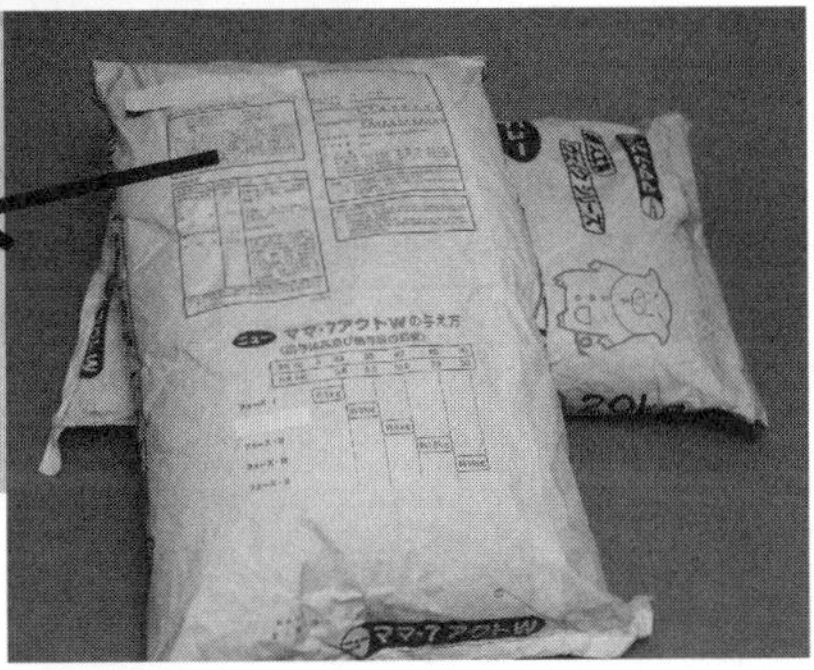

→↑日本の養豚で子豚の飼育に用いられる一般的なエサ。アビラマイシン、硫酸コリスチンと書かれているのはエサに添加された抗生物質。

デンマークの場合

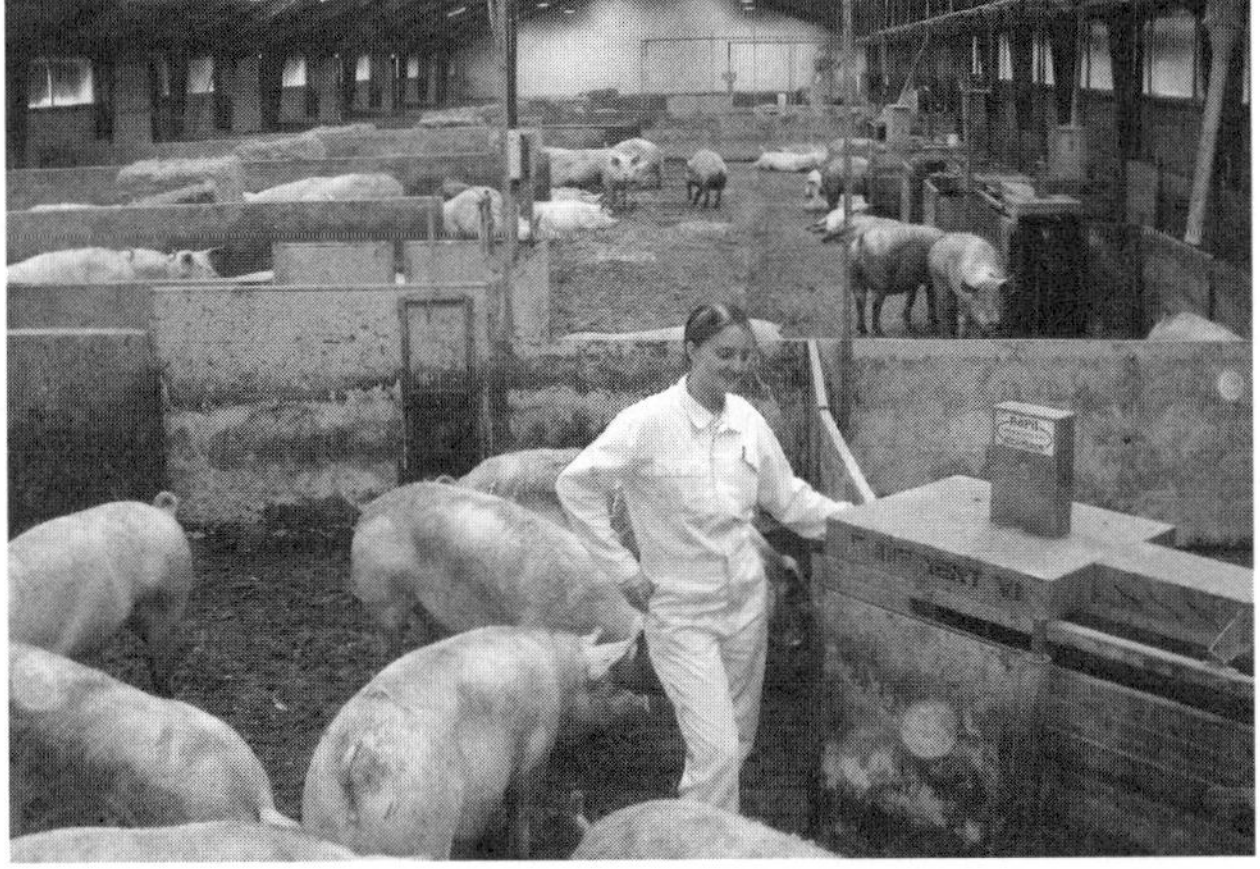

←デンマークの養豚場。わらがたくさん積まれた広い豚舎でのんびり育つ。豚肉では世界一の輸出国だが、抗生物質の使用量は日本の10分の1以下。

ハム

水で増量し、添加物と糖類がたっぷり

「日本のハムは、どうして甘いのだろう」と、ヨーロッパでおいしいハムを堪能した人は、そう気が付く。

日本のハムは肉を水ぶくれにし、本来必要のない、水あめ、砂糖、ブドウ糖、乳糖などの「糖類」をたっぷり加えて作る。

例えば、あるメーカーのロースハム。原材料を見ると、「豚ロース、糖類（乳糖、砂糖）、卵たん白、食塩……」とある。表示は多い順に表記されているから、いかに糖分が多いか、これでわかる。

「ハム」とは、もともと、豚のもも肉を意味する言葉だった。骨を除いたもも肉を使ったハムが、ボンレスハムである。

ロースハムはロースという良質の肉を使ったハムで、日本ではハム類の約七〇%を占める。だから、日本でハムといえば、ロースハムを意味するといっても過言ではない。

本来の製造方法は、原料の肉に塩や香辛料を直接すり込む乾塩法と、調味料を溶かした液（塩漬液《えんせきえき》）に肉を漬け込む湿塩法がある。どちらも時間をかけて調味料をなじませるのである。

しかし、日本で市販されているハムはそうではない。

まず、注射器を並べたような装置で塩漬液を肉に注入する。そして、機械で肉をもみ続けて、急速に調味料をなじませる。

つまり「即席」製法で、しかも水ぶくれさせている。こうすれば、少量の肉で大量のハムができるため、市販のハムの価格は、生肉と同じくらいに安くできる。JASマーク基準合格品でも生肉と同じ水分量だから、水ぶくれであることに違いはない。

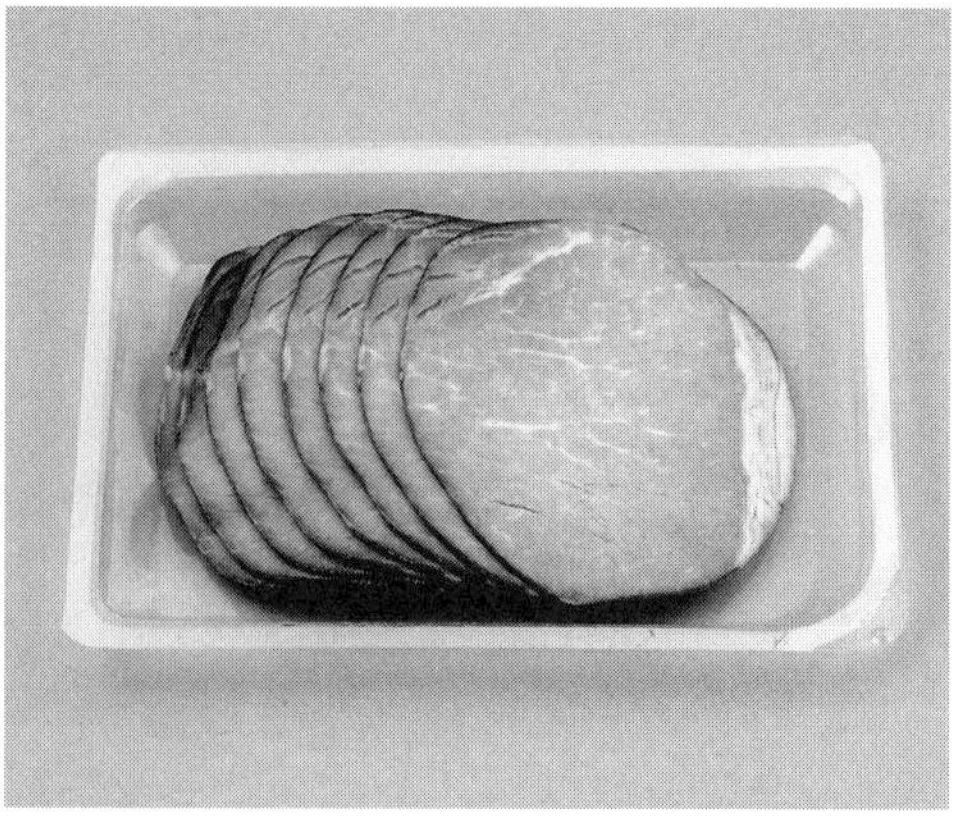

即席「熟成」の製造方法において、大きな役割を果たしているのが、添加物である。

ロースハムの原材料表示を見てみよう。塩、香辛料など基本の調味料に加

え、糖類や卵タンパク、乳タンパク、植物性タンパク（大豆タンパク）があり、さらにカゼインナトリウム（Na）、リン酸塩、発色剤、着色料などの添加物名が並んでいる。

タンパクが入っているのは、保水性を保つためだ。保水性があると、しなやかな食感を与える。

カゼインナトリウムは保水性に加え、脂肪の分離を防ぐ。

リン酸塩は、多くの加工食品にいろいろな用途で使われるが、ハムには結着剤、保水剤として使われる。水ぶくれハムの形を維持し、歯ざわりを保つための重要な添加物だ。

リン酸塩自身に毒性はあまりない。問題は、リンを過剰摂取すると、リンがカルシウムと化合してカルシウムの吸収を妨げるため、骨や歯が弱くなることである。また、カルシウム不足で神経過敏になり、イライラの原因にもなる。

リンの摂取の目安はカルシウムとのバランスで決まる。カルシウム一に対してリン一が望ましく、せいぜい一対二が限度である。ハムを食べた時は、牛乳を飲んだり、小魚や海藻類を食べてカルシウムを補給する必要がある。特に子ども、妊娠中の女性、骨折しやすいお年寄りは気をつけよう。

水ぶくれで薄くなった味を補うためにはポークブイヨンや昆布エキス、タンパク加水分解物、化学調味料などの調味料や糖分を加える。

見映えを良くするためには着色料も使う。コチニール色素（カルミン酸色素）は、中南米などのサボテンに寄生する昆虫のエンジ虫を乾燥させて抽《ちゅう》出《しゅっ》した色素だ。天然系食品添加物に分類されるが、突然変異性（遺伝子に傷をつける作用）がある。

赤色二号のように、発ガン性がある合成着色料を使って化粧する場合もある。長く売れ残っても大丈夫なように、合成保存料で突然変異性があるソルビン酸を使う製品もある。

発色剤には亜硝酸塩《あしょうさんえん》が使われている。加熱・酸化による褐色化を防ぐほか、ボツリヌス菌の増殖抑制効果がある。しかし、魚などに多く含まれる第二級アミンなどと反応して、発ガン物質を生じる。

スーパーには発色剤の入っていないハムが、少なくとも一種類は置いてある。「無塩せき」と表示したハムがそうだ。ＪＡＳマークが付いていてないが、これはおすすめできるハムだ。

ハムの選び方

①「無塩せき」の製品は発色剤を使用していない。添加物も比較的少ない。
②原材料表示がシンプルなハムは余計な添加物を使っていないことを示す。
③合成保存料や合成酸化防止剤などを使っていないか、表示をよく見て、避けるようにしよう。
④原材料表示のあたまの方に糖類と記載されていれば、甘さで味をごまかした製品だとわかる。

鶏肉

密飼い飼育で耐性菌の汚染率ワースト1

「鶏刺し」が好きで、鶏肉を生で食べる人がいる。だが、もうやめた方がいい。

二〇〇二〜〇三年に、東京都は都内のスーパー五店舗の鶏肉二一〇品を調査した。すると、七〇％の肉から食中毒を起こすカンピロバクター菌が検出され、そのうち五九％が抗生物質耐性菌だった。

このような菌で食中毒を起こしたら、重症になっても抗生物質が効かないことになる。

家庭でも注意した方がいい。鶏肉に十分に火を通せば菌は死ぬが、調理するときに、まな板や包丁などが汚染される。調理器具の洗い方が十分でないと、生で食べる野菜などから体内に食中毒菌が入ってしまう。健康な大人は症状がでなくても、幼い家族や高齢者が被害にあう。

耐性菌が鶏肉に付いているのは、ブロイラー（食肉専用種の若鶏）の飼育に、大量の抗生物質が使われているからだ。

ブロイラーは一般的に、畳一枚のスペースに、三〇〜五〇羽近くを押し込む超過密で飼育されている。

ヒヨコのうちは動けるゆとりがあるが、大きくなってくるとぎっしり詰め込まれた状態になる。このような超過密の飼育では、病気が発生すると大きな被害になる。

「オールイン、オールアウト」という、同時期にヒナを入れ、同時期に出荷する方法を取り、鶏舎が空いたときに消毒したりもするが、感染症は絶えない。

大規模農場では、窓をなくしたウインドレス鶏舎を取り入れている。外部と遮断し、照明、換気、室温の調整で早く太るように人工的な環境を作るが、超過密で飼育することに変わりはないから、病気が発生する。

だから、抗生物質や合成抗菌剤をエサに混ぜて飼育せざるを得ない。

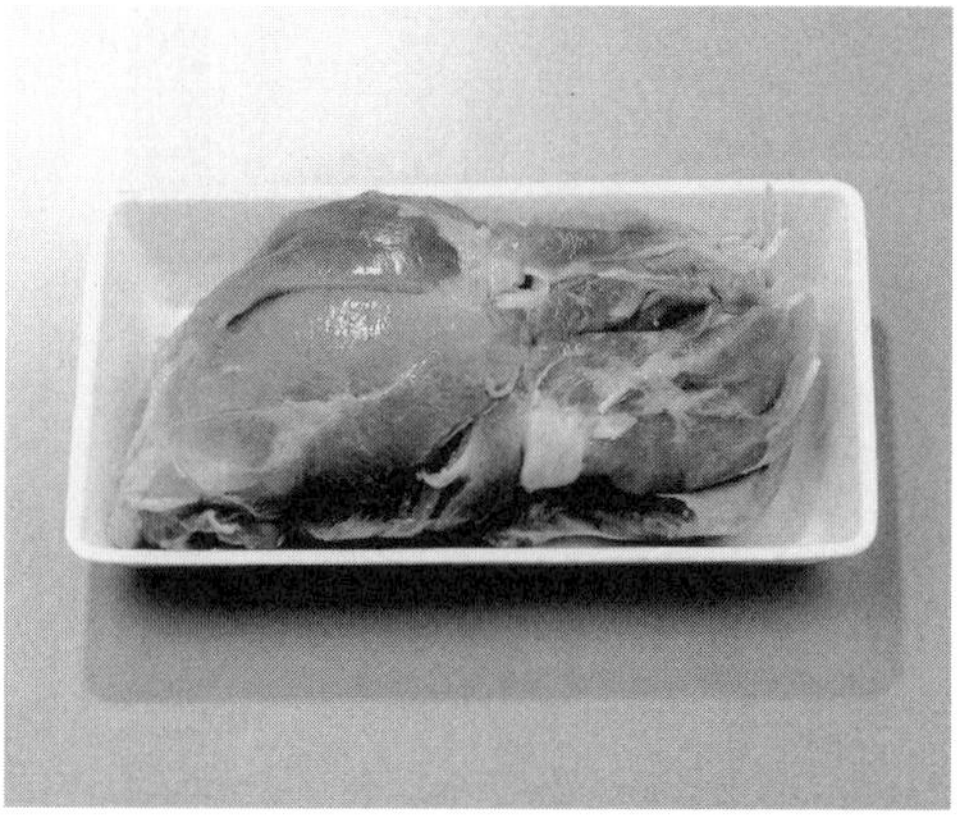

出荷前には休薬期間が定められているので、日本の鶏肉を食べる時に抗生物質の残留はほとんどないが、それでも違反残留がないわけではない。

出荷する直前に病気が発生すれば、バタバタと死に始めてしまうほど鶏は弱りきっているから、抗生物質を使わざるを得ない状況も起こるのだ。

だが、残留がなくても、抗生物質を使った飼育には、大きな問題がある。

ブロイラーはエサと一緒に常時、数種類の抗生物質を食べさせられているので、おなかの中にいる菌は多剤耐性菌になっている。

抗生物質は、糞と一緒に排出される。そして、糞が乾燥するに従って抗生物質は濃度が濃くなっていく。だから、生き残った菌は濃い濃度に耐えられる耐性菌になる。

エサに混ぜる抗生物質は、三種類まで加えていいことになっている。しかし、多剤耐性菌が生まれると今までの抗生物質はすべて効かなくなるから、途中で種類を変える。

鶏は床の上にある糞をついばむので、再びおなかに入った菌は、途中で種類を変えられた抗生物質に出会い、その抗生物質にも耐性を持って、さらに強力な多剤耐性菌になっていく。

だからブロイラーの腸の中は、強力な耐性菌の製造工場になっている。鶏の体表にいる菌の多くも耐性菌だ。

それらの耐性菌は、休薬期間があっても簡単にはいなくならない。

鶏肉が危ないのは、日本だけではない。VRE（バンコマイシン耐性腸球菌）という、すべての抗生物質が効かない細菌が、一九九八年には、フランス産の鶏肉から五〇％、タイ産から二一％、ブラジル産からも九％検出された。その後、中国産の鶏肉からもVREが検出されている。

ヨーロッパやアメリカを始め、世界の多くの国で、鶏肉からVREが検出されるようになっている。

畜産で使われる大量の抗生物質によって、強力な多剤耐性菌が生まれているが、耐性菌の汚染率が一番高いのは、ブロイラーなのだ。

ブランド名がついた鶏肉だって、安心はできない。

いろいろな名称の「銘柄鶏」は、飼料、飼育方法、飼育期間などを改善しているが、抗生物質の使い方についてはほとんど表示されていないから、実態はわかりにくい。

鶏肉の選び方

七〇年代・八〇年代から抗生物質を与えないで、健康に鶏を飼育してきた生産者がいる。これら先駆者に続いて、大手の生産者の中にも、抗生物質を使わないところが出てきている。

それらの鶏肉を取り扱っているスーパーもある。

表示を見て、「抗生物質、合成抗菌剤を一切使わず育てています」とか、「抗生物質を与えず育てています」と記載してある鶏肉を選ぼう。

ブランド卵

必要のない栄養素を与えてできた工場生産品

さまざまなブランドをつけた卵が、いずれも高い価格で販売されている。しかし、こうした「ブランド」にだまされてはいけない。

例えば、不必要な栄養成分強化の卵だ。

代表的なのはヨード分を強化した「ヨード卵・光」である。

ヨード、つまりヨウ素は欠乏すると発育不全や知能障害をおこす。

だが、日本人の場合、不足によって障害が出たという報告はない。コンブやワカメなどの海藻や魚介類を食べているからだ。

不足ではなく、日本人は摂り過ぎている人が多いのである。過剰摂取によって甲状腺《こうじょうせん》に障害が起きているという報告は何例もある。

摂り過ぎて有害になりかかっている栄養素を、なぜ強化するのか。

それは、付加価値をつけて卵を高く売るためである。エサから卵に移行しやすい成分を選び、特別なエサを食べさせ、特定の栄養素を多く含んだ卵を産ませようとする。

次世代のヒヨコを作る卵で栄養バランスが変わっているのだから、これは異常な卵ということだ。

特別な栄養素を過剰に食べさせるエサで、鶏は病気になりやすく、寿命を短くしている。ヨード入りの場合は、海藻だけでなく無機質のヨウ素まで混ぜたエサを食べさせたりする。

この他にも、ビタミンDやEを強化した卵も多い。

「健康サポートビタミンD強化卵」(日清飼料)や、「新ビタランE」(中部飼料)は、「保健機能食品(栄養機能食品)」と表示されている。

「栄養機能食品」は、「特定保健用食品」と違って、許可申請や届出は必要ない。一日に必要な栄養成分を補給・補完できる食品なら名乗れるのだ。

ビタミンDの所要量は大人で一〇〇IU。冬でも皮膚で一五〇～四〇〇I

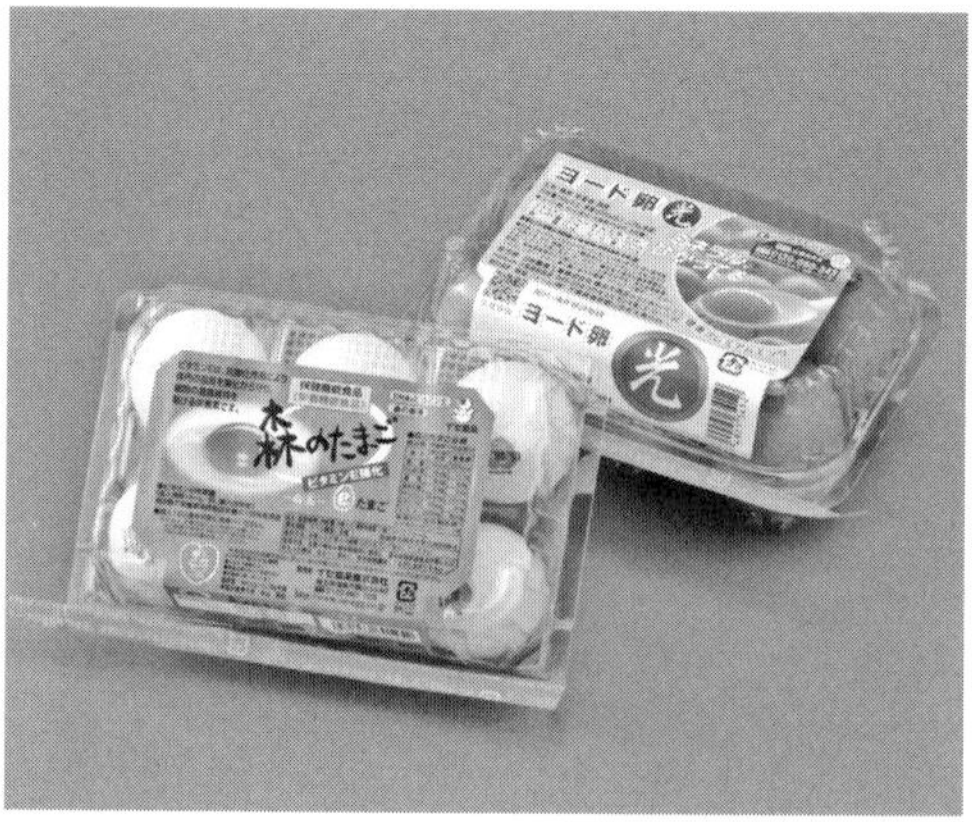

UのビタミンDをつくることができるといわれているから、普通の人は不足しないビタミンだ。

　高い卵を買わなくても、紫外線を必要以上に怖がらずに、太陽の恩恵をほんの少し受ければ済むことだ。

　ビタミンEは抗酸化力があるが、通常の食事で必要量は足りている。

　自然をイメージさせるブランド名の卵も、たくさんある。

　そうした卵でも、自然とかけ離れた「工場」の生産品が多い。

　たとえば、森のイメージで売る「森のたまご」は、窓がほとんどなく日光を遮断した養鶏「工場」で生産されている。

　照明をうす暗く設定した工場では、鶏を入れたケージ（かご）が、高く六段に積み上げられている。それが延々と、一五〇メートルも続いている情景は、まさしく卵を産む鶏の森ではある。

　メーカーは、この養鶏工場を自慢げにホームページで紹介しているが、こんな卵と知ったら、買う人はどれほどいるだろうか？

　工場生産なのに「森のたまご」とは、不当表示だと、われわれが申告すると、二〇〇四年六月に公正取引委員会は、生産するメーカーに「注意喚起」した。

　それを契機に、卵の表示について疑問をもつ東京の消費者グループはアンケート調査を行った。

　その結果、「森のたまご」が森に近い所に農場があると思った人は回答者の四二％、自然に近い環境で生産したと思った人は三一％、鶏を放し飼いにしていると思った人は一〇％。誤認率は八四％だった。

　ブランドを見て、実態をほぼ正確にイメージできた人は、五％しかいなかった。

　卵黄色が濃いことも高く売りつける手段になっている。濃い黄色や橙《だいだい》色の方が、消費者に好まれるからというが、エサに着色剤を加え、色付けされていることがわかれば、誰が欲しいと思うだろうか。

　褐色、白色、ピンク色の卵があるが、一般的には色のついている方が高く売られている。しかし、栄養的に差があるわけではない。鶏の品種による差だけだから、卵殻の色にはこだわらない方がいい。

卵の選び方

①特定の成分が多く含まれると強調した卵はやめよう。
②平飼いで、生産者の名前を記してある卵を選ぼう。
③飼料の安全性も考え、「遺伝子組み換えしていないコーンを飼料の主原料に使用しています」と表示してあるものや、「飼料はポストハーベスト農薬不使用」と表示してあるものがよい。
④新鮮な卵を選び、保存は冷蔵庫でしよう。

採卵鶏

鳥インフルエンザが人に感染し五億人が死ぬという予測もある

二〇〇四年に続いて、鳥インフルエンザが、〇五年にも、茨城県で発生した。

〇四年の山口・京都での発生とは違い、今回は鶏に大きな被害はなかった。ほかの菌との合併症で、死亡率がやや高まったことからの発見だった。

その後の農林水産省の調査によると、近隣の農場でもウイルスが発見された。弱毒性だったので、大量死や産卵率が大幅に落ちるなどの影響がなかったため、感染が見逃されていたことがわかった。

ただちに、ウイルスが見つかった農場の鶏をすべて殺処分し、鶏舎が消毒されることになった。

鳥インフルエンザが発生した農場で鶏の処分にあたった人たちは、防護服で身を固めて作業する。

その様子をニュースで知ると、卵や鶏肉が危ないのではないかと心配する人がいる。しかし、卵や鶏肉を加熱して食べれば危なくはない。

鶏舎の中では、ウイルスの付いた羽や糞の粉が舞っている。それらを吸い込んだり、感染した鶏に触れたりすると、人にも感染する可能性があるから、重装備したのだ。

しかし、将来は怖いことになりそうである。

〇三年からアジアで流行している鳥インフルエンザによって、タイやベトナムでは、すでに五〇人以上が亡くなっている。この事例は、感染鶏との密接な接触によるものだという一方で、人から人へ感染したという学説もある。

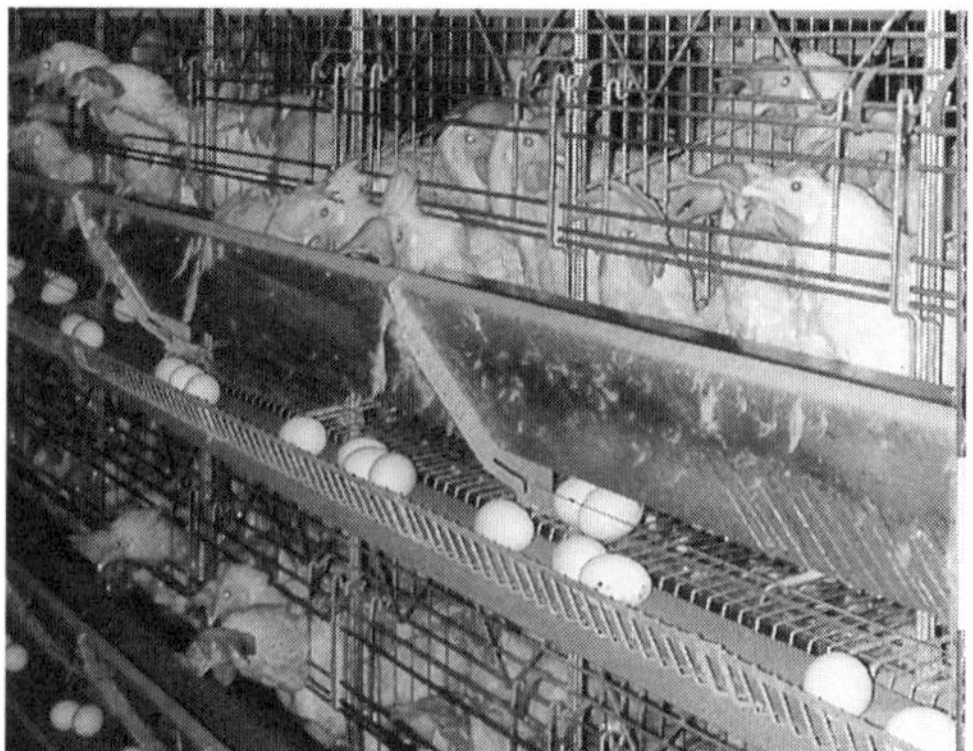

しかし、鳥インフルエンザウイルスが変異して、人の新型インフルエンザウイルスが発生したら、被害はこの程度ではすまない。

世界中に大流行し、五億人が死ぬという予測もあるほどだ。

今回見つかったウイルスは弱毒性だが、感染を繰り返すと強毒性に変異する可能性がある。そうしたウイルスの発生を防止するため、茨城でも鶏が殺処分されたのだ。

茨城県で鳥インフルエンザ対策が行われていた最中の七月、アメリカの科学誌『サイエンス（電子版）』とイギリスの『ネイチャー』につぎのような論文が発表され、注目を浴びた。

ガンなどの渡り鳥が強毒タイプの鳥インフルエンザで大量死したというのだ。流行は続き、すでに数十万羽が感染しているという。

渡り鳥は感染してもすべて死ぬわけではないので、飛来によってヨーロッパを含む広範囲な地域に強毒タイプの鳥インフルエンザが広がりかねないと、調査に当たった研究グループは警告している。

渡り鳥からの感染が懸念されると、再び、窓のないウインドレス鶏舎にすべきという意見が声高に叫ばれるのではないかという心配もある。

〇四年三月にまとめられた農水省の「緊急総合対策」では発生防止策としてウインドレス鶏舎の整備への補助金が盛り込まれていた。

しかし、アメリカではウインドレス鶏舎でも鳥インフルエンザが発生しているし、〇五年には日本でもウインドレス鶏舎で発生したから、本当に有効な対策ではない。

鶏舎にエサを入れ、糞を出しているのだから、外界との接触をゼロにはできないからだ。

それどころか、ウインドレス鶏舎の中では感染が急速に広がる。人のインフルエンザが学校や職場などで広まることを考えれば当然なことだ。

また、日の当たらないウインドレス鶏舎は、細菌が繁殖する条件がそろっている。サルモネラ菌が入っても、日の光と風が入る開放鶏舎ならいずれ消えていくのに、ウインドレス鶏舎では増えていくだけといわれている。

岡山県津山家畜保健衛生所の調査でも、ウインドレス鶏舎では、咽頭、卵巣、肝臓、気のうなどに病気が多発することが明らかになっている。

ウインドレス鶏舎では、採卵鶏のケージを六〜八段も重ね、横にも縦にも過密に詰め込む。ブロイラー（食肉専用種の若鶏）も一畳のスペースに三〇〜五〇羽詰め込む。

このような飼育で、鶏は病気になりやすくなり、病気の予防や治療に多くの薬剤が使われることになる。これが薬漬け畜産で抗生物質も用いられる。

またウインドレス鶏舎では鶏が弱っているので、鳥インフルエンザを防ぐことはできない。

卵の選び方

健康に育てられた鶏の卵を選ぼう。一般的に鶏がもっとも健康なのは「平飼い」で、次が「開放鶏舎」。もっとも不健康な飼育環境が「ウインドレス（無窓）鶏舎」である。「平飼い」と表示のある卵が探す目安になる。

★オススメの安全な商品★

興農ファームの牛肉と豚肉

化学肥料も農薬も使わない牧草を食べている

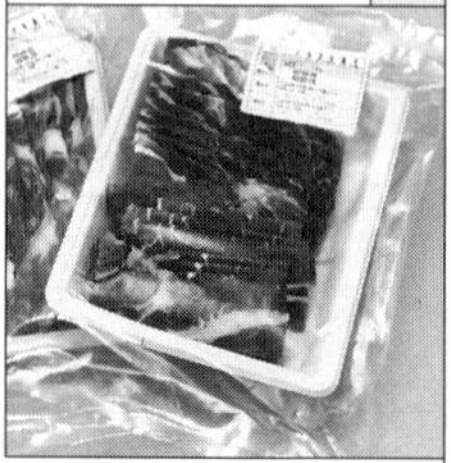

肉の旨みがたっぷりで、味わい深く、しかも国産飼料にこだわる安全な牛肉と豚肉が、「興農《こうのう》ファーム」で作られている。

海と川と山に囲まれた地形に惚れ込み、本田廣一《ほんだひろかず》さんが北海道の標津《しべつ》に興農ファームを拓《ひら》いたのは一九七六年のこと。以来、畑を作り、牛を飼ってきた。

その敷地はおよそ三六万坪。現在一五〇〇頭の肉牛と四〇〇頭の豚がいる。ほかに自然放牧のアンガス種六〇頭。

牛はホルスタイン種のオスを去勢せず飼育している。日本では肉牛の去勢は当たり前で、生後四ヵ月ぐらいで去勢される。精巣の機能がなくなれば、男性ホルモンの働きが少なくなり、脂肪の多い軟らかい肉が得られるからだ。

興農ファームの牛肉は脂肪分が少ないので、満腹になるほど焼肉を食べても、三時間もすればお腹がすいてくる。美味しいうえに肥満の心配が少ない肉なのだ。

一般的に、肉牛は二四ヵ月で出荷されることが多い。しかし、興農ファームでは脂肪がつき始める前の一六ヵ月で出荷されている。

美味しくて安全な肉にこだわるから、エサにもこだわる。牧草はすべて自家農場栽培、化学肥料も農薬もなしの牧草である。穀物飼料は、道内産を中心としたくずの小麦や米、大豆などを主な原料とし、トウモロコシもほかの国産原料に転換中である。

豚の飼育を始めたのは二〇〇〇年。初めは自家用肉やソーセージのための飼育だった。しかし、興農ファームを訪れ、その美味しさを知った人たちの強い希望で、出荷用の豚も飼育しはじめた。

「薬を使わずに飼育する条件は、密飼いをやめ、生き物としての生理を考えてやればいい。抗生物質なしでは豚が育たないというのは思い込み」と本田さんは語る。

興農ファームの肉は、食肉センターでと畜されて枝肉となると、興農ファームの加工場でパック加工され、個人注文にも対応している。

興農ファーム
℡0153-84-2358
FAX0153-84-2022
北海道標津郡標津町字古多糠474
＊冷凍肉を全国へ発送、直売も行っている。問い合わせれば、注文書を送ってくれる。
＊価格は市販の肉と同程度だが、送料がかかる。

★オススメの安全な商品★

イオン「グリーンアイ」のタスマニアビーフ

タスマニアの放牧地で良質の牧草をたっぷり食べた牛

自然環境がよく、雨水がそのまま飲めるほど空気もきれいなのが、タスマニア島だ。

オーストラリア大陸の南東の端にあるメルボルンから、さらに約二〇〇キロ南に位置した島で、面積は、北海道より一回り小さい。夏の暑い日でも二二度、冬の寒いときでも四度を下らない。雨が多く、酪農に向いた地である。

この自然環境に惚れ込んで、イオングループが一九七四年から取り組んできたのが、「タスマニアビーフ」だ。「ナチュラルで高品質、安心であること」をモットーに開発してきたという。

島の北東部、見渡す限りの広野にあるイオン直営牧場の広さは、約六〇〇万坪、千代田区の一・七倍ほどにあたる。約一万三〇〇〇頭の牛を肥育するが、エサは主に大麦、小麦やジャガイモ、さらに乾草を与えている。すべて島内で生産されたもので、乾草は自社牧場の質の良い牧草で作っている。

冷涼な気候や豊かで広大な自然の中で、牧草を十分に食べて育つためか、病気は少なく、抗生物質は使っていない。牛の成長を促進させるためのホルモン剤も使わない。肉骨粉も食べさせていない。エサには遺伝子操作作物は使っていない。

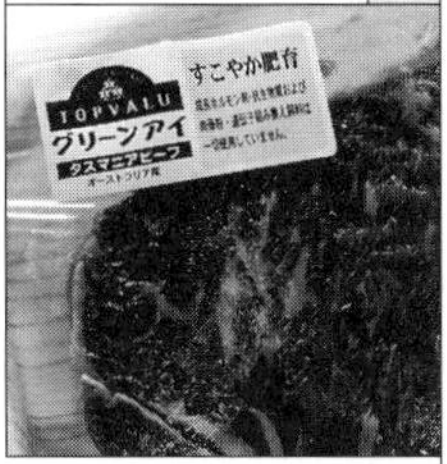

牛は島内でと畜され、部位ごとに真空チルドでパックされ、タスマニアからメルボルンを経由して、船で輸送される。

日本に着くと、ジャスコ加工センターや店のバックヤードで、消費者が手にする形にパックされる。

こうして、イオングループこだわりのプライベートブランド〈トップバリュ〉「グリーンアイ」で、オーストラリア産の「タスマニアビーフ」が販売されている。

タスマニアビーフには、霜降り肉もあるが、赤身肉も選べる。実は、この赤身の肉がおいしいのである。なによりも、きれいな牧草を、仔牛のときにたっぷり食べて育っているので、旨みが詰まっている。

＊ジャスコ、マックスバリュ（マックスバリュ静岡を除く）で購入できる。量が少ないので、店舗に並ぶ量が少なく、早いもの勝ちだ。

★オススメの安全な商品★

江原養豚の「えばらハーブ豚　未来」

抗生物質を子豚にも使用しない飼育の先駆者

江原養豚は母豚一五〇頭を飼い、年間三〇〇〇頭を出荷、群馬県では平均的な養豚農家だ。その江原正治さんに日清飼料（現・日清丸紅飼料）から、「抗生物質を使わない飼育」の話が持ち込まれたのは、二〇〇〇年四月のことだった。

市販されている離乳時の子豚用ミルクには、成長促進剤として抗生物質が混ぜられている。

日清飼料はグレードアップしたエサの一つとして抗生物質を抜いたエサを企画。その実験農場として江原養豚が選ばれたのだ。

「今後、消費者に必要とされる豚肉づくりをしたい」と考えていた江原さんの決断は早く、すぐにサンプル飼育を始め、まずまずの成績を挙げて終了した。

手ごたえを感じた江原さんは、〇一年二月一日誕生の子豚からすべて抗生物質不使用の飼育に切り替えた。

「今まで抗生物質を使っていたのは何だったのかと思ったほど、何の事故も変化もなかった」が、農場に新しい飼育法の豚たちが増えていくと、特別重大な病気が発生したわけでもないのに、豚が死亡するようになった。これが、悪戦苦闘の始まりだった。

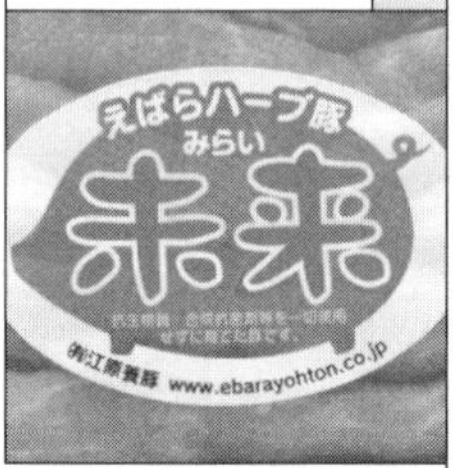

「せめて三年は」と頑張り、少しずつ成果は上がった。

ようやく光が見えたのは、始めて丸四年たったころ。「抗生物質に頼らなくても、飼育方法の改善で、一般農場なみの生産を確保できる」ようになった。

そして今は、「生命力あふれる豚」が育っている。自分たちが育てる健康な豚の肉を、未来を担う子どもたちに食べてほしいと、江原夫妻は願っている。「未来」と名付けた豚肉がネット販売され始めた。

肉を焼いていると子どもが〝ワー今日は江原さんの肉だね〟って匂いが違うからわかると、お客からいわれる。

地元にオープンしたフレッセイ新保店が「安心飼育豚」として販売している江原養豚の豚肉は、「おいしい、そして安心なのがうれしい」と、評判が高まっている。

江原養豚
http://www.ebarayohton.co.jp/index.htm
＊フレッセイ新保店（群馬県高崎市）では「安心飼育豚」の名称で販売されている。
＊「白金台デリショップ　桜月」では「ハーブ無薬豚」の名称でネット販売されている。
http://www.sakura-zuki.com/product1/index_2.html

★オススメの安全な商品★

鹿児島渡辺バークシャー牧場の黒豚

イモや大豆を煮たエサを食べ日光を浴びながらゆったり育つ

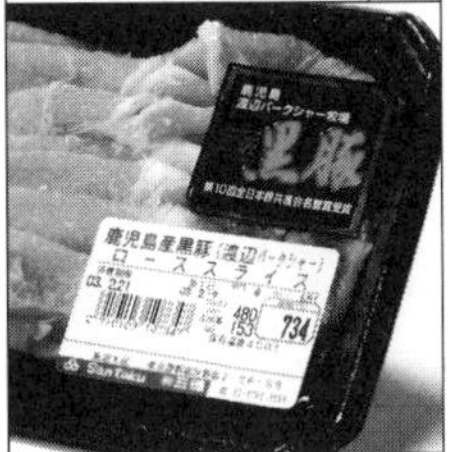

しゃぶしゃぶで食べると肉の味が、よくわかる。「鹿児島渡辺バークシャー牧場」の黒豚は、そのしゃぶしゃぶで人を魅了する。塩だけで食べると、極上の安全な肉の味わいを楽しめる。

「鍋に肉を入れても、アクが出ない」と、いつも驚かれる。肉質がいいからだ。

ステーキにすると、焼いているうちに、お皿のように真ん中が窪《くぼ》んでしまう肉が多いが、この肉は、ふっくらと焼け、皿状になどならない。

鹿児島渡辺バークシャー牧場の代表・渡邊近男《わたなべちかお》さんが育った枕崎は、鹿児島県でも養豚が盛んな半農半漁の地域だった。豚は庭先で遊び、エサには大豆・サツマイモなどに残飯・残菜を加え、夜煮て翌日に食べさせた。豚は人間と共存する「生活豚」だった。その風土と伝統を今でも大事にして、鹿児島渡辺バークシャー牧場では豚を飼育する。

普通の養豚では、一生、狭い囲いの中に豚はいるが、ここでは生まれて三ヵ月すると放飼《ほうし》する。新鮮な空気を十分に吸い、日光を浴びながら運動し、土から健康に必要な免疫を得る。

放飼後二ヵ月ほどで畜舎に入るが、ゆったりした広さだ。しかも、外へは自由に出入りできる。太陽光線を浴びたほうがおいしい肉になるからと、天気の良い日はできるだけ外に出す。豚も外に出るのが好きだ。

エサは、昔風に煮て与えるか、イモ・麦類などを、ビール酵母やパン酵母・イースト菌を使ってゆっくり発酵させて与えている。発酵させるから、病原菌の抑制にも役立っている。胃腸の働きをよくして、養分の吸収もよくなる。

「このエサによって、安全でおいしくて、脂の多い本物の黒豚の味が引き出せる」と、渡邊さんはいう。

現在、鹿児島渡辺バークシャー牧場では、三〇軒の飼育農家が鹿児島・熊本・宮崎で肥育している。

しかし数量に限りがあり、販売する店は限られている。

鹿児島渡辺黒豚・産直販売（黒豚のいなほ）
℡FAX044-933-2400
神奈川県川崎市多摩区三田4-1-6
三田ショッピングセンター内
＊冷凍肉を全国へ発送。問い合わせれば、注文書を送ってくれる。
＊鹿児島県の山形屋、鹿児島県・宮崎県のタイヨー、首都圏のOdakyu OXストア、東京の三徳でも購入可。

★オススメの安全な商品★

米沢郷牧場の鶏肉

いい微生物だらけにして健康に育てる

柔らかいけどコシがある。食べると口の中に旨みが広がり、美味しさにうれしくなる。そんな安全・健康な鶏肉を、一九八〇年から生産しているのが、山形県高畠《たかはた》町にある「米沢郷《よねざわごう》牧場」である。その鶏肉にファンは多い。

肉が美味しいのは、鶏が健康で、よく動き回れるからだ。

鶏舎は、天気の良い日には大きく窓が開けられる。

日の光が入る開放鶏舎の床にはモミガラが厚く敷き詰められている。ふっくらした床、ゆとりのあるスペースで、鶏は羽ばたきし、走り回る。鶏舎に入ると好奇心あらわに近づいてきて、人の足をつつく。

米沢郷牧場に、「薬を使わない鶏の飼育」を持ちかけたのは、パルシステム生活協同組合連合会だ。抗生物質を使わない独自の産地の開発に乗り出したのだ。

ところが、飼育技術を学ぶために雇った経験者が、薬を使わない大量飼育などできないと、怖がって早々に辞めてしまうなど、米沢郷牧場の挑戦にアクシデントは続いた。

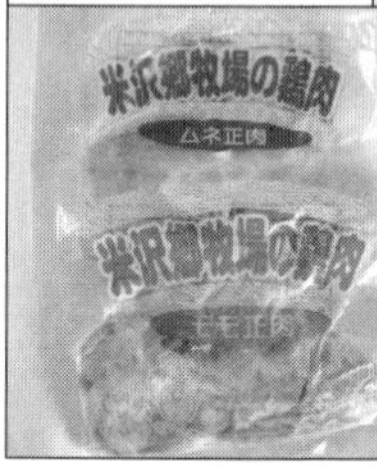

抗生物質を使わない飼育を可能にしたのは、「みそ倉や酒蔵のように農場をつくった」からだと、代表の伊《い》藤幸吉《とうこうきち》さんは語る。病原菌は至るところにあるわけだから、それに負けないように、鶏舎をいい微生物だらけにしたのだ。

鶏舎のまわりには、除草剤を一切使わない。鶏舎の中も、消毒しない。いい微生物を大事にして、病原微生物を駆逐するためだ。

さらに、いい微生物で鶏の腸内を健康にするため、自然浄化作用の応用で糞尿を処理して、ミネラルやいい微生物が豊富な生物活性水を作り、エサや鶏の飲水に使っている。

独自に配合するエサも、発酵させて、良質の微生物をたくさん含んでいる。

肉鶏生産のほか、米沢郷牧場は有畜複合経営を掲げ、牛を飼い、米、野菜、果実などの有機農業を営んで農事組合法人を作っている。

米沢郷牧場共同購入部
℡0238-57-4225
山形県東置賜郡高畠町大字一本柳2713
＊冷凍肉を全国へ発送、直売も行っている。

★オススメの安全な商品★

はなざと農場の「大友地鶏」

血筋のいい地鶏をさらにおいしく

クセのない肉を一口食べると、旨みがゆっくり口の中に広がっていく。「喉を通ったあとでも臭みがいっさいない」と、鶏肉が苦手という人が何度も手を伸ばすのが、大分で飼育されている「大友《おおとも》地鶏」である。その味はあっさりしているのに、コクがある。

「はなざと農場」を営む大友洋一《よういち》さんは、軍鶏《しゃも》独特のコクに旨みをプラスした大分県の特産地鶏「豊のしゃも」を、飼育して、「大友地鶏」として下郷農協の産地直送で販売している。

「地鶏肉」は、いまでは勝手に名乗れなくなっている。称する場合には、基準がある。

まず、血筋が求められる。軍鶏とか、コーチンなど四〇種ほどの「在来種」の「血」を、五〇%以上持っていることが第一だ。さらに、その鶏を、八〇日以上飼育すること。二八日以降は平飼いで飼育し、そのときの飼育密度も一平方メートルあたり一〇羽以下というように、育ちについての基準もある。

肉鶏はどこも平飼いだが、地鶏の飼育は畳一枚一五羽以下の計算になるからブロイラーの一畳三〇~五〇羽と比べると、飼育密度はかなり低い。

だから、健康的に育てられているはずなのに、飼育段階では抗生物質が使われていたり、エサに輸入飼料が使われたりする。

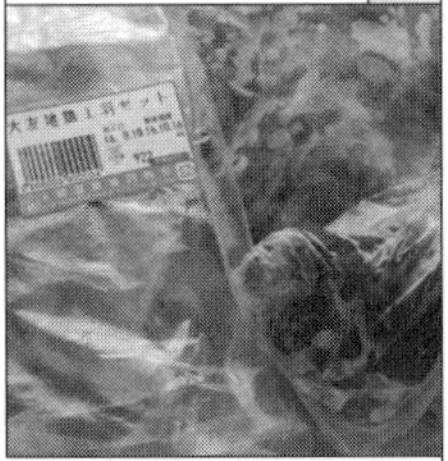

大友さんは、抗生物質などは使わず、病気に負けないよう有用微生物のEM菌を活用して自然の免疫力を高め、鶏を健康に育てている。

エサの原料は肉を販売している下郷農協を通して取り寄せる。安全性にこだわって、米や小麦、ヌカやフスマ、大豆など国産品だけで、輸入品は使っていない。それを自家配合し、青菜も十分与える。

飲水にもこだわり、地下一五〇メートルからくみ上げた水を使う。

このような独自の飼育で、さらにじっくりと、一五〇日もの長期間、飼育し、おいしくなった鶏肉を「大友地鶏」と名付けて販売している。

下郷農協
0120-56-2229
FAX 0979-56-2889
《大友地鶏１羽分（約1.2kg）・5000円（送料込）》
＊冷凍肉を発送。

★オススメの安全な商品★

十文字チキンカンパニーの鶏肉

ノーブランドなのに抗生物質不使用でおいしいブロイラー

全国シェアが約七%で、ブロイラー業界ビッグ3の一角を占め、岩手県を中心に一七二ヵ所の農場を持つ大手生産者でありながら、二〇〇一年一月から、生産の過程で抗生物質を完全に不使用にしたのが、十文字チキンカンパニーである。

抗生物質不使用は、すでに九四年ごろから体が丈夫な赤鶏で始めていた。当時から抗生物質を不使用にした、価格の高い銘柄鶏は全国のあちこちで見かけるようになっていた。しかし、それを白い鶏の一般ブロイラーにも広げ、すべてを抗生物質不使用にして、通常の価格で売るようにしたことは画期的である。

ワクチンを使用して免疫力を高め、より衛生的に飼育しながら、効率優先に飼っているブロイラーの倍のスペースを与えて、坪あたり四八羽（冬は五五羽）を飼育している。そして、ブロイラーを出荷した後、鶏舎の消毒をていねいに行うようにしている。

したがって、コストをかけて抗生物質を不使用にしているのだが、このような飼育法で病気は増えていない。

また五六日齢の前後で出荷するので、通常より長く飼っている。だから、肉の味が濃い。普通の鶏肉と比較すると、その差は歴然としている。

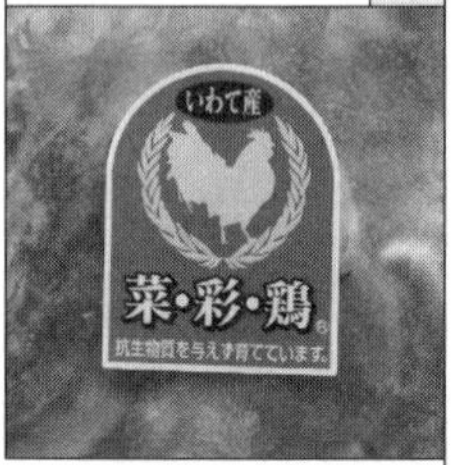

こんなおいしい鶏肉を、普通の価格で買える消費者は幸せだが、ノーブランドが多いので、十文字の鶏肉とは知らずに、「今日の鶏肉はおいしい」と思って食べている人がほとんどだ。

しかし、少しは十文字のブランドが付いた鶏肉もあるから、何とかしてそれを手に入れて食べていただきたい。

本書の読者が、スーパーの意見箱に「十文字チキンカンパニーの抗生物質不使用の鶏肉を入れてほしい」と意見を入れれば、そのスーパーに置くようになることは十分にありえる。それは、あなたが食べる鶏肉が安全になるだけでなく、ブロイラーの飼育に抗生物質を使わない大きな動きが起こっていくことを意味している。

十文字チキンカンパニー
℡0195-23-3377
＊この会社の鶏肉は半数以上がノーブランドで売られている。残りが、スーパーや生協のブランド鶏肉となるが、そのブランドには他社の鶏肉も使われていることが多い。
＊スーパーの鶏肉で確実に十文字チキンカンパニーのものは「菜彩鶏」「鶏王」「みちのく赤鶏」である。

★オススメの安全な商品★

アマタケの鶏肉

薬剤の残留の心配がない安全でおいしい銘柄鶏

肉用の鶏には、出荷前七日間は抗生物質を使用できない。アマタケは、この法令を守っていたが、昭和の末に抗生物質の残留が東京都の検査で引っかかった。

食品には、抗生物質を含んでいてはならないという規準がある。東京都のように検査技術が進歩すると、正しく使っていても基準に違反することがあると気づかされたアマタケは、ヒナがかえってから二一日までで抗生物質をやめた。出荷されるまでの三五日以上を無投薬に切り替えたわけである。

それで鶏に病気が出なかったので、数年後に抗生物質をまったく使わないようにすることを決意し、徐々に無投薬の時期を伸ばした。

施設を充実させ、ゆったり飼い、衛生管理を向上させ、飼料を工夫しと、総合的に取り組んで、すべてを無投薬にし、九九年六月からは抗生物質を完全にやめてしまった。

全国シェアが一・五%で、岩手県を中心に二四ヵ所に農場を持つアマタケが、抗生物質不使用で鶏を育て始めたのは画期的なことだった。

使うのはワクチンだけだから、薬剤の残留はない。

飼育羽数は坪あたり六〇羽からスタートする。三五日で大きなオスのヒナを一部出荷し、一〇日ほど後にオスの残りをすべて出荷、さらに、一週間ほどしてメスをすべて出荷している。過密になる前に出荷するので、密度は一般の三分の一にしかならない。

こうするには、熟練者が必要なだけでなく、衛生管理を徹底しないと病気が鶏舎に入ってしまう。しかし、病気は増えていない。

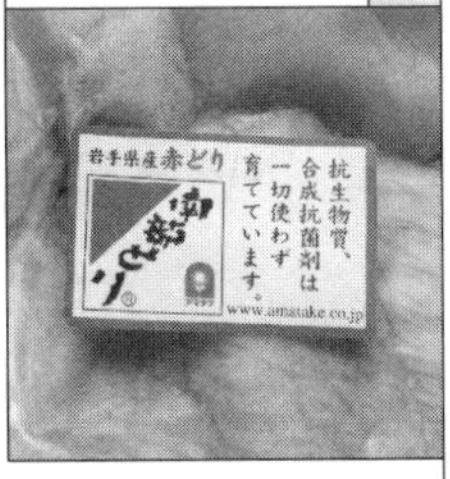

エサには、お茶やハーブ、炭の抽出成分のほか、納豆菌を入れている。良質の発酵飼料を用いているので、鶏舎の中は、アンモニア臭はほとんどしない。悪臭がしないのは、鶏が健康な証拠である。

現在、アマタケは赤鶏だけを飼育し、銘柄鶏として販売している。だから、価格は少し高いが、味は良く、経営的にも優秀だと評価が高い。

アマタケ
℡0192-26-5205
＊アマタケの鶏肉はすべて「南部どり」「赤かしわ」の独自ブランドとして販売している。
＊多くのスーパーで、安全で味もいい銘柄鶏の肉として、最上級のブランドと位置付けられているから、目立つ場所に置かれていることが多い。

★オススメの安全な商品★

トキワ養鶏の卵と豚肉

安全なエサと水で健康に育った鶏の卵はコクが違う

トキワ養鶏は、一九六〇年にスタートした。それ以来、元気で健康な鶏を育て、いい卵を産ませようと、独自の飼育を工夫し、薬など入らない安全な飼料を作ってきた。

まず、ポストハーベスト農薬を使わずに、遺伝子操作もされていない原料を選ぶ。

そして、健康な体を作るために、どの栄養素をどの時期に与えるかを考慮する。

さらに、BMW技術で作った生物活性水を飲み水に混ぜている。BMWとは、B＝バクテリア、M＝ミネラル、W＝ウォーターの略で自然浄化作用の応用で排水を処理して、ミネラルやいい微生物が豊富な生物活性水を作る技術のことだ。

いい微生物のおかげで鶏の腸内には腐敗細菌がほとんどいない。

トキワ養鶏では、積雪に耐えられるように、屋根は低めで柱は太く、がっしりと作られた開設当初の鶏舎を、今でも使っている。風が通る開放鶏舎で、ケージは通常よりかなり広い。

しかし、目下、鶏舎内を改造して平飼い鶏舎を増やしている。こうして広々とした鶏舎で、止まり木に止まりながら幸せに暮らす鶏が産んだ卵の出荷が増えている。

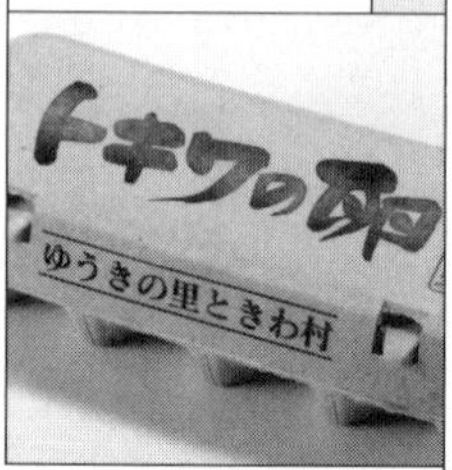

トキワの卵にはコクがある。温かいご飯にこの生卵をかけて食べると、それだけで美味しい。昔のように安心して卵かけご飯を食べられる。

飛び切りおいしくて安全、ふくよかな味に思わず感嘆の声が上がるのが、トキワグループ養豚部（薬師《やくし》酪農生産組《らくのうせいさんくみ》合《あい》）の豚肉である。ここでも飲水に生物活性水を混ぜる。

岩手にある広大な牧場で、年間一万頭の豚を育てているが、全飼育過程でエサに抗生物質を使わない。

豚舎では、コンクリートの床上にオガクズと発酵堆肥を混ぜて、三〇センチの厚さに敷いてあるので、糞尿の臭いはほとんどない。床に敷いた大量の発酵堆肥が糞尿を分解しているのだ。

環境のいい豚舎で豚たちは戯れ、健康に育っている。

トキワ養鶏
℡0172-65-3355
FAX0172-65-3589
青森県南津軽郡藤崎町大字常盤字富田2
＊卵・冷凍肉を全国へ発送。問い合わせれば注文書を送ってくれる。

★オススメの安全な商品★

花兄園の卵

安全性を追求し食べてもアレルギーが起きないという声も

「子どもを味方につけて卵を売っているのかって、聞かれてびっくりしましたよ」

花兄園《かけいえん》の代表、大須賀《おおすが》木《こだち》さんはそういって笑った。

子どもの味覚は素直だ。花兄園の卵を食べたら、もうスーパーで買った卵は食べなくなったと、つまり美味しさを最上級に褒められたのだ。

市販のブランド卵と比較して、「花兄園の卵は美味しいだけでなく、少しも生臭くないからうれしい」とも、よくいわれる。

大須賀さんは、一九七五年に「花兄園」を宮城県に設立したが、それ以前には、飼料会社の研究所で働いていた。その経験を生かし、安全な配合飼料の供給にかかわる仕事をしていたこともある。

安全性にこだわる生産者が使う、「ポストハーベスト農薬を使わないトウモロコシ」が輸入されるにあたっては、あまり知られていないことだが、大須賀さんの奔走によるところが大きい。

エサの安全性には、知識があるからこだわる。

低品質の魚粉に添加する合成アミノ酸はアレルギーを起こしやすい。そのため、高品質の魚粉を選ぶから、卵に生臭さも付かない。

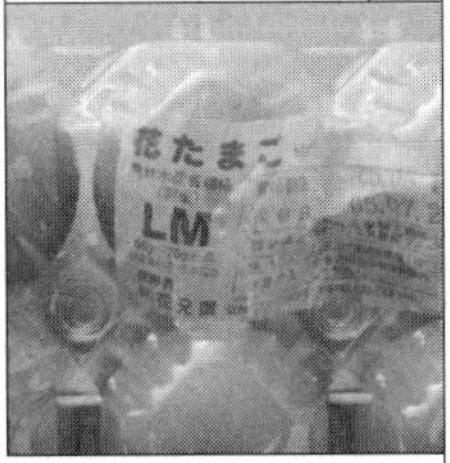

抗酸化剤を避けるため、油脂を用いず、きな粉を使う。それで卵の風味がよくなる。

「花兄園さんの卵だとアレルギーが起きない」と聞くと、エサから鶏を通じて卵に移行する物質の危険性について考えてきたことが、報われたと大須賀さんは思う。

だが、いい原料を使えば当然、エサ代も高くなる。だから、高めの卵価が認められなければ使えない。

大須賀さんが自信を持っておすすめできるのは、「花兄園産花《はな》たまご」と名付けた赤玉卵だそうだ。

花兄園の鶏舎は、もちろん空気がきれいで鶏の健康にいい陽の入る開放鶏舎である。サルモネラ菌の汚染もまったくない。

さらに花兄園は抗生物質を使わずに飼育している鶏の肉も生産販売している。

花兄園
TEL022-244-3441
FAX022-244-5574
宮城県仙台市太白区西の平1-1-3
《花兄園産花たまご：30個入(ＬＭ混)・600円、15パック（10個／パック）・3000円（いずれも送料は着払）》
＊卵・冷凍肉を全国へ発送、直売も行っている。

★オススメの安全な商品★

秋川牧園の卵

飼育の技術力が高い安全な卵

卵がこんなに美味しいのかと、初めて食べた人が驚く秋《あき》川《かわ》牧園《ぼくえん》の卵。その卵は、日当たりと風通しのいい開放鶏舎で生まれている。

自然のおいしさにこだわるのが、安全な鶏の飼育では先駆者の秋川牧園である。

一九七二年にスタートした秋川牧園のモットーは、「健康・食の安全」。抗生物質を使わずに鶏を飼育することは、最大の課題だった。

しかし当時は、秋川実《あきかわみのる》会長自身も、「絶対できるという自信は、正直なところなかった」そうだ。

まず、健康に鶏を飼うことが第一だった。失敗なく飼育するには一〇年近くかかったが、今では、抗生物質を使わない飼育技術が確立できた。

秋川牧園の安全へのこだわりは、エサにもある。

エサが安全でなければ、鶏の体内に濃縮して蓄積された有害物質が、食べた人へ取り込まれるからだ。

エサに使う穀類の残留農薬を調査していた秋川さんは、食品と暮らしの安全基金の小若順一のスクープによって、ポストハーベスト農薬の実態が一九八八年に明らかになると、翌年には調査のため、アメリカへ飛んだ。

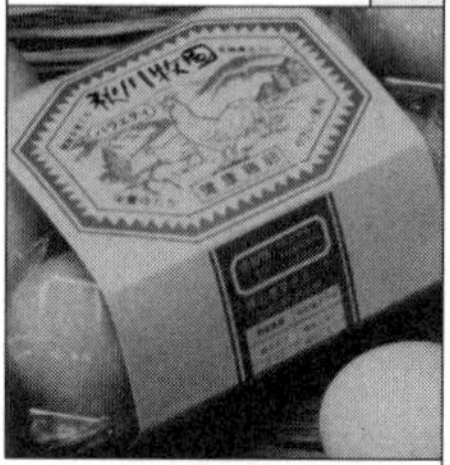

そして、ポストハーベスト農薬を使わないトウモロコシの生産農家と契約した。

そのトウモロコシを他のトウモロコシと混じらないように手に入れるのは大変なことだ。

しかし、九〇年に独自の輸送方法を開発し、安全なトウモロコシを手に入れることに成功した。

秋川牧園は卵のほか、鶏肉・豚肉・牛肉・牛乳・野菜を生産する総合農園で、加工食品も自社工場で作っている株式会社である。

農業生産者が会社組織の形をとることは珍しくないが、秋川牧園は農業団体として初めて株式を上場している。パートを含む従業員、生産農家も株主として全員が経営にたずさわり、自発性と責任をもって、みんなで安全な食品を作り上げている。

秋川牧園
℡083-929-0354
山口県山口市大字仁保下郷317
http://www.akikawabokuen.co.jp/
＊卵や鶏肉・冷凍加工食品などを全国へ発送している。
＊詳細は、電話で問い合わせを。

★オススメの安全な商品★

奥田養鶏の卵

広いスペースで鶏が産む売り切れ御免の自然卵

「黄身がしっかりしていて、ご飯にかけると、とても美味しい」

「ここの卵でお菓子を作ると、しっかり泡立って、もうほかの卵は使えないわ」と、直販所に買いにきたお客さんにいわれる。

エサにこだわり、鶏の健康を考え飼育しているから、味の違いは当然と思っていても、褒められればやっぱりうれしいと、奥田誠志《おくだせいじ》さんはいう。

「自然卵」と自称するが、さらりとしてコクのある卵は、まさに「こだわり自然卵」。

奥田養鶏は高知県土佐《とさ》湾からわずか四キロ、田んぼが広がる地域に建っている。それだけに、風通しは抜群の開放鶏舎で、平飼い方式と、ケージ方式で飼育している。

平飼いの鶏舎をのぞいてびっくりするのが、十分すぎるほどのスペース。「薄飼いにして、できるだけ早く外気温に順応できるように育てると、暑さや寒さに対してストレスが少なくなる」そうだ。

卵を産める親鶏は、現在、約三〇〇〇羽。だから、一日三〇〇〇個以上の卵は出荷できない。

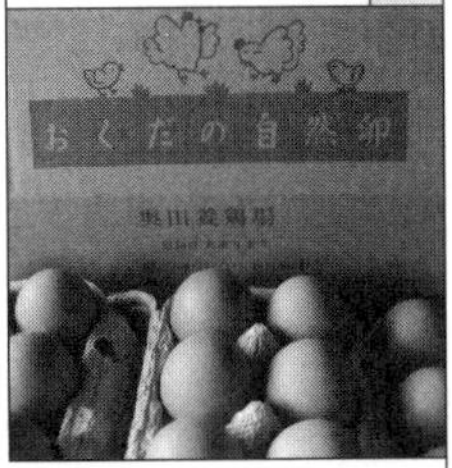

高知のスーパーにも「安心」が売り物のコーナーで販売されているが、卵の量は限られているので、「売り切れ御免」方式だそうだ。

飼料は配合されたものではなく、原料を単品で仕入れて自分で配合する。

エサの特徴は国産かつお節粉末だ。ダシを取った後のかつお節粉が、この地域だからこそ酸化防止剤無添加で手に入る。ほかに、醤油粕や納豆菌発酵飼料など、日本ならではの香りよい原料を使い、生臭さのない、独特のコクと味を作り出している。

生育期間ごとに、飼料を自家配合し、また親鶏用の飼料は季節によっても配合割合を調節し、暑さ寒さに備えるなど、きめ細かに対応する。

地面でヒナを育てる場合、小腸や盲腸がやられる原虫病にかかりやすいが、今ではエサにオリゴ糖や、納豆菌の発酵飼料を配合することで、ほぼ解決している。

奥田養鶏
TEL FAX 088-863-5450
高知県南国市田村乙1450
http://www4.inforyoma.or.jp/~ofoku/
《卵：30個入・1365円、50個入・2100円（送料実費、夏季はクール便代金含む）》

資料❶

家畜や魚への抗生物質の投与は人への投与の2倍以上

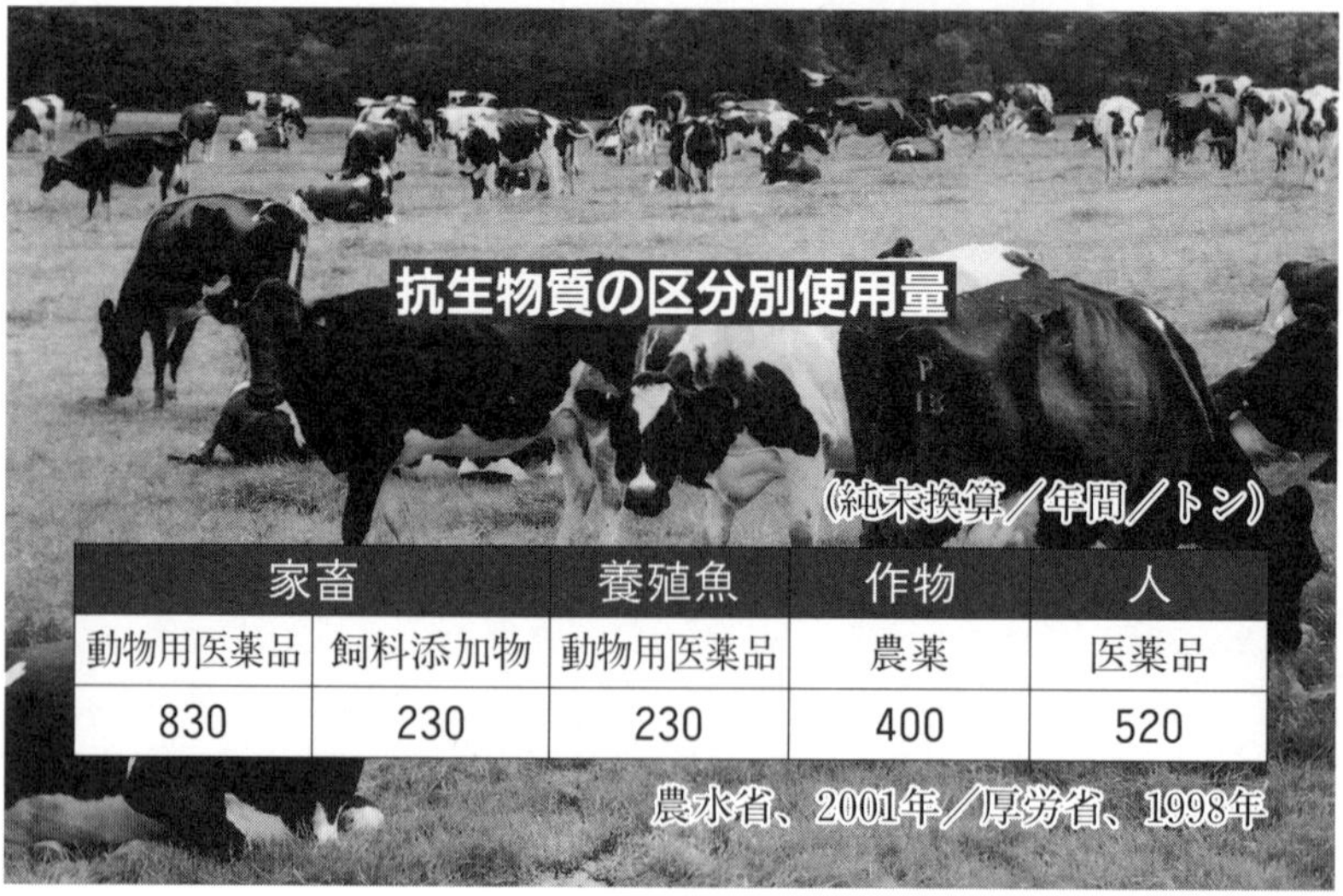

抗生物質の区分別使用量

（純末換算／年間／トン）

家畜		養殖魚	作物	人
動物用医薬品	飼料添加物	動物用医薬品	農薬	医薬品
830	230	230	400	520

農水省、2001年／厚労省、1998年

家畜や養殖魚には、成長促進・病気予防のため、抗生物質が大量に用いられている。

そんなことをすると、耐性菌が発生して、人の病気の治療に支障をきたすことは、三〇年以上前から警告されていた。

どのように改善をするのか。その戦略を立てるには、使用実態を把握しなければならない。

そこで、佐藤謙一郎・衆議院議員の協力を得て、国に働きかけてきたところ、二〇〇二年七月から八月にかけて、初めて数値が出てきた。

そして、家畜や魚への抗生物質の投与は、人への投与の二倍以上になることが判明した。

家畜は八割以上、魚はすべて、動物用医薬品として抗生物質が用いられているところに問題点がある。

飼料工場でエサに抗生物質を添加すると、多量使用につながるので、規制は強化されている。

一方、動物用医薬品も獣医師の指示書が必要なので、多量使用に歯止めがかかっているはずだった。しかし、その部分で抗生物質が大量に使用されていたのである。上の表は二〇〇三年に農林水産省が公表した使用量の概要で、新たに「農薬」への取り組みが重要であることが明確になっている。

魚介類

養殖魚
サケ・マス
マグロ
タイ・ハマチ
回転寿司
フグ
イワシ・サンマ
スズキ・コハダ・アナゴ
中国産ウナギ
エビ
活魚
冷凍魚
アサリ・シジミ・ハマグリ
カキ
アジの干物
練り製品・たらこ

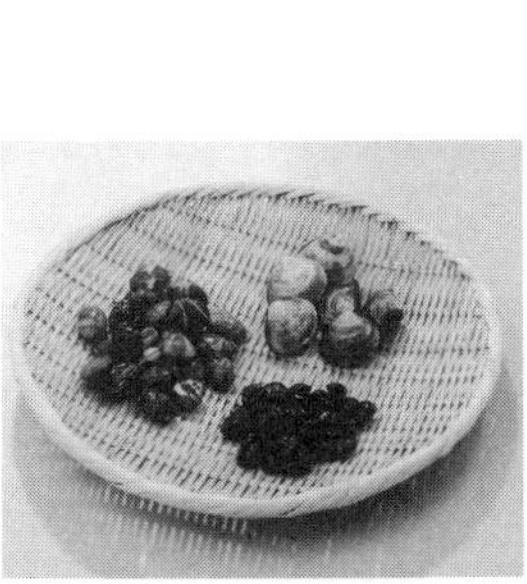
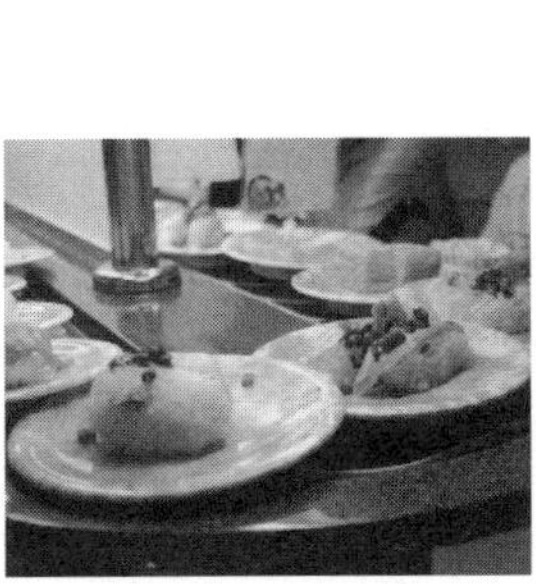
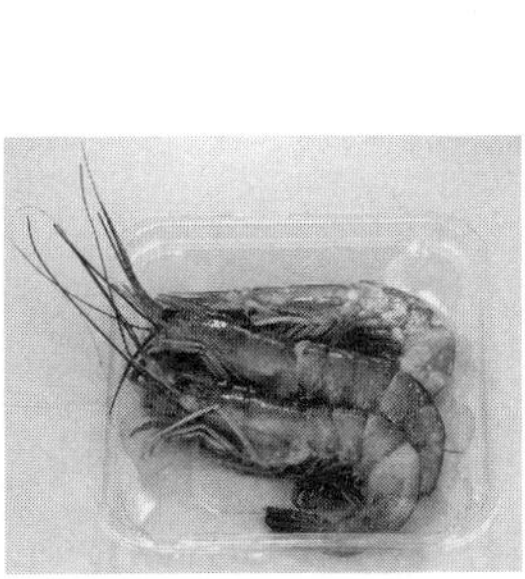

養殖魚

鶏や豚をエサにし、抗生物質を投与される不自然な実態

「山梨産のヒラメ」「群馬産トラフグ」「長野産サーモン」など、海なし県原産の魚が珍しくない。

今や、海の魚が陸のプールで育つ時代になった。これは、「陸上養殖」と呼ばれ、内陸部に設置された閉鎖循環式の水槽で海水魚が育っている。夏は地下水、冬は温泉を利用して適温に保つところもある。温度管理のおかげで、従来の海面養殖より、短期間で出荷できる。

管理された環境なので、抗生物質などの投与も必要ないという。

いいことずくめのようだが、プールの中は、超過密状態。魚のストレスはかなりのものだろう。運動できないから、脂肪たっぷりの成人病状態だ。一度、想定外のウイルスや細菌が入り込んだら、あっという間に全滅するにちがいない。

また、エサの安全性も疑わしい。低コスト化を目指して、イワシなどの生《い》き餌《え》から配合飼料への転換が進んだ。その結果、養殖臭さが減り、おいしさが向上したといわれるが、エサの中身が見えにくくなった。

養殖の配合飼料にはいろいろなものが含まれる。飼料会社はウナギ用、タイ用、フグ用、稚魚《ちぎょ》用など魚種や成育段階によって配合を変えた多種類の飼料を製造している。

原材料として、魚粉、魚油、オキアミミールなどはもちろん、天然の魚なら食べるはずがない脱脂粉乳や鶏卵、小麦粉、米ぬか、大豆油粕、ビール酵母、大豆レシチン、植物油なども使われる。これに添加物として、各種ビタミン、ミネラルから酸化防止剤、カビ防止剤までが加えられるのである。

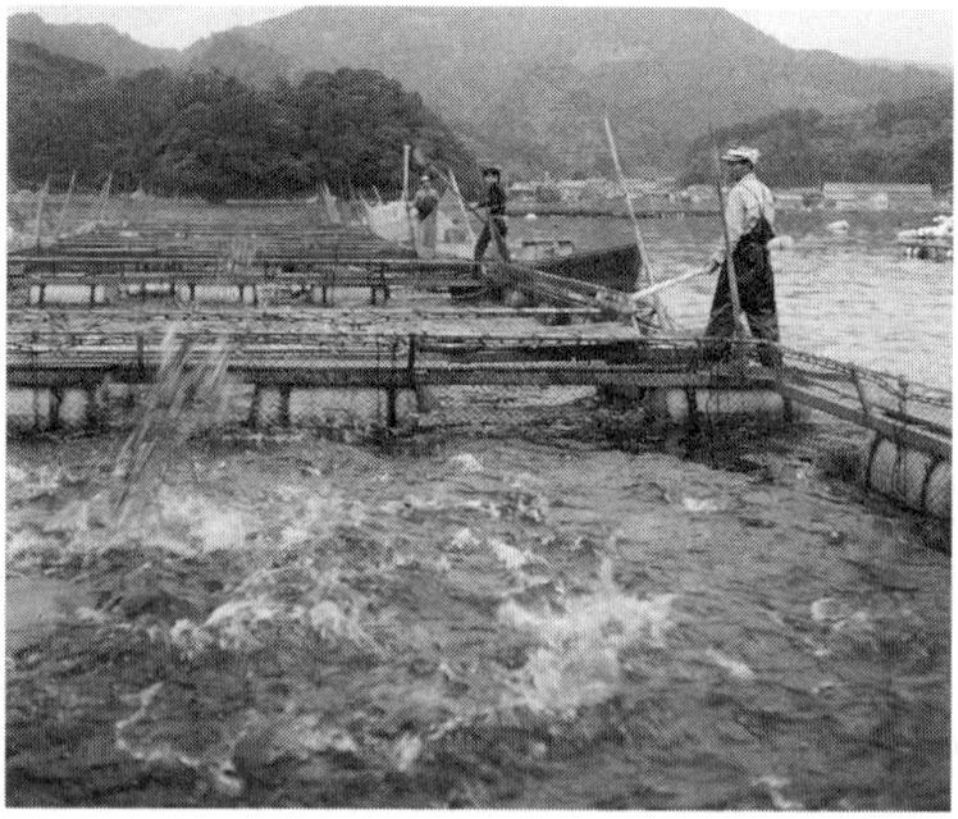

BSE（狂牛病）が大きな問題として浮上するまでは、牛の肉骨粉も飼料原料として使われていた。「魚類はBSEに感染しないので食べても安全」といわれても、気持ちが悪くて食べられるわけがない。

従来の海面養殖では、「薬漬け」が心配だ。狭い生《い》け簀《す》のなかで、大量の魚を飼うため、病気が発生しやすい。その対策としてさまざまな医薬品が投与されるからである。

養殖の魚介類の病気の治療や予防に使用される医薬品を水産用医薬品と呼ぶ。細菌感染症用の抗生物質、寄生虫用の駆虫剤、病気の予防用のワクチンなどがある。

魚介類に抗生物質などが残留しているかどうかの検査は、都道府県の食品担当部局や検疫所が行っている。結果は「残留有害物質モニタリング検査」として厚生労働省から発表される。

それによると、二〇〇三年度は国産養殖魚介類一一魚類七三九検体のうち、残留基準値を超えて違法とされたのは一検体（ヒラメからテトラサイクリン類の抗生物質）であった。

一方、輸入の養殖魚介類では、ウナギ（五四一検体のうち一検体から合成抗菌剤検出）、サケ・マス（三八八検体のうち二検体からテトラサイクリン類の抗生物質）から、違法な動物用医薬品が検出されている。

基準を超えた動物用医薬品が検出されると、国産品は違反食品として回収し、生産者への指導などが行われる。輸入食品については、回収、積み戻し、廃棄などの措置がとられる。

しかし、検査されているのは、膨大な流通量のほんの一部にすぎない。

一般に売られている養殖魚の中にも、モニタリング検査でひっかかったものと同程度の薬品残留魚が混じっている可能性はある。基準値以下の薬品残留魚はさらに多いと考えられる。

魚に薬品が残留しないようにするには、使用基準を守らなければならない。しかし、養殖魚業界では、獣医師のような専門家の関与が少ない。水産用医薬品業界の提供する薬を養殖業者が購入し、自己の判断で使用しているのが現状である。

また、薬品が魚に残留していなくても、抗生物質が乱用されることで、抗生物質が効かない耐性菌が生まれている。

日本で養殖魚に使用されている抗生物質の量は二三〇トン（純末換算、二〇〇一年）。養殖魚から人間と関係の深い耐性菌MRS（メチシリン耐性ブドウ球菌）が五・六％の率で検出されていて、人への悪影響が心配される状況になっている。

抗生物質を使用した養殖魚を食べないようにすることが、私たちの命を守ることにつながるのだ。

安全な魚の選び方

①同じ名前の魚でも、天然魚と養殖魚は全く別物と考えるべきだ。栄養成分も異なる。

②養殖魚を選ぶなら産地、生産者、養殖法を知ったうえで選ぶ。第三者機関が安全性を認証した養殖魚も少しずつ出てきている。

サケ・マス

養殖ものには天然の五倍以上もの有害汚染物質PCBが蓄積

回転寿司のサーモンや、刺身の盛り合わせのサーモンは、ほぼ養殖と思って間違いない。刺身で食べられる生サケが普及したのは、天然サケには高い確率で寄生している寄生虫「アニサキス」が、養殖にはほぼいないためだ。

天然でも加熱や冷凍をすれば問題ないので、半解凍のサケを食べる「ルイベ」は、高級なものなら天然ものが使われている。おいしいルイベを作るには、適切な冷凍や半解凍の技術が必要だ。天然サケのルイベは、値段が高いので高級店でなければあまり見かけない。

安くて、脂がのっている養殖サケがよいと思う人もいるだろう。しかし、養殖サケは天然サケと比べて、有害汚染物質が多いという調査結果がある。

アメリカの消費者団体「環境ワーキンググループ」は、二〇〇三年七月に、養殖サケは、天然サケの五倍以上もPCB（ポリ塩化ビフェニル）類が高濃度で含まれていると発表した。PCBの濃度をダイオキシンに置き換えて計算し、日本の一日耐用摂取量と比較すると、子どもならサケ一切れ（一七〇グラム）で超えてしまう。

ほぼ同様のことが、アメリカのインディアナ大学の研究でも確認され、科学誌『サイエンス』に発表された。欧州産サケの有害物質が特に多い。

養殖サーモンの主な生産国であるノルウェーの食品安全局は、この調査は根拠が不十分と反論している。

ノルウェーサーモンは生産履歴の記録が整えられていて、抗生物質の使用を極力避ける取り組みもされている。

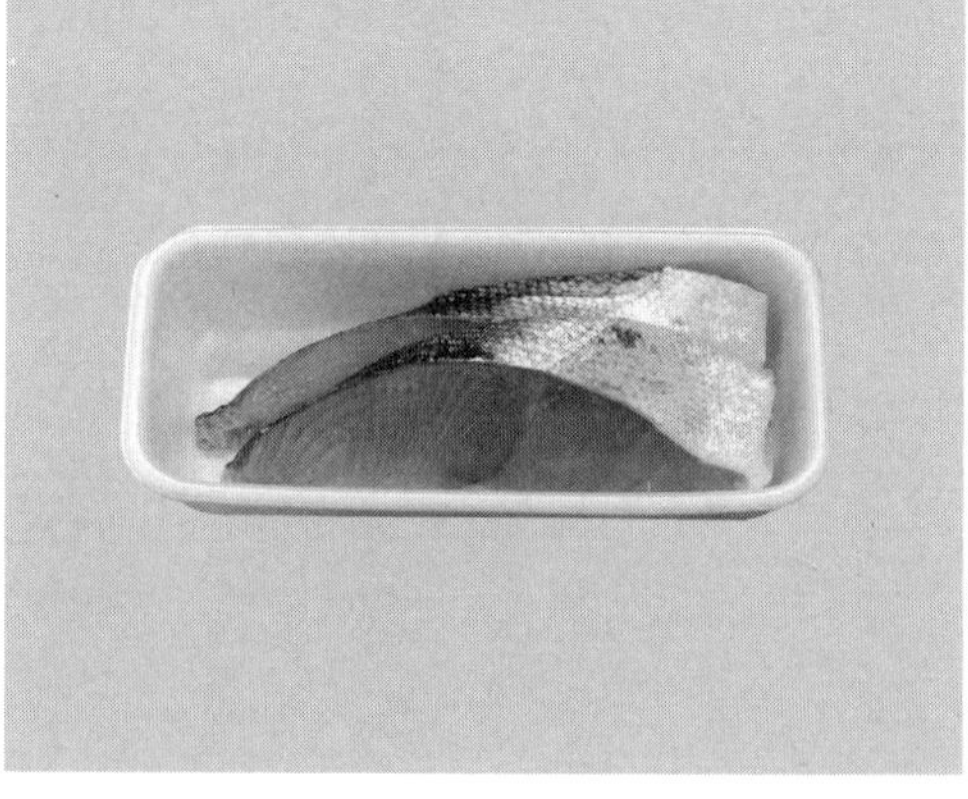

しかし、養殖サーモンには脂質が多いこと、そして、PCB・ダイオキシン類は脂に蓄積しやすいことは事実だ。

サケには良質な脂も含まれ、栄養的には優れている。サケは、ぜひ天然を選びたい。安い輸入、養殖サケの人気が高いため、国産、天然サケが売れなくなり、手に入りにくくなっている。

養殖サケは天然サケと比べると、脂

質が三～四倍もあり、反対にタンパク質は少ない。味を食べ比べると、養殖は脂がギトギトとのっているだけで、天然の方がずっとよい。

スモークサーモン、パック寿司などの加工品は、養殖でも表示されていない。サケの種類によって、天然、養殖がある程度判断できるので、それを覚えるしか選ぶ方法はない。

日本で獲れる天然サケは、シロザケ。成長段階によって、「ケイジ」「トキシラズ」「メヂカ」「アキサケ・アキアジ」と呼ばれる。

ベニザケもほぼ天然で、味がよいと評判が高いが、値段も高い。アラスカ、ロシア、カナダからの輸入が多い。日本では獲れないから、北海道産の表示があるものは、ロシア沖で獲って、北海道の港で陸揚げしたものだ。

カラフトマスもほぼ天然で、日本のサケ缶のほとんどがこれだ。

マスノスケとも呼ばれる天然のキングサーモンは、希少であまりお目にかからない。最近は、養殖もされているので注意が必要だ。

盛んに養殖されていて、避けたいものは、ギンザケ、アトランティックサーモン、トラウトサーモンだ。

スモークサーモン、パック寿司、寿司屋やレストランで出る生のサケは、ほとんどがこの三種類のどれかだ。天然なら、強調して表示されたり、値段がとても高いので、すぐわかる。

養殖サケが、世界市場でこれだけ増えているのは、日本の消費者が、脂たっぷりのサケを好んでいるからだ。

南米のチリからは、約一〇万トンのサケ・マス類が日本企業の指導の下に日本に輸出されている。これはチリのサケ・マス養殖量の半分に当たる。

ノルウェーの養殖魚の九五％はアトランティックサーモンで、日本への輸出も増えている。

遺伝子を操作した魚の実用化で先頭を走っているのもサケである。ニュージーランドのキングサーモン社は、通常の五倍の大きさになる組み換えサーモンを開発した。アメリカでは、遺伝子を組み換えた成長の速いアトランティックサーモンの販売許可申請が民間企業から出されている。

日本では今のところ、遺伝子を操作した魚が食卓にのぼることはないが近い将来、問題になることは避けられない。

サケ・マスの選び方

①天然の国産サケを選ぶのがよい。
②手に入りやすく、オススメなのは、シロザケ。「ケイジ」「トキシラズ」「メヂカ」「アキサケ・アキアジ」とも呼ばれる。ベニザケもおいしい。
③養殖で避けたいものは、ギンザケ、アトランティックサーモン、トラウトサーモン。どうしても食べたい人は、回数と量を減らそう。

エサをたっぷり与えられた成人病の畜養マグロが急増中

マグロ

日本人が最も好きな魚の一つといえば、マグロだ。特に、脂ののったトロは大人気だ。そのトロの値段が安くなってきている。回転寿司でも、パック寿司でも、マグロが、激安だ。

これは、捕獲した成魚に数ヵ月から一年ほど、イワシ・イカなどのエサで太らす畜養《ちくよう》が盛んになったためだ。エサをたっぷり食べたマグロは、人間でいえば成人病。一頭中、トロの部分は天然なら二割だが、畜養なら七割とれる。ほぼ全身トロの肥満体だ。

マグロの完全養殖は近畿大学水産研究所での三〇年にわたる研究で成功した。しかし、稚魚《ちぎょ》の生存率が悪く、コストがあわないため、畜養が盛んなのだ。

畜養マグロに抗生物質を使っている証拠はないが、狭い生け簀で生かされるマグロはいかにも不健康だ。エサになる魚の乱獲も心配されている。

水産庁遠洋課によると、二〇〇三年に輸入されたクロマグロ約二万一五〇〇トンのうち、九割の約一万九五〇〇トンが畜養だ。スペイン、イタリア、トルコ、メキシコ、オーストラリアなどで畜養され、大部分が日本に輸出されている。回転寿司やパック寿司のマグロは大部分が畜養ものだ。

トロは食べすぎには注意した方がいい。まず、脂質量がとても多い。魚の脂には、身体によい栄養素がたくさん含まれているとはいえ、食べ過ぎれば太る。一〇〇グラムあたりの脂質量がクロマグロのトロは二七・五グラム。全体の約三割は脂だ。赤身は一・四グラム。たくさんマグロを食べたければ、赤身にした方がよい。

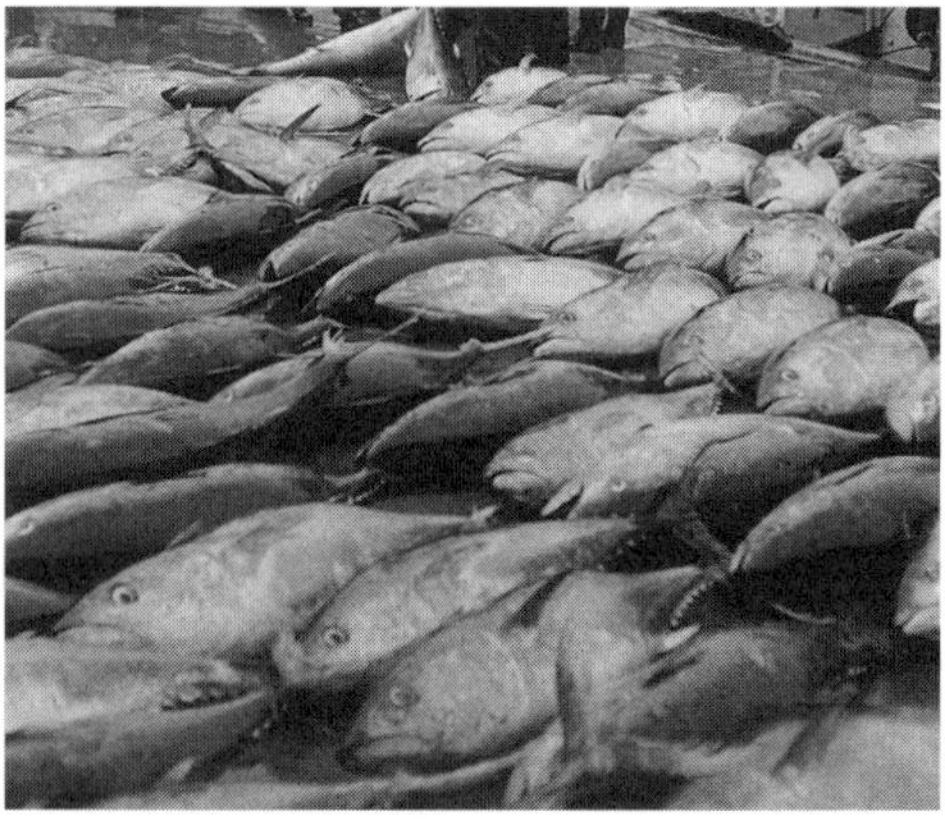

ダイオキシンも心配だ。水産庁の調査で、クロマグロやキハダマグロが高濃度に汚染されていた。特に、畜養マグロの濃度は高い。ダイオキシンは脂に蓄積しやすいからだ。

さらに、メチル水銀汚染も心配だ。メチル水銀は、水俣《みなまた》病の原因になった物質で、神経症状を引き起こし、わずかな量でも、胎児の神経発達に悪影響を及ぼす危険性が指摘されている。ほとんどが魚類から人体に取り込まれる。

この水銀濃度が高い魚について、「妊婦は食べ過ぎないように」と、厚生労働省は二〇〇五年八月、注意事項を発表した。

注意してほしいのは妊娠中または妊娠の可能性がある女性で、クロマグロ、メバチマグロ、メカジキ、キンメダイ、マッコウクジラなどは、一回に八〇グラム食べるとして週一回以下、ミナミマグロ、マカジキ、キダイ、クロムツ、ユメカサゴなどは週二回以下にするようにすすめている。

厚労省がこのような注意事項を出すのは二〇〇三年に次いで二度目のことである。

このときの資料でもマグロの水銀含有量が高いことは明らかだったが、摂食制限を呼びかけた魚のリストには入っていなかった。それで、マグロも規制すべきだと、多くの関係者から指摘されていた。

今回は、食品安全委員会がメチル水銀の耐容量を体重一キロあたり三・四マイクログラムから二マイクログラムに引き下げたことと、国民栄養調査で、マグロは他の魚に比べて、一回の量をたくさん食べている人が多いと明らかになったため、勧告の対象になった。

一般に、魚は冷凍より生がいいと思う人が多く、生の方が値段も高い。最近は急速冷凍技術のおかげで、冷凍の方が品質のよい場合もある。マグロも冷凍によいものが多い魚の一つだ。

日本のマグロ漁船の冷凍設備は優れていて、船上処理の手際よさもあり、鮮度は抜群だ。専門の業者も「血抜きや内臓処理、冷凍のうまい信頼できる日本船のものを買いつける」という。

天然の高価格のマグロは急速冷凍され、安い輸入畜養マグロは生で運ばれることが多い。

生は新鮮と勘違いしている消費者が多いために、解凍ものを生として売ったり、変色を防ぐ鮮度保持剤を使って、「鮮度のよい生」を装うことがある。

鮮度保持剤の成分は食品添加物のアスコルビン酸（ビタミンC）などで、特に害はないが、鮮魚へのこのような食品添加物の使用は、本来、禁止されている。

知らずに生マグロを買うと、安く、畜養された、添加物付きマグロを食べることになる。高くても、天然のマグロを、たまに食べるのがおすすめだ。

マグロの選び方

①不健康な畜養マグロが増えているのは、日本人の異常なトロ愛好のせいだ。このままでは、天然マグロが減ってしまう。エサ用の魚の乱獲を防ぐためにも、天然マグロを選ぼう。
②妊婦・授乳中の女性・小さい子どもは、食べ過ぎないようにしよう。天然マグロを、ほんの少し食べる贅沢を味わおう。

タイ・ハマチ

養殖ものに奇形魚が多発。いまだに原因不明のものも

養殖マダイには奇形が多発している。原因不明のものも多いのに、マダイの養殖は増え続け、食卓にのぼる機会も増えている。

マダイの養殖は一九六五年頃から始まり、七〇年に初めて「養殖マダイ」として農林統計に記載された。

その後、養殖法の研究がすすむとともに、生産量を増やしてきたが、変形魚も見られるようになった。そして、その原因として、寄生虫によるもの、栄養性のもの、飼育環境によるものなどが報告されたのである。

栄養性のものはワムシなど仔魚に与えるエサの栄養的欠陥、つまりDHA(ドコサヘキサエン酸)やEPA(エイコサペンタエン酸)が欠乏することによって起こる脊椎湾曲症《せきついわんきょくしょう》、また、カルシウム、ミネラル、ビタミン欠乏などによる骨格異常である。

飼育環境が原因で起こる変形では、適温からはずれた高水温、低水温での飼育による顎骨《あごぼね》の変形、飼育水面の油膜の除去が不十分なために仔魚期に鰾《うきぶくろ》が形成されないことによる脊椎骨前湾、水槽壁や生け簀網《いすあみ》への衝突による頭部骨格変形などが報告されている。

このような原因がわかったものについては、栄養を強化したり、飼育水面の油膜を除去するなどの対策がとられて、状況は改善された。

しかし、原因が不明なものも多い。マダイの脊椎骨異常として、体長の短い「短軀症《たんくしょう》」が比較的高率に発症しているというが、原因はまだわからず、調査中だという。

ハマチ(ブリの若魚)も、背骨が曲がる奇形が多く発生している。日本で最も早く養殖が大規模に行われるようになった魚で、養殖魚のなかでは最大の生産量を誇っている。

貝類が魚の網に付着するのを防ぐために使われていた薬剤TBTO(トリブチルスズオキシド)は、養殖ハマチ

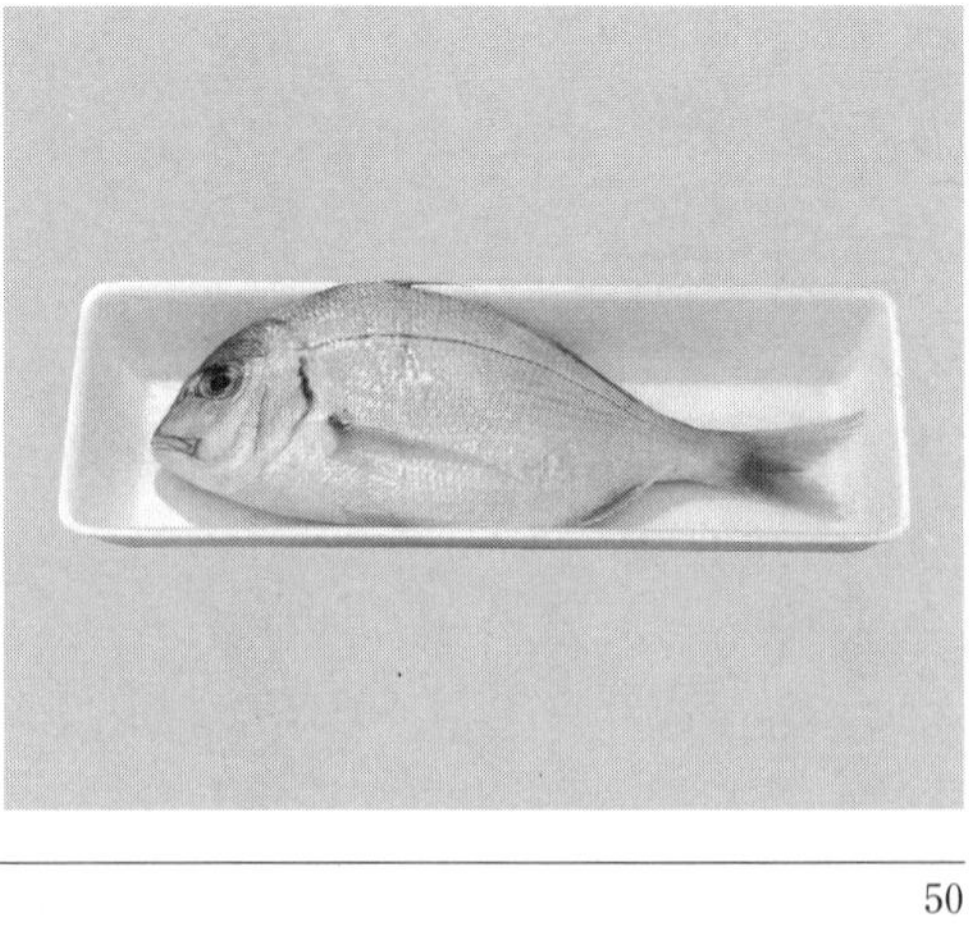

の奇形発生がきっかけでその毒性が注目され、一九八六年に使用が制限された。そして、九〇年には、製造・販売が禁止された。

するとこんどは、ＴＢＴＯが使われていた当時は発生していなかった寄生虫のハダムシ、エラムシが、急速に増えたのである。そうなると駆除剤を使わざるを得なくなり、今度はその薬品の残留が問題になってきた。

この場合に限らず、薬剤使用の問題は連鎖的である。

抗生物質を使えば、耐性菌が増え、その影響が人間に及ぶ、という問題もある。

このような問題は、「過密養殖を避ける」という基本に立ち返らなければ、解決できない。

また、ハマチの養殖は果たして合理的なのかという疑問もある。ハマチを一キロ太らせるのに、七〜八キロのイワシがエサとして必要なのだ。

しかも、ハマチの養殖が増えると、安全な天然ブリが減ってしまうという悪循環が起きる。

ブリの産卵期は初春、仔魚は九州西方で生まれる。流れ藻に集まるのでモジャコと呼ばれる稚魚《ちぎょ》は、海流に乗って北上する。養殖ハマチは、このモジャコを捕らえて育てたものだ。

このモジャコを大量にとってしまうと、天然のブリの水揚げが減ってしまう。安全性の面では天然の方が上であることを考えると、養殖ものが増えて天然のものが減るという構図は、安全性の低下を意味することになる。

ハマチを養殖せずに、そのエサとなる大量のイワシを人が食べた方が、ずっと合理的で、安全性も守れるわけだ。

タイやハマチを始め、養殖魚には、多くの変形が生じている。消費者がこれらを目にすることがないのは、変形個体は飼育の段階での選別や、出荷時の厳しいチェックによって排除されるため、市場に出荷されることはほとんどないからだ。変形をきたしているのを実際に目の当たりにすれば、とても食べたいとは思わなくなるだろう。

そして、変形をきたしていない魚も、一緒に育った魚が変形をきたしているのだから、その原因が有害物質であれば、その物質を体内に取り込んでいるといえる。

最近は、養殖でも、抗生物質や薬品を使わない安全性に留意した方法で育てられているものも出てきている。しかし、生産者や生産方法がはっきり、わかっているものでなければ、天然の方が安全だ。

タイ・ハマチの選び方

①広大な海を回遊しているブリと、狭い生け簀に飼われているブリは全く別の魚と考えるべきだ。

②タイもハマチも、表示をよく見て、養殖ものを避け、天然のものを選んだ方がよい。

回転寿司

ヒラメなど高級魚のネタは見ず知らずの魚であることも

安くて、早い、会計明瞭で、気軽に行ける回転寿司は、全国どこでも大人気だ。しかし、なぜこんなに安く、寿司が提供できるのだろうか。

安さの秘密は、店での呼び名とまるで違う魚をすしだねとして使っているからである。

例えば、「イクラ」は、サケの卵ではなく、安いマスの卵を出すところがある。「アワビ」は、歯ごたえも風味も劣る、生物的にも別物の「ロコ貝」が使われる。「ヒラメ」や「エンガワ」は、「カラスガレイ」の可能性が高い。カラスガレイは、体長一メートルを超える、黒くて不気味な姿をした魚だ。

おなじみの「クロカンパチ」も、ブリの仲間のカンパチと思って食べている人も多いが、全く違う。クロカンパチは、標準和名「スギ」で、ナマズかコバンザメに似た奇妙な形の魚で、主に台湾で養殖されている。

「タラバガニ」が、たっぷりのってこの値段と思ったら、それはおそらく「アブラガニ」だ。

「アブラガニ」とは、あまり食欲をそそられる名前ではないが、タラバガニとてもよく似ている。タラバガニは甲羅の中心にある突起が六本、アブラガニは四本なので、甲羅があれば区別できる。アブラガニの方が、収獲量が多いため、価格は安い。ゆでたタラバガニが一キロ六〇〇〇円程度で、アブラガニは、その半分の三〇〇〇円ほどだ。味はタラバガニよりおいしいという人もいる。

最近「アブラガニ」は、デパートやスーパーでも売られている。昔は「タラバガニ」として売られていたカニだ。

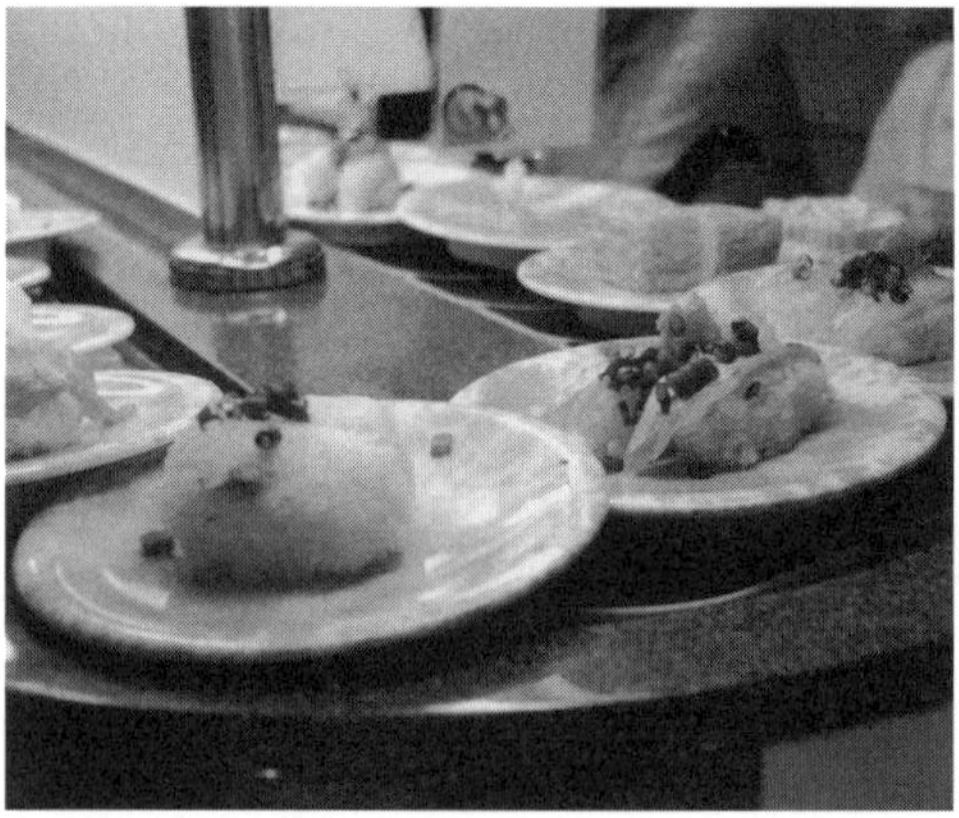

二〇〇四年六月、公正取引委員会が、デパートなど三社で、アブラガニをタラバガニと表記したとして、景品表示法違反で排除命令を出した。

デパートでは、アブラガニをタラバガニと偽ると違法になるが、回転寿司では、違法にされた例はない。

理由の一つは、水産庁が〇三年三月に出した、魚介類の名称は、標準和名の表記を原則とするというガイドラインが、スーパーなどで小売りされる生鮮食品を対象としているためだ。

スーパーで、アブラガニをタラバガニと書いて売ったら違法になるのに、そのアブラガニを買ってきて、回転寿司店で「タラバガニたっぷりの寿司」と売ることがまかりとおっている。

現在、レストランなど外食においても、原産地を表示する検討がなされている。魚の名称が偽られていたら、原産地表示以前の話なので、今後、名称の偽りも減ることを期待したい。

消費者が、スーパーなどでだまされてきた魚の名称は、まだまだある。「銀ムツ」「ムツ」「アマダイ」「スズキ」など、いかにも、なじみの魚のような商品名だ。しかし、前述の魚介類の名称ガイドラインに従うと、銀ムツ・ムツは、「マジェランアイナメ」「メロ」、アマダイは「キングクリップ」、スズキは「ナイルパーチ」というから驚きだ。

回転寿司のように、安さを最重要とすれば、産地も魚種も価格で選ぶことになり、輸入魚や養殖魚がほとんどを占める。人件費の安い中国で加工したものを使えばさらに安上がりだ。

「ネギトロ」は、本物のトロではなく、赤身を細かくしたものにサラダオイルとネギを混ぜたものの場合もある。卵焼き、納豆巻き、梅巻き、ガリ、ショウガ、わさびなどは業務用の大量パックのものでコストダウンする。

業務用には、保存料などの添加物が多いものもある。寿司は健康的と思っている人も多いが、回転寿司ではかなりの添加物を取り込む可能性がある。回転寿司で食べるときには、このようなことを頭に入れて、「安い、安い」と浮かれすぎずに食べた方がよい。

妊娠中・授乳中の女性や小さな子どもは、汚染物質のたまりやすい脂肪の多い魚、例えば、マグロのトロなどは食べ過ぎない方がよい。抗生物質をはじめとする薬品や、ダイオキシン、PCB、メチル水銀などの汚染物質を取り込まないようにするためだ。天然もの、小さめの魚を選ぶのがポイントだ。トロばかり食べずに、いろいろな魚を食べるようにしよう。

回転寿司の選び方

①安い回転寿司で、ネタの名称が偽られたり、標準和名と異なる可能性が高いものは、イクラ、アワビ、ヒラメ、(クロ)カンパチ、タラバガニ、アマダイ。これらを食べるときは、安いと浮かれすぎないようにしよう。

②ブリ、ハマチ、タイ、マアジ、シマアジ、トロサーモン、ウナギ、エビ(ブラックタイガー)などのネタは、養殖の可能性が高いので避けた方がよい。

③天然が多く、汚染度が比較的少ないおすすめのネタは、サンマ、イワシ、カツオ、イカ、タコ、ウニ、甘エビ。

フグ

養殖では劇物ホルマリンが違法に使い続けられていた

「ホルマリン使用フグ出荷」というショッキングなニュースが出たのは、二〇〇三年秋のことだ。このフグを拒否する市場も出て、大問題になった。

ホルマリンは、動物に明らかな発ガン性を示し、「劇物」に指定されている物質だ。吸い込むと、結膜炎、気管支炎、皮膚のひび割れ、潰瘍《かいよう》などを引き起こす。主成分のホルムアルデヒドは「シックハウス症候群」や「化学物質過敏症」の原因となることで知られるようになった。

このホルマリンが、トラフグの飼育で、寄生虫を駆除するために使われている。トラフグ養殖で使われるホルマリンが海に垂れ流しになり、環境への影響も懸念《けねん》されている。特に、真珠養殖のアコヤ貝の大量死を招き、被害が出ている。

全国海水養魚協会は一九九六年にホルマリン使用禁止を打ち出して対策に乗り出したはずだった。

水産庁は、「食品への移行や環境への影響が解明されていないので、使用は極力避けること」と一九九六、九七、二〇〇〇年と再三に渡って通達してきたが効果はなかった。

水産庁は、二〇〇三年五月に、長崎県の九五業者、熊本県、香川県、大分県の各一業者が、ホルマリンを使用していたことを発表した。ホルマリンの使用は避けるように通達があったが、禁止や罰則の効力はなかったため、長崎のフグの一部が全国に出荷された。

ホルマリンの使用を法的に禁止できるように、このフグの出荷直前の〇三年七月三一日に、薬事法が改正されていた。しかし、ホルマリンが使用されたのが薬事法改正前だったうえに、厚生労働省が「安全性には問題はないレベルであった」としたため、おとがめなしだった。

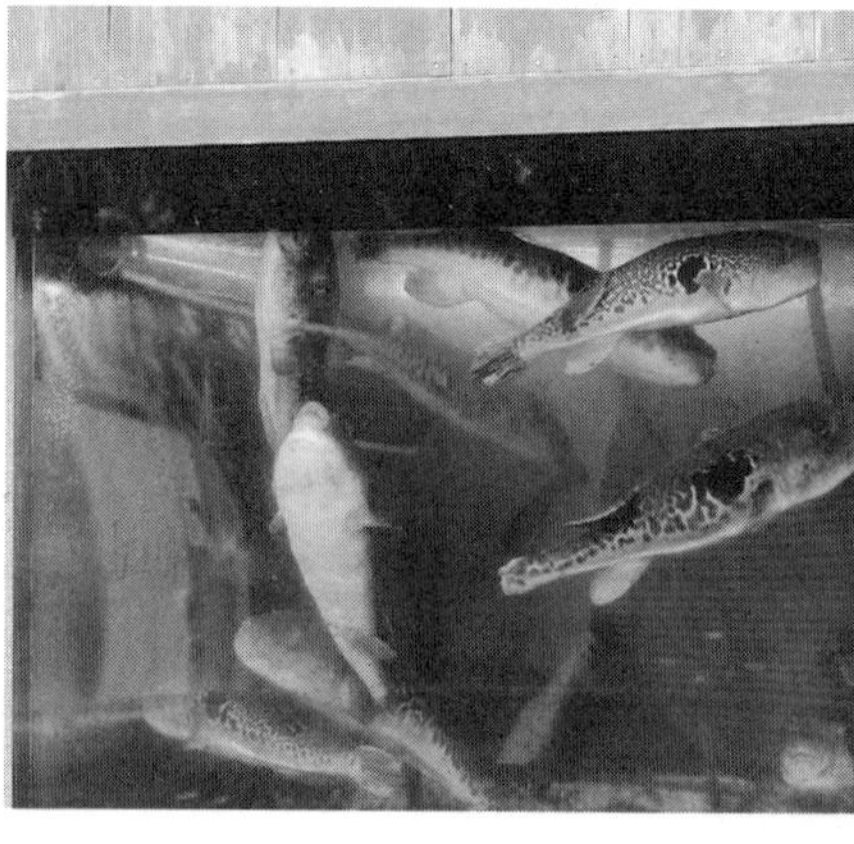

しかし、これが大問題になり、かえって、「脱ホルマリン」への取り組みには拍車がかかった。

熊本県は、生産履歴認証制度を導入した。業者は、医薬品の購入伝票などを提出し、認証を受けた業者は適合証のコピーを付け、出荷できる制度だ。長崎でも、寄生虫を防ぎやすい陸上の水槽で飼育する陸上養殖の試験飼育が始まっている。

これまで再三の通達があったにもかかわらず、ホルマリンが使用され続けたことを考えると、違法で使われるケースがないとは言い切れないが、国産フグの「脱ホルマリン」は一応すすんでいると考えてよいだろう。

しかし、まだホルマリン使用フグは存在している。輸入フグである。フグは中国・韓国から養殖ものが輸入されている。中国産はとても価格が安い。

厚生労働省は一九九九年に天然トラフグとホルマリンを使用した養殖トラフグの可食部のホルマリン濃度を調査した。濃度には差がなく、安全性に問題のないレベルであったとしている。そのため輸入時検査の対象項目にはなっていないし、使用状況の情報収集も行われていない。

値段が高くても、国産の方が、安心といえる。

フグに関して、もう一つ話題になっているのが、禁断の味「フグの肝」である。フグの肝や卵巣には、猛毒「テトロドトキシン」が含まれている。中毒症状が食後二〇分〜三時間であらわれ、効果的な治療法はない。致死率の高い毒である。

しかし、養殖フグには毒がないといわれる。毒はフグが本来持っているものではなかったのである。

テトロドトキシンを作る海洋細菌がいて、これを捕食して有毒になった海底生物がいる。それをフグが食べることで有毒化することがわかってきた。人工飼料を与え、生《い》け簀網《すあみ》方式で飼うと、有毒な生物などを食べる機会がなく、毒を持たないフグができる。

そこで、佐賀県嬉野《うれしの》町が、無毒のトラフグの肝を提供する「ふぐ肝特区」計画を作り、食品安全委員会がリスク評価を行った。「フグの無毒化の機構が解明されていない」「食品としての安全性が確保されていることを確認できない」と二〇〇五年六月三〇日に報告された。一般からの意見募集の後、今後の決断がなされるが、ほぼ、認可の道は閉ざされたと考えてよい。

フグの肝はアンコウの肝よりもおいしいという評判もあり、食通の間では、禁断の味復活を望む人はいる。だが、完全に無毒と言い切れない現段階では、あえてリスクを冒さない方がよい。また養殖のフグでも、必ず免許を持った料理人にさばいてもらおう。

フグの選び方

①表示を見て、天然のフグを選ぼう。
②養殖なら、国産の認証されているものなど、ホルマリンが使用されていないものを選ぼう。

ダイオキシン汚染されたイワシよりサンマを

イワシ・サンマ

大衆魚の代名詞だったイワシはタイより高価になり、今や高級魚になった。

日本近海のイワシの代表的なものは、マイワシ、カタクチイワシ、ウルメイワシである。普通、イワシと呼んでいるのはマイワシのことだ。

マイワシの群れは、日本の沿岸を夏に北上し、冬に南下を繰り返す。二年で成熟し、寿命は八年前後である。シラスから成魚まで、食用としての利用幅は広い。

漁獲量は周期的に変動するともいわれるが、一九八八年の四五〇万トンをピークに減少を続け、二〇〇四年には五万トンになってしまった。しかし、マイワシ減少の穴を埋めるようにカタクチイワシが増えてきている。

カタクチイワシは背が黒いため「セグロイワシ」とも呼ばれる。ちりめんじゃこ、ごまめ、煮干などに加工される。寿命は約三年。成魚はカツオ釣の撒《ま》き餌《え》にも使われる。

ウルメイワシはマイワシより暖かい水を好む。脂肪が少なく加工品になるのがほとんどである。漁獲量は減少傾向で、「ウルメ丸干し」も高値に張り付いたままである。

今でも大衆魚として人気の高いサンマは、イワシに比べて生息範囲が広く、資源的にも安定している。二〇〇四年の漁獲量は二一万トンであった。「秋刀魚」の文字通り、旬は秋である。春から夏にかけて親潮水域で十分にエサを食べたサンマが、群れで南下してくるのを、北海道、三陸、常磐沖と追いかけながら、棒受網《ぼううけあみ》で漁獲する。

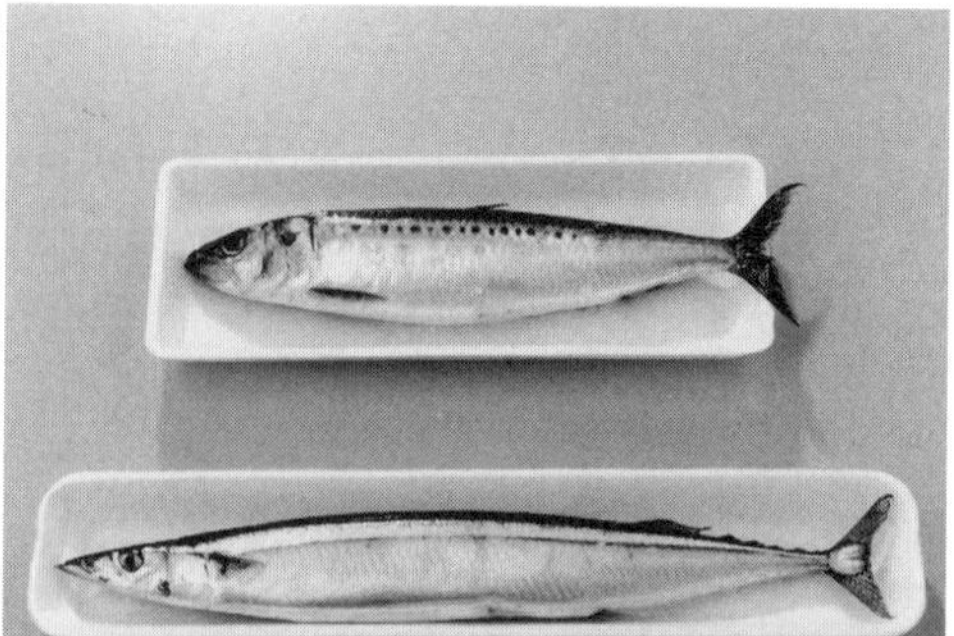

サンマは一年で成熟し数回産卵した後死ぬ。食用になるだけでなく、マグロ延縄漁《はえなわりょう》のエサとしても重要である。

スーパーでは旬の時期以外にもサンマが売られているが、これは冷凍ものである。鮮度のいいうちに冷凍したものを保存しておき、解凍して一年中売っているのである。

台湾や韓国の船で冷凍されたサンマも解凍されて出回る。「解凍」表示が義務付けられたので、表示を確認して買った方がよい。

栄養の点から見ると、イワシやサンマはなかなか優れものである。

タンパク源としてはもちろん、脂肪には脳の働きを活性化させるといわれるＤＨＡ（ドコサヘキサエン酸）、血液凝固を抑制して血管系の病気の予防に効果があるＥＰＡ（エイコサペンタエン酸）がたっぷり含まれている。

気にかかるのは、脂溶性の毒物ダイオキシンである。

環境規制によって総排出量は減少しているが、食品のダイオキシン汚染度は、魚介類がトップなのである。

水産庁が行っているダイオキシン汚染の実態調査の結果によれば、ダイオキシン濃度が高かったのは東京湾、大阪湾、瀬戸内海、鹿児島湾や宇和海などの魚介類だ。また、外洋の回遊魚でも食物連鎖の高位にあるクロマグロなどは濃度が高かった。

総じて、内海より外洋、底生より表層を回遊するもの、寿命が短く脂肪の少ないものほどダイオキシンの汚染度は低いといえる。

サンマはこの条件に合っていて、脂肪は多くても汚染度は低い。

マイワシは、寿命が長いため、ダイオキシン濃度が高い。一方、寿命が短いカタクチイワシはそれほど心配する必要はない。

マイワシは今や高級魚になってしまったので、食べ過ぎることはないと思うが、イワシを選ぶときには、若い、小型のものにした方がよい。ダイオキシンは内臓にたまりやすいので、内臓をとって食べるとダイオキシンの量は抑えられる。

マイワシはかつて、七割以上が養殖魚のエサになっていた。養殖のハマチの体重を一キロ増やすために、エサのイワシは七～八キロ必要だ。それならば、人間が直接イワシを食べた方が、ずっと効率がいい。

消費者がイワシのおいしさを少しずつ再発見したころに、漁獲量が減ってしまった。そして、今は、マイワシは高級魚になったので、養殖用のエサにはほとんど使われていない。

しかし、イワシのダイオキシン濃度が高いことを考えると魚油からとったサプリメントも心配だ。魚を食べる習慣があまりない欧米では特に人気がある。魚そのままだと大量には食べられないが、サプリメントだと大量にとれるので、日本人は魚油をとらない方がいい。

イワシ・サンマの選び方

ダイオキシン濃度が低く、価格も安いサンマをおすすめする。

サンマはあまりスマートなものより、ずんぐりとして太めのほうが脂がのっていておいしい。口先が濃い黄色をしているものは、脂がのっている。

スズキ・コハダ・アナゴ

高濃度のダイオキシンで汚染されている魚たち

スズキとコハダとアナゴでなければ江戸前寿司とはいえない、などとこだわる人は、早死にするかもしれない。そんな事態が、今、進行している。

スズキ・コハダ・アナゴは、高濃度のダイオキシン汚染魚なのである。

ダイオキシンは急性毒性も強いが、ごく微量でも摂り続けると、体内に蓄積されて、発ガン性、生殖毒性、免疫毒性、神経毒性などがじわじわとあらわれてくる。

妊婦の場合は、本人よりも胎児に重大な影響が及ぶ可能性があるので、特別の注意が必要だ。

ところが調査によると、日本人は毎日、一人当たり平均約一〇〇ピコグラム（ピコグラムは一兆分の一グラム）のダイオキシンを取り込んでいるというのだ。そのほとんどが食べ物からである。

中でも魚介類からの取り込みが群を抜いて多く、七〇～八〇％を占める。

日本人は魚をたくさん食べるうえに、魚介類の汚染度が高いからである。その筆頭グループの常連がスズキ・コハダ・アナゴなのだ。

どんな魚がどの程度汚染されているかの調査は水産庁、厚生労働省、地方自治体などが行い、調査結果が発表されている。

しかし、個別の食品ごとの基準がないので、汚染された魚が規制されることなく出回るのである。

アメリカ環境保護庁（ＥＰＡ）は、魚の汚染レベルに応じて、一ヵ月あたり、何回までならその魚を食べてもいいという指針を出しているが、日本のお役所はそういうこともしないのだ。

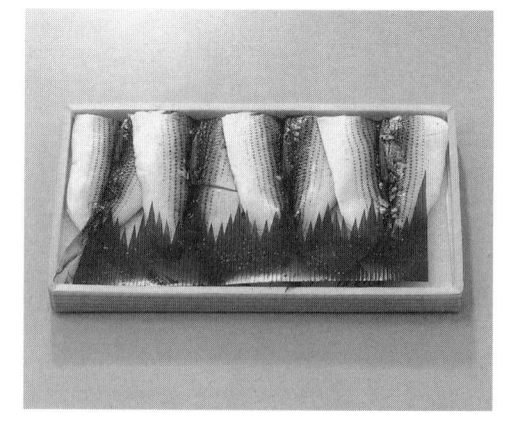

そこで、水産庁の調査結果（平成一一～一二年度）と厚生労働省の調査結果（平成一〇～一二年度）を並べて検討してみる。

調査された個体数が少なく海域も限定されるので、汚染の実態を正確に表しているとはいえないが、傾向は見てとれる。

　調査された魚類約八〇品目のうち、ダイオキシン高濃度ワースト10は、スズキ・クロマグロ・コハダ・アナゴ・カジキ・タチウオ・キンメダイ・メバル・キハダマグロ・ブリである。一方、汚染度が低いベスト10の魚はニベ・タカサゴ・トビウオ・スケトウダラ・マダラ・フグ・アカイカ・シロザケ・シラス・グチである。

　汚染度が高いスズキ・コハダ・アナゴは東京湾と大阪湾のものだ。汚染水が流れ込み、汚濁《おだく》が拡散しにくい内湾の魚の汚染度は高いのである。

　タチウオやボラは瀬戸内海と紀伊水道で獲れたものである。メバル・キンメダイなども加えて半閉鎖性水域の魚や沿岸魚類も汚染度が高いと考えた方がよい。

　クロマグロ・カジキ・キハダマグロ・ブリなど、食物連鎖の上位にある大型の魚も汚染度が高いが、カツオやビンナガマグロはそれほど高くない。


ダイオキシンは、脂肪に蓄積するので、脂ののり具合なども関係している。

　ダイオキシンに関しては、総じて、沿岸ものより外洋もの、国内産より外国産の方が汚染度は低い。

　また、脂肪が少なく、寿命が短いものの方が汚染されていない。

　すり身原料のスケトウダラや、高級かまぼこ原料のグチ、ニベの汚染度が低いので、かまぼこのダイオキシンも少ないと考えられる。

　イカ類は脂肪が少なく、汚染の度合いも低い。ただし、内臓の汚染度は高く、身の一〇倍もの汚染度である。これが鶏などのエサに用いられるので、ダイオキシン汚染濃度が高くなる卵もあるわけだ。

　サンマは寿命が一年ちょっとと短いので汚染度は低い。マイワシは寿命が七～八年と長いので汚染度も高まるが、小さめのものを食べればリスクも小さくなる。シラスなら問題ない。


注目したいのはシロザケである。トロサーモンやギンザケなどの養殖ものに押されて需要が減少しているが、秋サケや時サケとして、昔から日本人の食卓に上ってきたのはシロザケである。この自然の恵みをもっと利用した方がよいのではないだろうか。

　魚介類は貴重なタンパク源であり、不足しがちなカルシウムや、頭の働きをよくするといわれるＤＨＡ（ドコサヘキサエン酸）も多く含んでいる。

　汚染度が高い魚を避けて、おいしく食べていただきたい。

ダイオキシンの少ない魚の選び方

①東京湾や大阪湾のような内湾の魚は避ける。
②沿岸ものより外洋もの、大型のものより小型のもの、寿命が短く、脂肪が少ない魚の方が汚染は少ない。
③おすすめは、イカ類、サンマ、天然のサケ、タラなど。

水銀や農薬に汚染されている

中国産ウナギ

「中国産ウナギ蒲焼《かばやき》から水銀とヒ素が検出された」

このように報じた週刊誌の記事がある。

魚介類の水銀汚染といえば、水俣《みなまた》病を思い浮かべるが、中国でも急速に工場立地が進んだ地域で水俣病の発生が報告されている。

魚介類が水銀で汚染される可能性を放ってはおけないと、厚生労働省も水銀検査を行うことになった。違反が出ればそのつど公表するという。

しかし、基準値そのものが甘いので、実効ある規制ができるかどうか疑問である。

ところで、最近、「中国産ウナギ」の表示が目に付くようになったが、これは、表示の仕方が変わったからだ。

蒲焼はウナギの「加工品」なので、これまで加工地を原産地として表示することが多かった。輸入ウナギも静岡で蒲焼に加工されれば静岡産というわけだ。

しかし、二〇〇二年二月から、原材料のウナギが輸入品の場合は、原産国名を表示しなければならなくなった。このため、もともと輸入量の多かった「中国産」の表示が増えたわけである。

二〇〇二年の国内養殖ウナギ生産量は約二万一〇〇〇トン。これに対して、輸入量は活ウナギと蒲焼などの合計で約八万トン、市場の八割近くを輸入品が占め、その大部分が中国産なのである。

かつては国内産が多かったが、七〇年代に入って台湾産ウナギが台頭、その後、中国がウナギ養殖を積極的に展開して、活ウナギ、加工品ともに日本への輸出を増やしてきた。

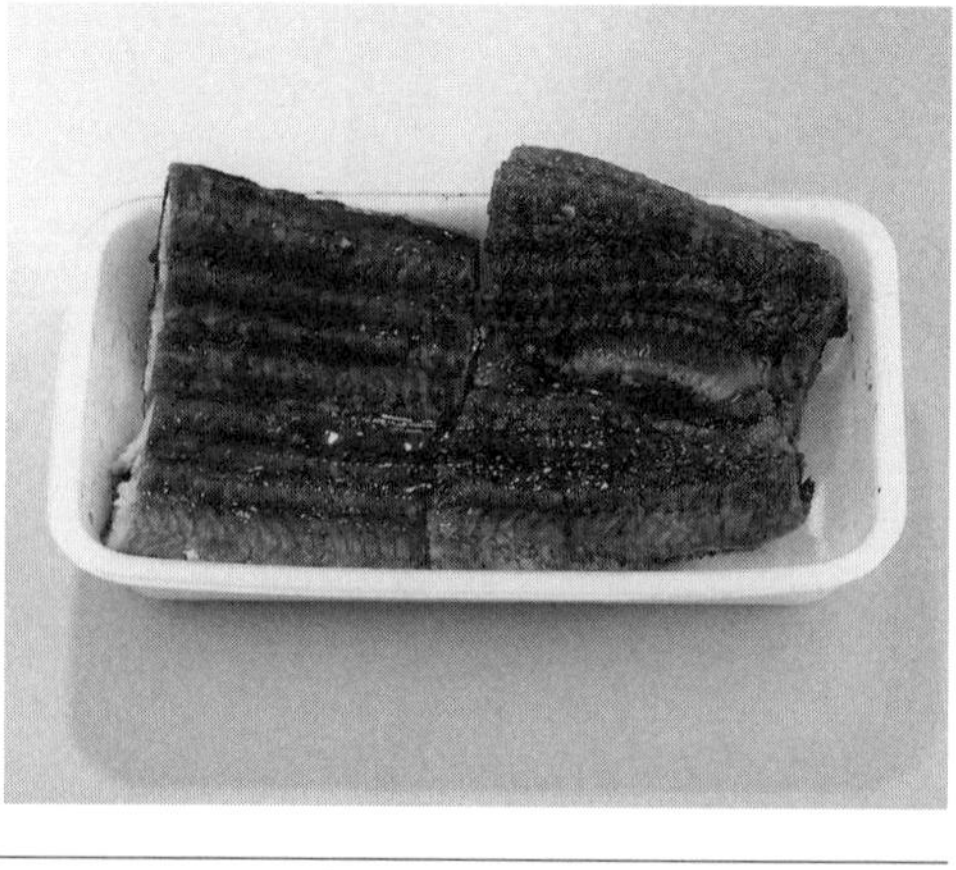

中国でウナギ養殖が急増した理由は、自国でのシラス（ウナギの稚魚《ちぎょ》）採取が可能で、土地や人件費が安いためである。

天然もののウナギの漁獲量は、国内産の三％程度で、一般に流通することはほとんどない。

したがって販売されているのはすべて養殖ものといってよい。しかし、養殖といっても卵からの育成は実現していない。

ウナギは、産卵場所はおろか、仔魚が何を食べているのかさえわかっていないのだ。

卵はおそらくフィリピンに近い亜熱帯太平洋の海底で孵化《ふか》し、黒潮に乗ってやってきて、日本や中国の河川に遡《そ》上《じょう》する。

河川に上る前の稚魚であるシラスを捕獲し、六～一二ヵ月かけて成魚にまでするのがウナギ養殖であり、シラスが獲れないと養殖生産が減って値が跳ね上がるという仕組みになっている。

だから、生産側のウナギ養殖における最大の問題は、シラス採取量の減少とそれにともなう価格の急騰《きゅうとう》である。

それなのに、中国で加工されたウナギの蒲焼は安い。国産の半値以下という値段で人気を集めている。

その理由の一つが、シラスの入手先を変えたことにあるといわれている。高騰する日本種を避けてフランス種のシラスを導入すれば、コストを下げることができるのだ。

いま、日本のスーパーの食品売り場に並んでいるウナギ蒲焼でも、フランス生まれ中国育ちのウナギが増えているのである。

フランス産でも味が悪いというわけではない。問題は安全性である。

厚生労働省が発表している輸入食品の食品衛生法事例を見ると、中国産ウナギ関連では、二〇〇四年、二〇〇五年に抗生物質のエンロフロキサシンがウナギ蒲焼から検出され、二〇〇五年にはウナギ蒲焼から大腸菌と抗菌剤が検出されている。

東京都立衛生研究所は、九四年から九九年に輸入されたウナギ蒲焼について調査した結果、DDTやHCH、ディルドリン、アルドリンなどの有機塩素系農薬の残留が検出されたと報告している。特に中国産のものは、台湾やマレーシアのものより農薬の種類が多く、検出率、濃度も高かった。

ウナギは、有機塩素系農薬が残留しやすい。

報告書は、欧米や日本では生産も使用も禁止されているDDTなどの農薬が、中国では今も使われている可能性があるとも述べている。

ウナギ蒲焼の選び方

①中国産や台湾産は抗菌剤の残留が問題になっているので避ける。
②安全なウナギ蒲焼を手に入れるためには、産地や養殖法までさかのぼって知る必要がある。
③国産でも完全無投薬で養殖しているところや、天然ウナギは少ない。イオン系列のスーパーでは抗生物質を使わずに養殖した山田水産のウナギ蒲焼が買える（七七ページ参照）。

エビ

殻をむく手に付着した耐性菌が広まると命の危険

日本人が大好きな魚介類といえば、エビだ。ブラックタイガーを中心とする養殖エビが中国、インド、フィリピンなど東南アジアから大量に輸入されている。

この輸入養殖エビに、抗生物質が残留している。

インドやインドネシア産冷凍むき身エビに抗生物質のオキシテトラサイクリンが残留していたことが、検疫所の検査で見つかっている。

フィリピン産のブラックタイガーからもオキシテトラサイクリンが東京都の検査で検出されている。

このように抗生物質が残留しているのは、養殖方法に主な原因がある。

エビ養殖は大量生産を目指す集約型養殖法で行われてきた。生産コストを低くする目的で狭い池にたくさんのエビを飼い（一平方メートルあたり六〇～一〇〇尾）、人工飼料によって短期間に大きくしようという養殖法だ。

これでは、ストレスや人工飼料の食べ残しによる水の汚染などでエビに病気が発生しやすい。そこで、抗生物質や抗菌剤などの薬剤が使用されるのだ。

抗生物質を使うと、細菌を殺すことができる。しかし、使い続けると、細菌が抵抗力をつけて、抗生物質が効かない菌が現れる。これが抗生物質耐性菌である。

実際に、エビ養殖によって、抗生物質が効かない耐性菌が現れているのか。われわれは、順天堂大学細菌学教室に依頼して検査を行った。すると、インドネシア、スリランカのブラックタイガーから、耐性菌が検出された。

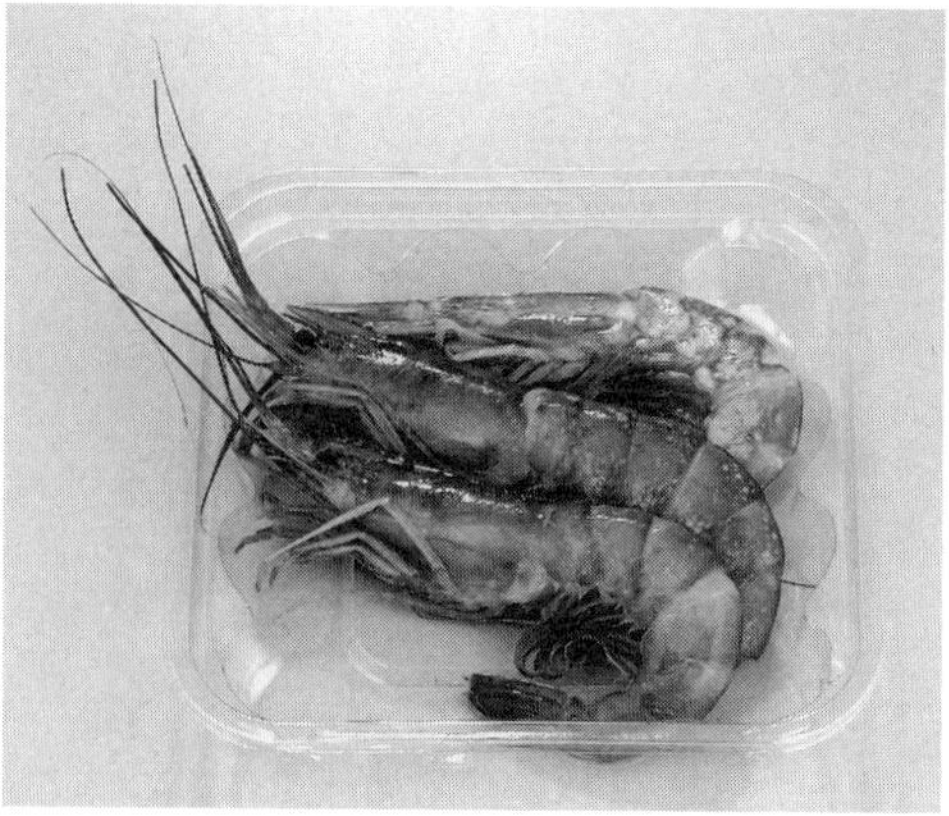

この耐性菌は、どのように広まり、人に影響を与えるのだろうか。

殻付きのエビなら、手でむくので、耐性菌が手に付着する。殻付きでなくても、まな板でこまかく切る際に、まな板やその周辺に耐性菌が飛び散る。

この耐性菌が飛び散っても、もとも

と水中で生まれたものなので、大気中という異なる環境の中では、食中毒菌などの一部の菌を除くと、長く生きることはできない。

しかし、もし、調理する人が、皮膚炎や中耳炎などで抗生物質を飲んでいたとしよう。抗生物質を飲んで抵抗力が弱っている状態では、もともと持っている特に悪さをしない菌に、このエビから飛び散った抗生物質の効かない耐性菌の持つ耐性遺伝子が移りやすくなる。

そうなると、このもともと持っていた悪さをしない菌が、抗生物質の効かない耐性菌に変化して生き残って、抗生物質を飲み続けている限り、勢力を拡大していく。

そして、この人は、抗生物質が効かない耐性菌を持った人になってしまう。

健康な人ならば、耐性菌を持っていてもすぐには問題にならない。しかし、耐性菌を持った人が、ケガや病気で手術をしたりすると、抗生物質が効かずに、感染症で亡くなることがある。

さらに、この抗生物質が効かない耐性菌を持った人が、この菌をどんどん広めてしまうことがある。

調理の際に、耐性菌のついた手であちこちを触ったり、子どもの手を触ったりすれば、家族も耐性菌を持つことになる。その家族が学校や職場に行けば、あっという間に広まる。

抗生物質の効かない耐性菌の問題は、病院で抗生物質を大量に使うためだと思っている人もいる。しかし、このように、食べ物を通して、病院の外でも抗生物質が効かない耐性菌が広まることがあるのだ。

また、エビの養殖では、抗生物質だけでなく、漂白剤やホルマリンなども使われる。これらの薬剤が養殖池から川や海に流れ込むことで起きる環境汚染もすさまじいものだ。

エビを養殖するために、東南アジアではマングローブの木を切り倒している。マングローブの根の間はさまざまな生物の住み処になっているため、これを切り倒すと生態系が大きな影響を受ける。また、水の中に張ったマングローブの根は、洪水の被害を食い止めることもできる。スマトラ島沖地震による津波でも、マングローブのおかげで被害の少なかった地域もあったほどだ。

養殖のエビを食べることは、抗生物質の効かない菌を蔓延《まんえん》させ、環境破壊も引き起こす。人類のリスクを増やすことでもあることを、エビ好きの日本人は、自覚すべきだ。

甘エビや、芝エビなど小型の天然エビや、抗生物質を使わないで養殖されているエビを選ぶようにしよう。

エビの選び方

①甘エビや芝エビなど小型のエビなら天然ものだ。
②表示をよく見て、国産の天然エビを選ぶ。
③養殖エビを選ぶなら無投薬の粗放養殖のものにする（七六ページ参照）。

活魚

水槽でおよぐ魚の多くは養殖もので複雑な流通で運ばれる

「活き造り」は、新鮮そのもので見た目にはきわめて安全そうな食品である。

ところが、その大半は養殖魚で、おすすめできない魚が多いのである。

「活魚」という言葉が定着したのは一九八〇年代。浄化、循環、水温管理、エアレーションという活魚の保管・輸送装置が小型化され、活魚の流通分野に輸送業者、水槽業者から鉄鋼メーカーまでが参入した。

活魚料理店の板前は、泳いでいるハマチやマダイをすくいあげ、お客の目の前でみごとな手さばきを披露《ひろう》して刺身を作る。この「活き造り」という魚料理のために、魚を活かしたまま市場や料理店に輸送する、活魚輸送が盛んに行われるようになったのである。

産地の漁業協同組合なども、それぞれ活魚センターを作って活魚販売に乗り出してきた。

北海道の得意分野はタコやエビ・カニなどの甲殻類、魚ならヒラメ、カレイ、アイナメなどである。「関さば・関あじ」で成功した大分は、続けてカレイやブリのブランド化を進め、一漁協一ブランドを目指している。

高級養殖魚の活魚出荷で業界をリードしているのは香川県漁業協同組合連合会である。

東京や大阪に支所を置き、大都会近郊の内湾にストック用の生《い》け簀《す》を持っている。そして、全国の養殖業者から集荷したハマチなどの養殖魚を活きたまま搬入し、そこから近辺の市場や業者向けに、注文に応じて出荷している。

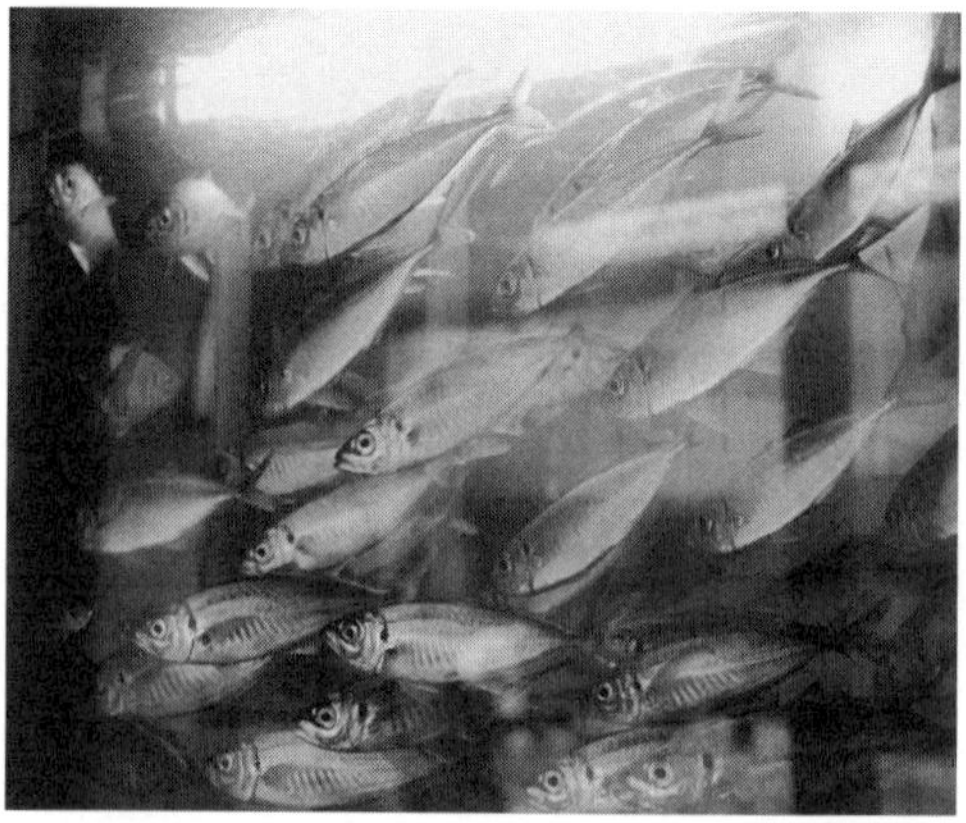

遠い産地から来るものよりも、鮮度の良さで差別化し、有利な条件で販売しようという戦略である。

そこで、長崎県のハマチ生産者は、成魚を消費地に直接出荷するよりも、出荷サイズ手前の段階で香川県漁連に売ることにした。消費地まで距離的に遠いというハンディを、こうして解消しようというのである。

香川県漁連は、これらのよそ者ハマチを県内の生け簀で短期間養成し、香川県産として出荷する。こうして、日本最大級の専門活漁船「第三香川丸」を始めとする約二〇隻の船が、毎日、活きたハマチ・タイ・ヒラメ・カンパチ・シマアジなどを載せて、香川から東京や大阪方面へ航行している。

もちろん船だけではない。活魚専用車も走っているし、高松空港からジェット機に載せて東京や東南アジアの国々へ出荷する「フライト漁業」も行われている。

このようにして、活きたまま配達された魚が、活魚料理店の水槽で泳いでいるのである。

ところで活魚の刺身はおいしいのだろうか。

魚に限らず、動物が死んで呼吸が停止し、組織に酸素が供給されなくなると、組織中の酵素による分解が始まり、さまざまな生化学的、あるいは物理的変化が起こる。

見た目の大きな変化は、一定時間がたつと魚体が硬く棒のようになる死後硬直である。筋肉の収縮が起こり、その結果、筋肉が弾性を失うのである。

この変化の過程でうまみ成分として重要なＩＭＰ（イノシン一リン酸）などが生成される。その後、硬直が解けて（解硬）再び軟らかくなり、熟成を通り越して腐敗が進んでいく。

それでは、死後硬直前、硬直中、解硬後のどの時点で刺身にするのがよいのだろうか。

「活き造り」は典型的な死後硬直前の料理である。しかし、生きた魚を締めてすぐ刺身で食べても、あまり魚の味はしない。

ヒラメやマダイのような高級魚は硬直前がおいしいという人もいるが、それは味よりも歯ごたえ、舌触りを楽しんでいるといえる。

死後硬直中のものは、筋肉が収縮し、遊離水が増えて水っぽく、そのままではおいしいとはいえない。マグロ、ブリ、カツオのような大型魚類の場合は、死後すぐの身肉は硬すぎるので、熟成期のものでないとおいしくない。

うまみは、タンパク質が分解してできるペプチドやアミノ酸、核酸系のイノシン酸、有機酸などが複雑に絡み合って生まれる。

魚の本当のうまみは、死後硬直中から硬直後の「熟成」の過程において生成されるのである。

フグやタイは活け締めしてから一日くらい低温で貯蔵しておいた方がおいしいという。これは硬直後の熟成期に生成したうまみ成分を含む刺身の味わい方である。

料理店では常識としてそのように調理することの方が多い。

活魚の選び方

①活魚は食品というより嗜好品《しこうひん》と考えるべきである。

②食べるなら養殖ものの活魚より天然ものの刺身を選ぶ方がいい。

冷凍魚

急速冷凍技術で獲れたてと変わらない鮮度

冷凍魚は敬遠される傾向があるが、早目に食べれば、十分においしく食べられる。

生鮮魚介類は取扱いが難しい。腐りやすいから、手早く流通に乗せて処理する必要がある。種類が多く、大きさや品質もまちまちで規格化が難しい。

さらに、漁獲量の変動が大きく、まったく獲れないかと思うと、集中して獲れる場合がある。

昔、マグロが獲れ過ぎたときは、焼《やい》津《づ》の港から溢《あふ》れ出したマグロが、道路にまで並んだ。しかし、今ではそんな光景は見られない。大規模な冷凍・冷蔵施設と冷凍技術の普及が、水産物の流通を変えたのである。

焼津港も、それぞれ二〇〇〇トンの容量を持つマイナス四〇度とマイナス六五度の冷凍倉庫を備えている。

現在の技術を使えば、魚は急速冷凍することによって、獲れたてと変わらない鮮度を保ったまま、長期間保存することができる。

だから、遠洋で獲ったマグロも、旬の時期に大量に水揚げされたサンマも、冷凍倉庫で保存し、市況を見ながら安定した値段で供給することができるのである。

また、冷凍すれば港から遠い地域まで、鮮魚で流通するものよりも鮮度の良い状態で運ぶことができる。

冷凍されることで、水産物も一般商品に近い物となり、近くのスーパーでいつでも買えるようになった。冷凍技術の目覚しい発達は、水産業界だけでなく、一般家庭の食卓まで変えたのである。

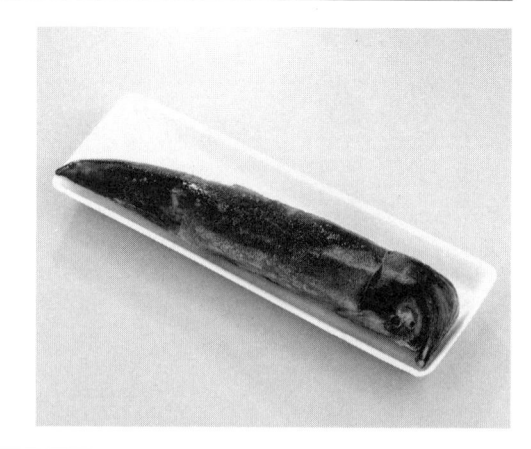

ところが、魚介類に対して、日本人は極端なほどの「ナマ信仰」を持っている。冷凍ものは鮮度が落ちると見られがちだ。

この「ナマ信仰」につけこまれて、鮮魚に見せかけた解凍ものを高い値段で買わされたりしている。

ある生活協同組合が「ナマ信仰」を

排し、冷凍魚への理解を深めようと、冷凍魚の産直に取り組んだ。スルメイカを皮切りに、サンマ、イワシ、サバ、アジなどのいわゆる大衆魚を冷凍で取扱う試みである。

魚は獲れたその日のうちに、船上や港に近い加工場で、丸のまま一尾ずつ凍結される。これが途中で一度も解凍されることなく、そのまま家庭にまで届くのである。まさに、鮮度抜群の「冷凍大衆魚」ということができる。

スーパーでも「解凍」表示のイカやサンマが売られているが、ナマものと変らない鮮度である。ただ、いったん解凍されたものはナマ魚に戻っているわけだから、手早く処理しなければならない。

また高鮮度で凍ったままの魚が手に入ったときには、上手に解凍しなければならない。

いくら高鮮度で凍結したものでも最後の解凍のところがまずいと、せっかくのおいしさを味わえないことになるので注意したい。

特に船上で即殺、血抜き処理されるマグロなどは、活け締め状態で冷凍されるので、水氷（海水や塩水と氷の混合）の中で自然死する魚より鮮度が良い。

そのため、うまみが出る熟成までに時間がかかってしまうのである。

高鮮度で冷凍保存されたマグロは急速に解凍すると「ちぢみ」という現象が現れるが、この「ちぢみ」とは死後硬直のこと。

死後硬直は動物が絶命してから時間をおいて起きてくるが、マグロはその前に冷凍されてしまうので、死後硬直となる前の状態になっている。

それが解凍されたことによって、冷凍前にタイムスリップするわけで、「ちぢみ」のマグロは冷凍処理がすばやく行われた証明、鮮度が高いことの証拠になる。

しかし、それが「おいしい」かどうかは別問題で、鮮度がよすぎて味がないという場合が多い。冷凍マグロなどは「ちぢみ」が出ないように低温でゆっくり解凍することが重要だ。

色目は多少悪くなるが、一〜二日くらいねかせた方が熟成されたおいしい刺身になる。

冷凍魚を、家庭用冷蔵庫の冷凍庫で貯蔵すると、霜取りのとき解凍されてしまう。知らないうちに何度も、解凍と冷凍を繰り返しているので、おいしくなくなってしまうのである。

冷凍マグロ刺身の選び方

①スーパーの陳列ケースの中は鮮度良く見えるように照明にも気を配っているので、消費者が見かけでおいしい刺身を選ぶのは難しい。

②「切り口」はポイントになる。切り分けられた刺身でも、サクの状態でも、切り口が鋭利に尖っているものほど新鮮で、角が丸くなりかけているのは、作ってから時間がたっている。

毒を持つ貝が輸入され麻痺や下痢を引き起こす

アサリ・シジミ・ハマグリ

原産地偽装が発覚した食品は、数知れないが、その中でも、最も複雑な背景があるのが、アサリの産地偽装である。

以前から、北朝鮮産のアサリは、国内消費量の四割を占めるのに、店頭で見かける表示は、中国産や韓国産ばかりで、あやしいとはいわれていた。

二〇〇五年になって、農林水産省は原産地表示調査を行った。一月には全国六五〇の小売店などを対象に、原産地表示調査を行ったが、本来、たくさんあるはずの北朝鮮産のアサリは一つもなかったと発表した。

農水省が、流通ルートをたどって調査したところ、九州の二業者が、産地不正表示をしていることがわかり、改善を指示した。

うち一つは、民間輸入業者で、北朝鮮産のアサリを、国名ではなく「海州《ヘジュ》」などと北朝鮮の地名を表示していた。卸業者は畜養業者に対し、「中国産」として引き渡していたという。どの業者が不正を行ったのかは、はっきりわからない。

また、もう一つは小売店で、中国産のアサリを熊本産として販売していた。この小売店は、仕入れのときに、「中国産だが、熊本で養殖したから熊本産でいい」といわれたのを信じてしまったという。

農水省は引き続き、調査を続けている。調査開始以来、このような不正表示が減っているのは救いだ。

そもそも、貝類の原産地表示は、難しい。原則としては、その貝類が採捕《さいほ》された場所だ。しかし、輸入ものは、いったん国内産地流通業者に引き取られ、出荷調整のために浜に撒かれて、一定期間畜養されることが多い。

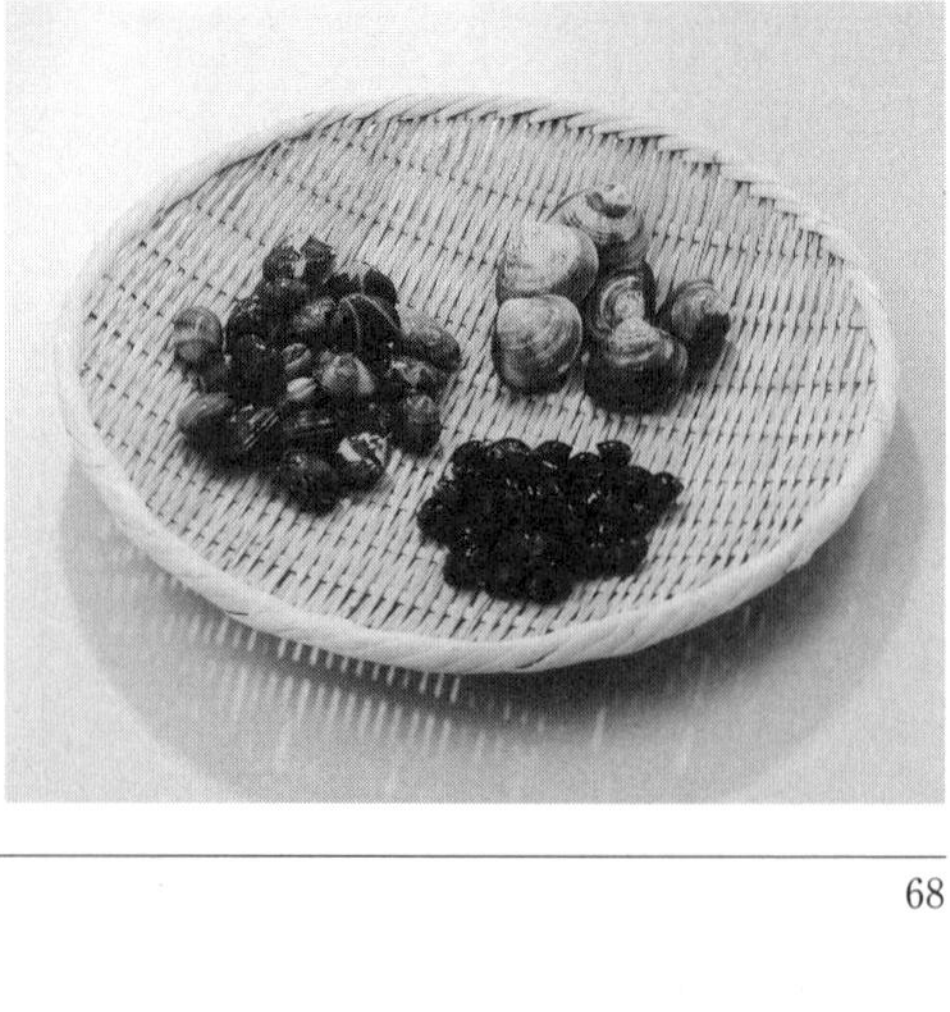

このように、複数の産地を経由した場合、最も期間の長い場所を原産地として表示するルールになっている。

アサリは成長するのに二～三年はかかるのに対して、出荷調整や砂抜きなどのための畜養は短いので、原産国は輸入先ということになる。

韓国から輸入したものを、一ヵ月間、熊本の浜で畜養したとしても「原産国韓国」とするのが正しい。

小売店が正しい表示をしようとしても、世界中からさまざまな魚介類が入ってきているため、正しい原産地を把握できないという声もある。

農水省は、原産地を口頭のみで伝達したり、根拠に基づかない原産地名を表示しないように、通達している。今後改善されることを望みたいところだ。

日本は貝類をとても多く輸入している。アサリも、ハマグリも輸入の方が多い。シジミだけが、若干、国産の方が多い程度だ。

輸入の貝類は、産地不正表示だけでなく、貝毒を持っているというリスクがある。

貝毒は、貝類が毒性を持つプランクトンを食べることによって生じる。その貝を食べると、麻痺や下痢といった症状が現れるので、それぞれ、麻痺性貝毒、下痢性貝毒と呼ばれている。麻痺性貝毒は死者も出る猛毒である。ほかに健忘性貝毒、神経性貝毒などがある。

二〇〇二年四〜五月にも、韓国産活シジミと活赤貝から麻痺性貝毒が、中国産冷凍むき身アサリから下痢性貝毒が見つかっている。違反が見つかれば、回収・廃棄・積み戻しなどの措置がとられるが、検査されるのはごく一部にすぎないから、毒を持った貝が市中に出回ることがある。

実際、〇二年三月に東京都内の飲食店で中国産ウチムラサキ（俗称大あさり）から、基準値を超える麻痺性貝毒が検出されている。

国内産の貝でも貝毒は発生するのだが、各産地が定期的に検査していて、貝毒発生時には出荷停止となる。だから、国産の方が安全といえる。

しかし、国産の貝はとても少ない。シジミもアサリもハマグリも、棲息地の条件さえ良ければ自然に増えていくものである。特別に手をかける必要はない。したがって、これらの貝類が減っているということは、環境の悪化を示しているのである。

自然の海岸が護岸工事で破壊されて砂浜が消え、貝の棲む場所がなくなったこと、化学物質などによる水質汚染が進んでいること。これらの環境悪化が、国内各地の貝類を絶滅の危機に追いやっているのである。

貝類の選び方

①貝毒のリスクを考えて、国産の貝を選ぶ。
②輸入貝を食べるときには少量にする。貝毒を持つ貝でも少量なら、発症の可能性が少なくなるし、発症しても軽くてすむ。

カキ

鮮度がいいから安心とはいかないウイルスによる食中毒

スーパーでは、カキは「生食用」と「加熱用」の二種類のものが売られている。

新鮮なカキが「生食用」、鮮度がおちたのが「加熱用」と思いがち。しかし実際のところ両者の違いは、鮮度のよしあしではない。

生食用カキについては、食品衛生法の規格基準がある。カキの身の細菌数や、養殖している海域の大腸菌数などが決められている。

また三重県などでは収穫後に、カキの中に溜《た》まった細菌を排出させるために、生きたまま、滅菌した海水に一昼夜つける浄化処理が施されている。

大腸菌の少ないきれいな海で養殖されたカキや、収穫後に浄化処理されたカキが「生食用」に回されているのだ。その他の海域で養殖されたカキは「加熱用」になる。

比べてみるとわかるが生食用の方が小ぶり。加熱用カキの方が、身が大きくプリッとしておいしそうに見える。菌の数が少ない海では、カキのエサになるプランクトンの数も少ないため、カキの身が小ぶりになるからである。浄化処理ではカキは絶食状態におかれるので、身が痩《や》せてしまう。

ところが、生食用カキだけを食べていてもあたってしまう。

それも冬場に集中的に起こる。

原因は「ノロウイルス」だ。かつては、小型球形ウイルス（SRSV）と呼ばれていたが、二〇〇二年八月に国際ウイルス学会で正式に命名された。

通常、細菌の場合は食中毒を起こすのに数十万個必要なのに対して、このノロウイルスは、一〇個から数百個とごく少数でも食中毒を起こす。

カキは、一時間に二〇リットルもの海水を取り込み、その中の植物プランクトンをエサとして取り込む。その時、海水中に細菌やウイルスがあると、プランクトンと一緒に取り込まれ腸内で濃縮される。

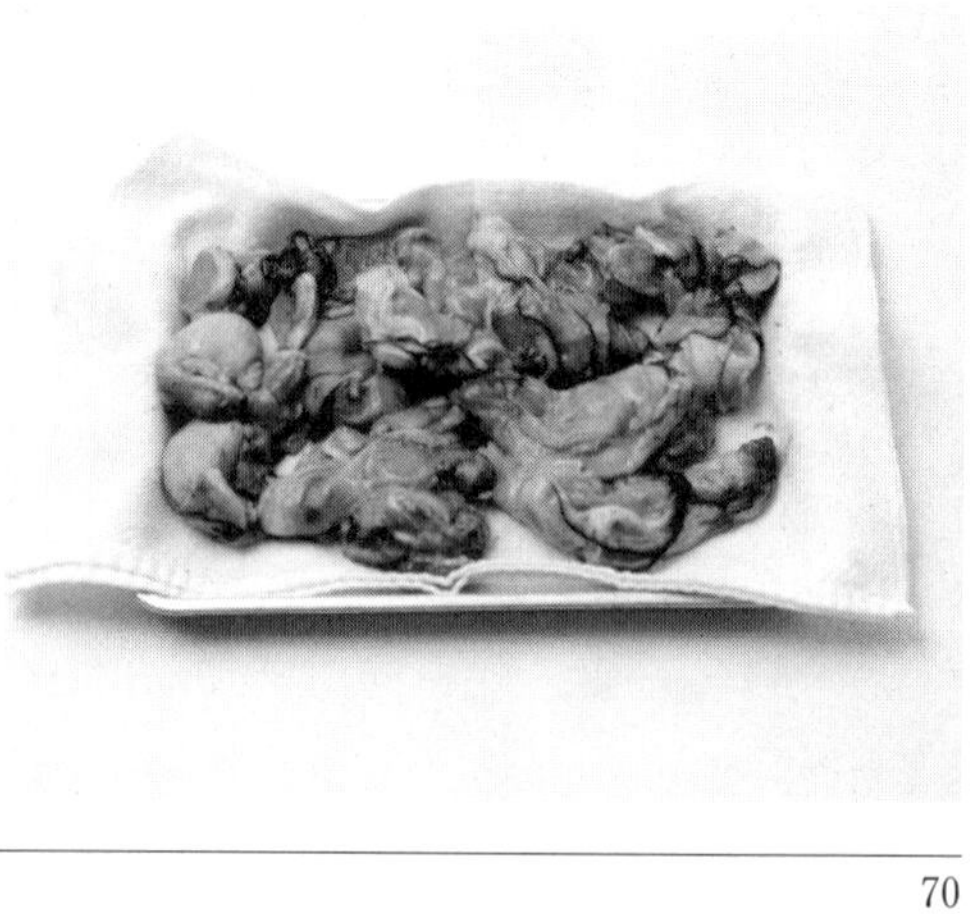

特に冬の低水温の時期にはカキの代謝能力が落ちるため、ウイルスなどを溜め込みやすいことがわかってきた。

新鮮なカキでも体内にウイルスを溜め込んでいれば感染する。冬場の旬のものほどリスクが高いといえる。

確実にウイルスを除去する方法は開発されていない。滅菌水による浄化処理でも、完全には除去できないのが現状だ。

ノロウイルス感染による主な症状は、最初に吐き気、嘔吐。激しい腹痛、下痢が続き、発熱（三八度以下）。潜伏期間は一～二日。通常三日以内には回復する。短期間で回復し後遺症も残らないため、風邪と勘違いして知らない間に感染してしまっていたという場合も多い。

しかし、子どもやお年寄り、病弱な人は重症になる場合がある。

このノロウイルスによる食中毒は、スーパーやレストランの衛生管理の問題ではない。また養殖業者や加工業者だけに責任を負わせるわけにもいかない。

ノロウイルスはヒトの腸内でしか増殖しないのである。感染したヒトから排出されたウイルスを含む糞便《ふんべん》が下水、海へと流され、カキがそれを取り込んで溜め込む。そのカキをヒトが食べて感染。腸内で数十万倍に増殖させて排出というサイクルを繰り返しているのだ。

老人ホームでは、ノロウイルスに集団感染し、死亡者も出ている。おむつ交換の際に、介護者の手洗いが不十分だったためとみられている。

ノロウイルスによる食中毒の報告数は年々、増えている。二〇〇三年の食中毒発生状況によると、事件数では、カンピロバクター、サルモネラ菌に続いて多く、患者数では一位だ。検査法が改善されたことや、知識が浸透してきたために報告割合が向上したこともあるが、ノロウイルス食中毒自体が増加している。

ノロウイルスによる食中毒を完全になくすためには、カキ養殖地に流れ込む川の下水処理でウイルスを除去する仕組みが必要だ。

食中毒を防ぐカキの食べ方

①「加熱用」は、中心部分まで充分火を通す。ウイルスを死滅させるには七二度で一五秒の加熱が必要。お湯をくぐらせるくらいでは中心部まで熱が達せず、ウイルスは死なない。

②生ガキが大好きな人は、体調の良いときを選んで少しずつ食べれば、万が一感染しても症状は軽くてすむ可能性がある。感染後は免疫ができるので、同種のウイルスならその後六ヵ月間は感染しない。

③ウイルスは、ヒトからヒトへ感染する場合もある。発症後二週間は便から大量のウイルスが出続けるので、感染した人は二週間は他の人のために調理をしない方がいい。

見た目を良くするためだけに添加物が

アジの干物

数少ない安全食品の一つがアジの干物なのに、見た目を良くするためだけに余計な食品添加物が使われている。自然界には存在しない合成添加物も使っているから、かなわない。

アジの開きといえば沼津が有名である。市内に二五〇社も加工会社がある。全国に出回っているアジの干物の約四〇%は沼津で生産されている。

しかし、その原材料は沼津のアジではない。駿河湾でもアジは獲れるのだが、昔に比べれば量は少ないし、鮮魚で流通させた方が値がいいので、加工に回ることはまずない。

全国のアジの干物の原材料は七割が輸入で、輸入先の筆頭はオランダだ。ドーバー海峡周辺で獲れたアジである。沼津でも原材料の半分が外国産になってきているという。

だから、オランダ産のアジが沼津で加工され、「沼津産アジの開き」という表示で売られていた。

もっとも、二〇〇二年二月から、アジの干物などについては、原材料の原産国も表示することが義務づけられている。

原材料が国産の場合は、九州の日本海側、対馬《つしま》近辺や済州島《さいしゅうとう》周辺で日本船が獲ったものが多い。

原料魚は冷凍で流通し、冷凍保存されたものが、順次加工に回っていく。解凍された原料魚は、開き→水洗い→塩水漬け→水洗い→乾燥→凍結（マイナス三五度）→計量→包装という手順で製品化されており、加工場から市場・スーパーへと、冷凍で流通している。店頭には解凍された状態で並ぶことになる。

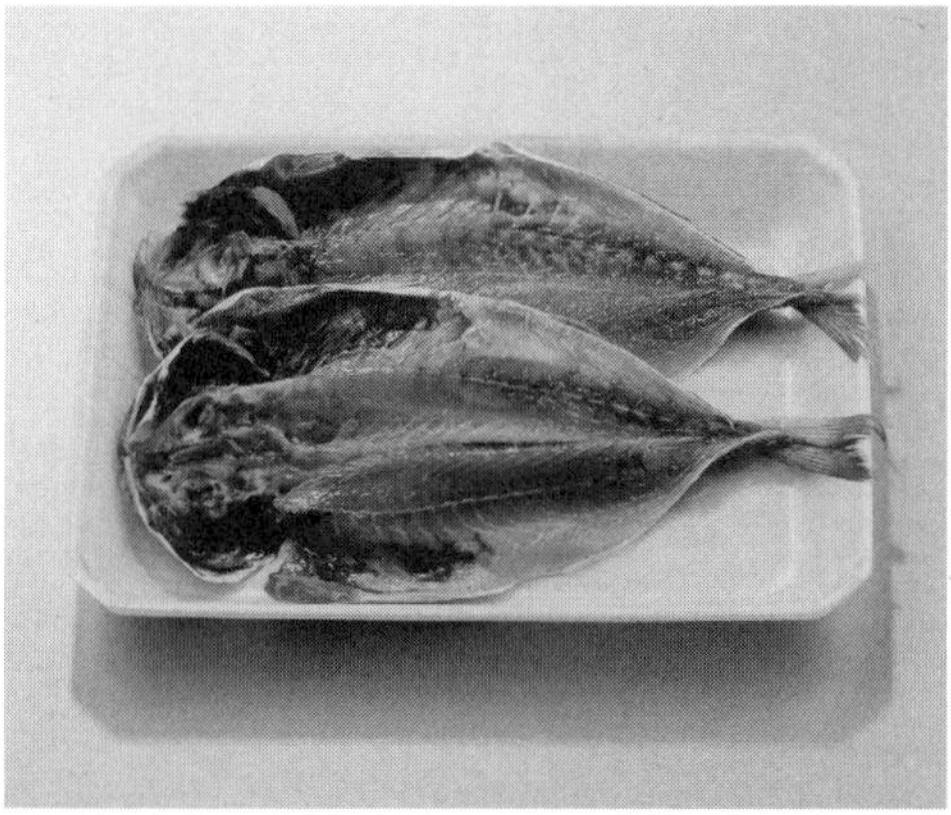

塩干物はもともと、魚を保存したり遠距離輸送するための手段として発達した伝統食品である。塩に漬けて干すことで保存性が増すと同時に、鮮魚とは違った味わいが生まれる。

食品添加物の使用など必要ないと思われるが、市販品には「酸化防止剤

（エリソルビン酸Na、VC、VE）・pH調整剤・調味料（アミノ酸等）」などの表示があり、添加物が使われていることがわかる。

何のために添加物を使うのだろうか。

調味料以外の添加物の主な使用目的は見た目を良くするためらしい。

干物の生産者が使うのは個別の添加物ではなくて、添加物メーカーが販売している「水産用品質改良製剤」といったものである。

生産者はその説明書の指示にしたがって使用し、表示しているのだ。説明書を見ると、「肉に赤の色調を強く出したい時は、多い目にお使いください」などと記載されている製剤もある。

添加物を使わないとどうなるか。

味も鮮度もいいのに見てくれが悪く、スーパーなどではクレームになるという。

こうした中で、無添加にこだわって干物を作り続けている会社がある。沼津の「奥和」である。

原材料は国内産、信頼のおける日本船が獲った九州沖対馬産のアジを使う。対馬沖に回遊してくる四～六月ごろが一番脂がのり「マアジの旬」である。この時期に一年分を仕入れる。

これを丁寧に開き、初めの水洗いは海水で行う。次に塩水に漬けるが、ここで使う塩は天然にがりの入った沖縄の自然塩である。まろやかな旨みを引き出すことができる。次の水洗いの過程で、普通は食品添加物が加えられるが、奥和では一切使わない。

次は乾燥。昔は浜風、天日干しだった。今は乾燥機を使う。

三五度くらいの真夏の熱風を送って乾燥させるのが一般的なやり方だが、奥和では、天日乾燥に最も適した一一月頃の気候に設定し、「涼風除湿乾燥」を行っている。

添加物を使わないので、乾燥が進むと色がくすんできて、特に骨の周囲の血管が黒ずむ。しかし、添加物なしで干すことによって、自然な旨みが生成される。

また、普通は何十枚かを発泡スチロール箱に重ねて並べ、凍結するが、奥和ではセイロに干したままバラ凍結する。途中解凍することなく、そのまま家庭の冷凍庫に届けるのである。

バラ凍結しておけば必要な枚数を取り出せるので、食べる直前まで冷凍状態を保つことができる。早目に食べればこれほどおいしいアジの干物はめったにない。

アジの干物の選び方

①「安さと見てくれ」「おいしさと安心」、どちらを選ぶかは、最終的には消費者の判断にかかる。

②「おいしさと安心」は外観からはわからない。生産者を選ぼう。

③スーパーで買うときは原料の原産国、食品添加物などの表示をよく見て選ぶ。

練り製品・たらこ

表示されていない添加物が腎臓や尿細管に障害を引き起こす

練り製品やたらこには、発ガン性添加物が加えられている場合がある。

かまぼこが大量生産できるようになったのは、冷凍すり身技術が開発されてからである。

スケトウダラは北の海で大量に漁獲される白身の魚であるが、卵をとった後は、捨てられていた。それが、砂糖と食品添加物の重合リン酸塩を加えることによって、かまぼこの原料として使えるようになったのである。

冷凍すり身に加工する作業は漁獲した船上で行われることが多い。この時点で、砂糖や重合リン酸塩が添加される。

かまぼこ製造業者は、この冷凍すり身を買い入れ、別の魚のすり身と混ぜたり、食塩や調味エキス、デンプンや保存料、化学調味料などを加えてよく練り上げる。これを成形、加熱してかまぼこやちくわ、さつま揚げなどを作るのである。

こうして作られたかまぼこの添加物の表示はどうなるか。

まず、スケトウダラのすり身を作る段階で使われた添加物は、表示されない。

加工食品の原料に含まれていた添加物が、そのまま最終食品に持ち越された場合をキャリーオーバーと呼び、その分の表示は免除されている。キャリーオーバーの残存量は「最終食品に効果を発揮しない量」とされてはいるのだが、最終食品のかまぼこから「効果を発揮する」量の重合リン酸塩が検出されて問題になったことがある。

重合リン酸塩は何種類かの物質の総称で、保水効果や弾力を強くするために用いられる。このような物質を過剰に摂取すると腎臓や尿細管に障害をおこす可能性がある。また、血中カルシウムの低下と、それによる骨の脆弱《ぜいじゃく》化《か》で骨折しやすくなる。

一方、かまぼこを作る段階で加えられた添加物は、表示の義務がある。

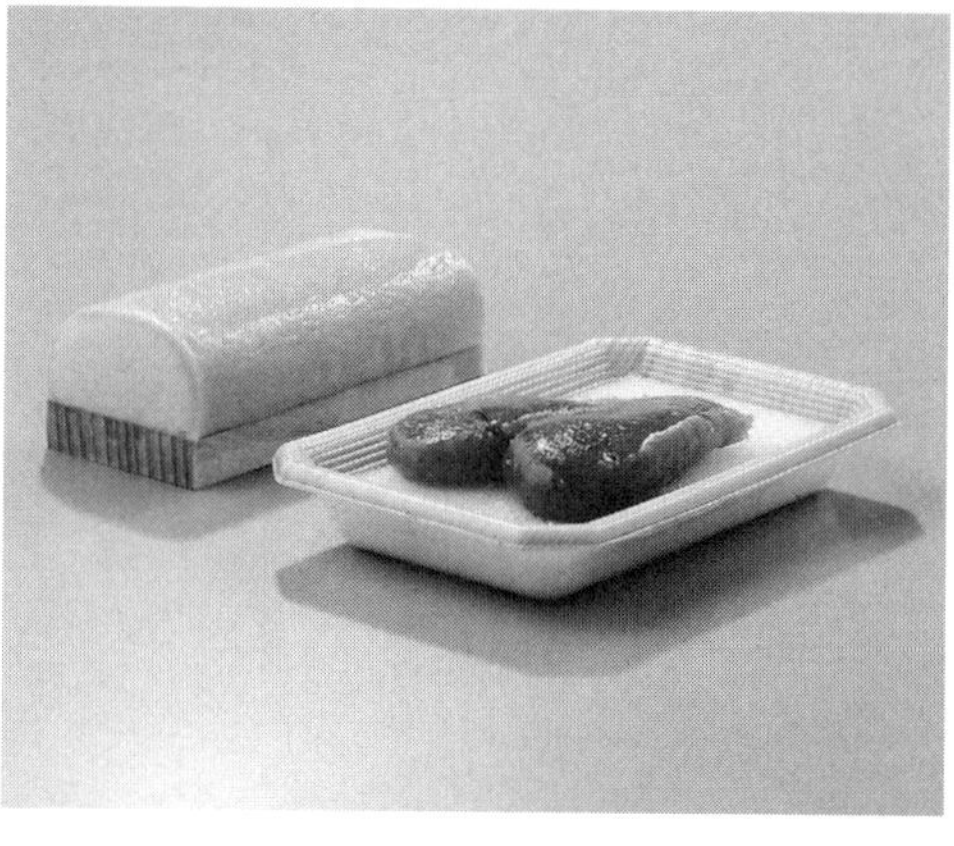

「保存料」の表示があるものは避けたほうがいいだろう。近頃は合成保存料を使わないものも出回って、選択できるようになっている。

かまぼこは特殊包装のものを選ぶという手もある。

ケーシング詰（合成フィルムにすり身を充塡《じゅうてん》し、密封した後加熱したもの。両端をアルミの金具で留めてある）では、常温で約一ヵ月、リテーナ成形（板付きかまぼこをフィルムでくるみ、金属製の型枠にはめ込んで蒸気で加熱したもの）では、冷蔵庫で約一五日保存可能で、保存料は添加されていない。

静岡県由比《ゆい》町の「こめや食品」は、さまざまな客の要望にこたえて段階的な生産を行っている。なかでも要求の厳しいのは、生活クラブ生協で、原材料まですべて無添加、遺伝子組み換え対策などが求められるという。

鮮度の良い原料であれば、重合リン酸塩を入れなくても、かまぼこは作れる。

保存料はもちろん、化学調味料も無添加である。代わりに魚や駿河湾特産のサクラエビのエキスを使って旨みを出している。

他方、価格優先で発注するスーパーや、日持ち優先を要求するみやげ物屋もある。

しかし最近は、市販のかまぼこ類も良くなっている。合成保存料のソルビン酸が嫌われて、アミノ酸のグリシンと酸味料を組み合わせて保存効果を持たせたり、赤色一〇六号や三号が天然着色料になったりしている。

たらこはスケトウダラの卵を塩漬けにしたものだ。

北洋で漁獲され、船上で採卵、急速凍結された原料を国内で塩たらこに加工する。

その手順は、原料の解凍→漬け込み（塩、調味料、色素などの添加物）→熟成→水切り→成形→計量箱詰め→凍結→出荷である。原料の搬入から出荷まで五～六日で仕上げる。

辛子明太子の原料も同じくスケトウダラの卵である。塩漬けしたものを、唐辛子の入った調味液で味付け後、熟成させる。

食品添加物で気をつけたいのは、発色剤（亜硝酸Na）と着色料（赤一〇二、赤三など）、保存料（安息香酸Na）だ。亜硝酸Naは唾液《だえき》中にも存在するアミン類と反応して発ガン性を持つ物質になる。合成着色料は発ガン性やアレルギー性がある。

「無着色」でも、発色剤は使われている場合が多いので、要注意である。

練り製品・たらこの選び方

①練り製品は表示をよく見て合成保存料を避ける。原材料の添加物まで避けるには、生産者を選ぶ必要がある。
②たらこや明太子では、発色剤と着色料を避ける。無着色とあっても発色剤は使われていることが多いので、注意する。

★オススメの安全な商品★

オルター・トレード・ジャパンの「エコシュリンプ」

粗放型養殖法で抗生物質とは無縁

「エビって本当はこういう味なのね」

臭みのまったくないエコシュリンプを食べると、今まで食べてきたブラックタイガーがいかに臭かったかに気づく。

「エコシュリンプ」は、オルター・トレード・ジャパンが、インドネシアで数百年続く、自然を活かしたエビの養殖をする生産者と出会い、「環境保全型」養殖エビの協働事業として輸入し、生協や自然食品会社などに販売している。

従来の養殖は、集約型と呼ばれ、狭い池にたくさんのエビを飼い、人工飼料と抗生物質を与えている。

対するエコシュリンプは、粗放《そほう》型と呼ばれる養殖法だ。エビの密度は一立方メートルあたり三〜四尾。広い池に、海水と淡水が交じり合う汽水域で潮の満ちひきやポンプで海水を取り入れている。この池には、ミルクフィッシュという魚も棲んでいる。ミルクフィッシュは、よく泳ぎ動くので、この動きで、池にたくさんの酸素が取り込まれる。

乾季には池を干し、日光消毒し、それから水を入れて水草を繁茂させる。その後、一度水を抜くと、水草が発酵し、堆肥となる。そこへ再び水を入れると、エサとなる大量のプランクトンが発生する。

このような養殖法では、病気が広がることもなく、抗生物質とも無縁だ。

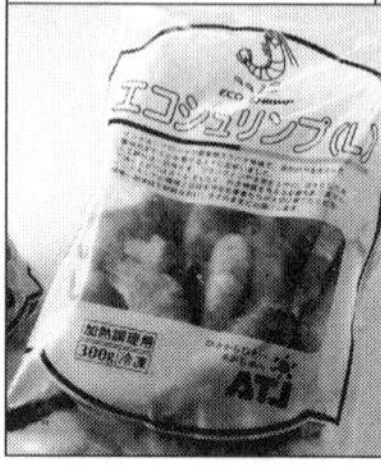

収穫されたエビは、現地の冷凍加工工場で、サイズごとに一尾ずつ、バラ冷凍する。

バラ冷凍も旨みを逃さない秘訣だ。エビは普通、二キログラム前後のブロック冷凍で輸入されるため、トレーに入れるときには「解凍」しなければならない。冷凍、解凍を繰り返すと旨み成分が抜けて、食感も悪くなる。

エコシュリンプは、旨みを逃さないように、途中で解凍・再冷凍されることなく、バラ冷凍でそのまま消費者に届く。だから、新鮮さと美味しさが保たれている。家庭でも取り出したいだけ取り出せて、調理にとても便利だ。

変色を防止する亜硫酸も一切使用していない。

オルター・トレード・ジャパン
㊢03-5273-8163
http://www.altertrade.co.jp
＊食品宅配の大地を守る会、らでぃっしゅぼーやや、生協のグリーンコープ、生活クラブで買うことができる。

★オススメの安全な商品★

山田水産のウナギ蒲焼

抗生物質不使用で健康に、のびのび育てた

適度なやわらかさで、臭みがない、極上のウナギ。「スーパーで買ったパックのウナギとは信じられない」と誰もが声をあげるのが、山田水産のウナギ蒲焼だ。

　このウナギ蒲焼を作っている鹿児島の山田水産は、良質で豊富な地下水を生かし、ウナギの名店が驚くほどのすばらしい味のウナギを出荷している。

　山田水産は、一九九七年に、最新の設備を持つ養殖場を作った。約七万平米の養殖施設で、年間六五〇トンの生産が可能である。

　養鰻場《ようまんじょう》を管理しているのは、二〇人、平均年齢二〇代という若さである。まったくの素人が技術に優れた先輩養殖鰻業者の職人技を謙虚に学び、コンピュータ管理の最新施設を動かしている。

　養殖施設では、池ごとに朝夕二回の水質検査（pH・亜硝酸濃度など）を行い、水質と飼育効率との関連を記録・保存し、次の飼育に役立てている。

　稚魚《ちぎょ》から出荷するまで三〇～四〇日ごとに選別し、サイズをそろえて池にいれる。ウナギの数や大きさを正確に把握し、エサの量を調節し、食べ過ぎないように、またエサが残らないようにすることで、無投薬で、健康なウナギを育てている。

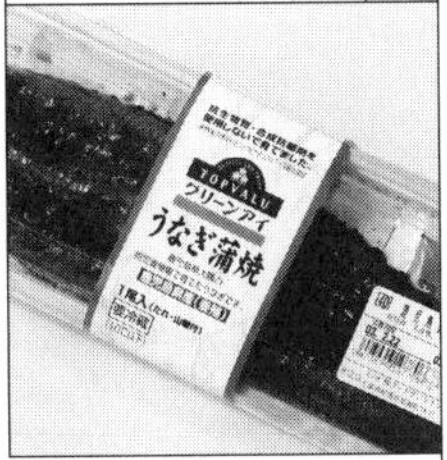

　ウナギはすべて、同じ敷地内にある工場で加工し、蒲焼にしてから出荷される。

　このウナギ蒲焼は、第三者機関から「無投薬水産食品」の認証も受けている。

　天然ウナギも、無投薬という意味では、安全性が高いが、数が限られていて、スーパーでは手に入らない。品質も生育地域の汚染状況などによってまちまちである。

　養殖ウナギでも、山田水産のようにきちんと管理された無投薬のウナギは、安心して選ぶことができる。

　家庭であたためるだけで、へたなウナギ屋に行くよりもずっと安くて、美味しく、「これしかもう食べられない」という人が続出している。

山田水産
℡0994-74-2880
FAX0994-74-2780
鹿児島県曽於郡有明町野井倉3581
＊個人への販売はしていない。
＊ジャスコなどイオン系列のスーパーで、安全性を重視した「グリーンアイ」の商品として販売している。

★オススメの安全な商品★

東町漁業協同組合の養殖ブリ

抗生物質の使用を大幅削減、生産履歴も徹底管理

薬漬けの養殖の実態を知ると、養殖魚は避けようといわざるを得ない。しかし、この養殖の悪いイメージを払拭《ふっしょく》して、安心して食べられる魚を作ろうと努力している生産者も各地に現れている。

その一つが、単一漁業では養殖ブリの生産量日本一の鹿児島県の東《あずま》町漁業協同組合(以下、東町漁協)である。

東町漁協が目指すのは、飼育環境をよくして、ハマチ(ブリの若魚)を健康に育てることだ。薬剤はできるだけ使わないようにし、使った場合でも誰がいつ、どこで、どのくらい使ったかをきちんと把握している。抗菌剤、抗生物質を使用するときは、人間の医薬品と同様に、魚病の診断を受け、投薬の処方箋をもらう。それがなければ薬は出してもらえない。

ここ三年ほどは、ワクチンの注射で効果を上げてきた。魚一匹一匹にワクチンを注射し、免疫力を高め、病気にかからないようにするのである。

その結果、病気が減り、抗生物質の使用量・使用回数は二分の一にまで減った。

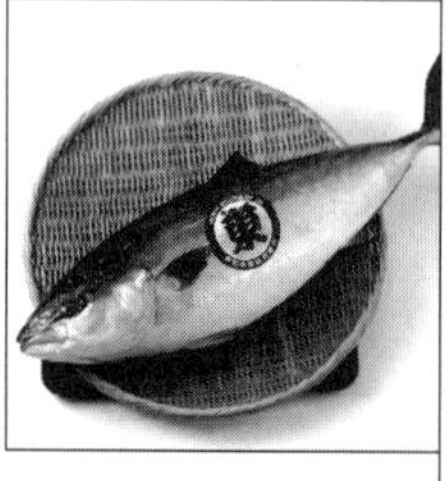

このような試みができるのも、東町漁協には、魚の病気の防止や薬剤使用管理のプロである魚類防疫士《ぎょるいぼうえきし》と薬剤師を職員として配置しているからだ。漁協の営魚指導部門は独立した課にしている。

東町のブリは、生け簀《いす》から上げられると漁港に運ばれ、氷詰めになって全国に運ばれる。加工されるブリは加工施設で三枚おろしなどにされ、真空パックされて「鰤王《ぶりおう》ブランド」として出荷される。

鰤王ブランドは生産履歴のトレースも出来る。ただ、残念ながらほとんどの場合、消費者の手に渡るところまで、鰤王ブランドがついていない。途中で切り身や刺身に加工されると鰤王ブランドが見えなくなってしまう。

スーパーで、鰤王ブランドのブリは扱っているか、積極的に聞いてみよう。消費者の関心が高ければ、スーパーも取扱いを始めたり、東町漁協のブリであることを表示するようになるはずだ。

東町川床ふれあいの郷
℡0996-87-1212
http://www.azuma.or.jp/
＊直送、ネット直販もしている。
＊全国に流通。関東のジャスコ、マックスバリュ、ユニー、関西では、マックスバリュ、万代、トーホー、マツゲンなどで購入可。

★オススメの安全な商品★

産直グループのとれたて近海魚

鮮度抜群！　旬の魚介類を三陸沖から直送

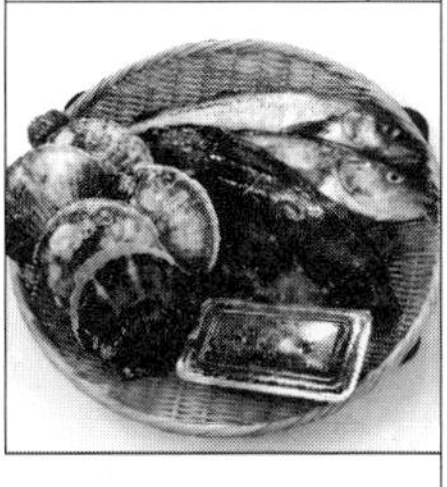

ほんとうにおいしい魚が食べたい人に、ぜひ試して欲しいのが、漁師さんグループからの産地直送だ。

旬の時期に、新鮮なまま食べること、それが魚のおいしい食べ方だ。産地直送でも、自分の都合で好きなときに好きなものを手に入れようとすると、鮮度抜群の本当の旬の魚は手に入らない。産地任せで、とれたものを送ってもらう方式がよい。

三陸《さんりく》海岸から旬の魚を全国に送り続けているのが「産《さん》直《ちょく》グループ」である。会員になると毎月、定置網《ていちあみ》に入った魚をメインに、三陸で養殖の盛んなワカメ・カキ・ホタテなどが送られてくる。定置網は水深一〇～八〇メートルくらいの沿岸域で、魚群の通り道となる場所に網を張り、網に入った魚を定期的に捕獲する漁法である。

三陸海岸の沖合には、北から親潮（寒流）が流れ、南から黒潮（暖流）が流れる。さらに津軽海峡から南下する津軽暖流が流れるという複雑な海況なので、定置網にも寒暖領域の魚が入る。

夏から秋はイワシ、それを追ってアジ・サバ・イナダ（ブリの若魚）がやってくる。カツオやマグロがかかっていることもある。秋から冬はサケ・タラ・ブリのシーズンで、スジコやイクラの加工も忙しい。春になればサクラマスも帰ってくる。

イカ釣り、サンマの棒受網《ぼううけあみ》、カツオの一本釣り、底引網、延縄《はえなわ》、巻網などの漁法でとられた魚も加わる。

湾内ではワカメ・カキ・ホタテの養殖も盛んだ。海中に吊り下げておくだけで、エサをやるわけではない。海水中の養分と光合成でワカメは育ち、プランクトンをエサにカキやホタテは育つ。ウニ・ホヤ・アワビなども同じように豊かな海で育っている。

このような魚介が二～三種類、月に一度冷蔵便で送られてくる。すべて発送日の朝、水揚げされ、プロの目で選んだものなので、鮮度は抜群。何が入っているかは届いてからのお楽しみだ。

産直グループ
℡0192-56-3988
FAX0192-56-4086
岩手県陸前高田市広田町字御城林22-1
http://www.nnet.ne.jp/~santyoku/
《月１回4000円前後（送料込、季節による変動あり）》

資料❷

残留農薬の検査をしたい方はこちらへ

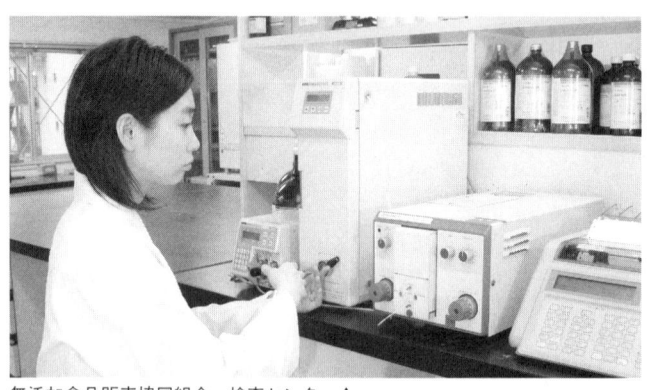

無添加食品販売協同組合・検査センター↑

東京都品川区南大井2-9-2

TEL 03-3298-3681 FAX 03-3298-3680

日本食品分析センター東京本部

東京都渋谷区元代々木町52-1

TEL 03-3469-7131 FAX 03-3469-7009

「残留農薬の検査をして欲しいが、どこに依頼すればいいのか?」といった質問がよく寄せられる。

食品と暮らしの安全基金では日本食品分析センターに一検体一農薬約二万円で検査を依頼しているが、個人でも気軽に相談できる検査機関には、無添加食品販売協同組合・検査センターがある。

残留農薬の検査には、定量分析と定性分析がある。農薬名を指定して、どのくらいの量が含まれるかを調べる方法が定量分析である。

定性分析は、数種類の農薬の残留が「ある」「ない」を判定する方法だ。

農薬に詳しくない人は定性分析のほうが安上がりで便利だ。日本食品分析センターではこの検査方法を行っていないが、無添加食品販売協同組合・検査センターの定性分析は計三五項目で、費用は上限が五万円ということである。

ほかにもさまざまな検査を行っているので、相談してみるといい。

野菜

ジャガイモ
トマト・キュウリ
エノキ・シメジ・シイタケ
アスパラガス
セロリ・パセリ・シソ
かいわれ・みつば・サラダ菜他
ホウレンソウ・コマツ菜
中国野菜
漬物

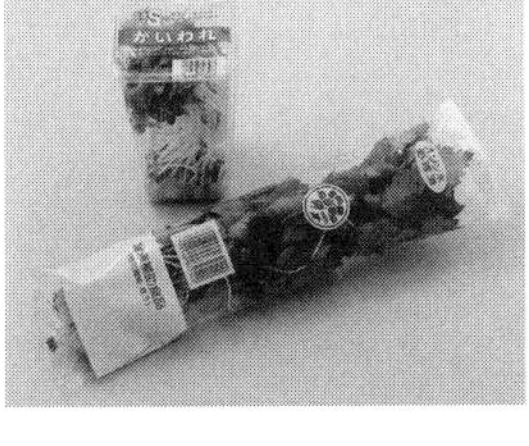

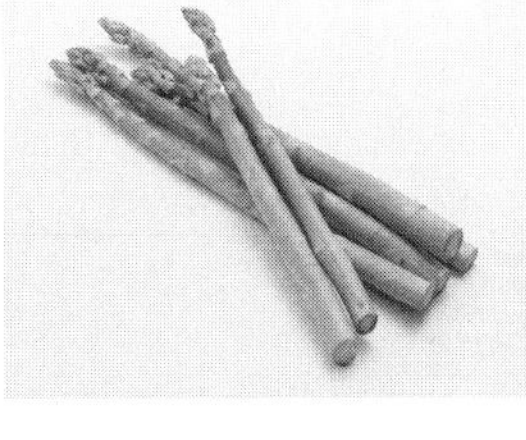
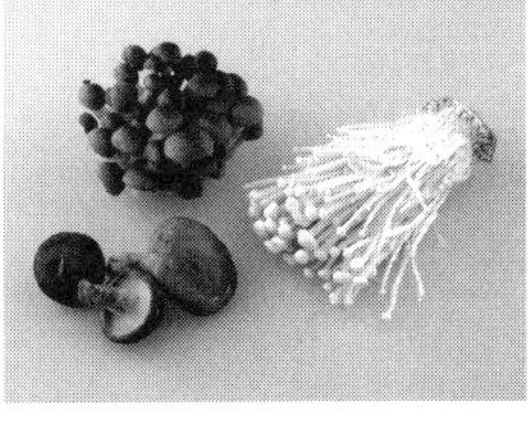

収穫前に劇物に指定された除草剤がまかれる
ジャガイモ

ジャガイモは一年中販売されているが、すべて国産である。

ジャガイモの病気が外国から入ってこないよう、生ジャガイモの輸入を止めているためだ。

だから、収穫後の農薬使用については、ほぼ安心である。

しかし、北海道産はあまりおすすめできない。

日本で生産されるジャガイモの八割は北海道産だ。北海道では、八月中旬から一〇月中旬に収穫したジャガイモを貯蔵しておいて、春先まで出荷している。

遅い時期に出荷するジャガイモの中には、発芽させないため放射線を照射したジャガイモもある。日本では唯一、放射線の照射を許可されている食品がジャガイモなのだ。

士幌《しほろ》町農協が年一万トンを出荷している。日本の生産量の一％にも満たないが、これは、いまもっとも食べたくないジャガイモである。箱には放射線のマークが付いているから、見ればわかる。しかし、箱から出ると、もう放射線を照射したのかどうか、わからない。

スーパーでしばしば新ジャガを見かけるのは、暖かい地方で春作と秋作を行っているからだ。

第二位の産地である長崎では、五月から春作ジャガイモが収穫され始める。そこから収穫前線は北上して北海道にたどり着き、北海道での収穫が終わると、再び九州に戻り、秋作が一一月に収穫される。

ジャガイモにも、病虫害対策にいろいろな農薬が用いられている。

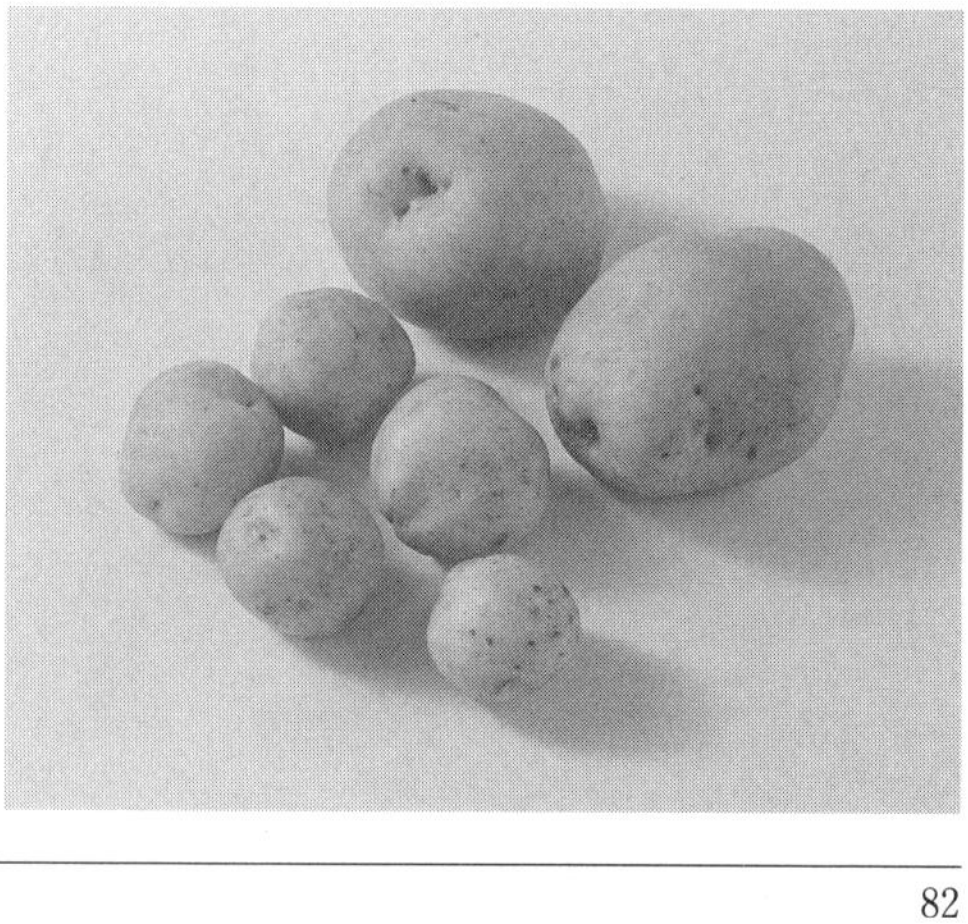

しかし、イモは土の中に埋まっているので、生ジャガイモから農薬が検出されることはほとんどない。

問題は、北海道で収穫するとき除草剤を使うことによって、大きな環境破壊を引き起こしていることだ。

夏の終わりに北海道に行くと、畑の近くで突然、道路に霧がかかってくることがある。これは毒性の強い除草剤の危険な霧だから、車の窓を開けてはいけない。運が悪いと、意識がおかしくなって、交通事故を起こすかもしれない。

それはともかく、二週間ほどたつと、美しい緑の林や畑の中に枯れきった死のような世界が出現する。

それがジャガイモ畑の姿だ。ジャガイモが埋まっていることに絶対に気づかない光景である。

そんな中で、収穫機が、ゆっくりと動いている。畑の中から掘り出されたジャガイモは、水車を付けたトラクターのような機械の中に入っていくのである（八五ページに写真）。

こんな反自然的な収穫作業を見ると、消費者なら誰でも、ここまでしてはいけないと思うに違いない。

いったい何のために、除草剤を使うのか。

除草剤を用いると、ジャガイモの皮が硬くなって傷みにくくなり、発芽も少し遅れる。それらが、大きな理由だ。

もちろん、繁茂《はんも》した葉や茎を取り除く手間を省《はぶ》くという理由もある。

しかし、イギリスで開かれた世界ポテト大会で、収穫の実演を見たとき、ジャガイモの茎も葉も青々としていたにもかかわらず、最新の機械で順調に収穫していた。聞いてみると、地上部を取り除く機械を前に付けて、そのままイモを掘り起こせばいいとのことだった。

葉も茎も技術的には大して邪魔にならないが、世界のどこの産地でも、除草剤を用いて、大半のジャガイモを、皮を硬くし、発芽しにくくしてから収穫している。

こんなことをすると、味はまずくなる。しかし、貯蔵性をよくして経済効率を高めることが優先されているのだ。

日本で用いられている除草剤はジクワットで、劇物に指定された危険性の高い農薬である。致死性の高い別の除草剤と混ぜた商品が、しばしば自殺に用いられている。気の毒なことに、一週間ほど苦しみぬいて死ぬ。

ただし、この農薬がジャガイモに残留したという報告はないから、消費者に被害を与えているわけではない。

だが、あの「死の畑」を見たら、ほとんどの人は環境破壊のひどさに怒るに違いない。そして、もうジャガイモなんて食べたくない、と思うだろう。

北海道では、こんなにひどいことが行われているのだが、これでも外国のジャガイモと比べれば、ましな方だ。

外国のジャガイモ産地では、この後、さらに別の除草剤を使用しているからである。

その除草剤は、ジャガイモの芽が出ないようにして、貯蔵期間を長くするために使用されている。

収穫したジャガイモを、畑でコンテナに積み込むとき、除草剤の粉を振りかけるのが、もっとも素朴な使い方である。

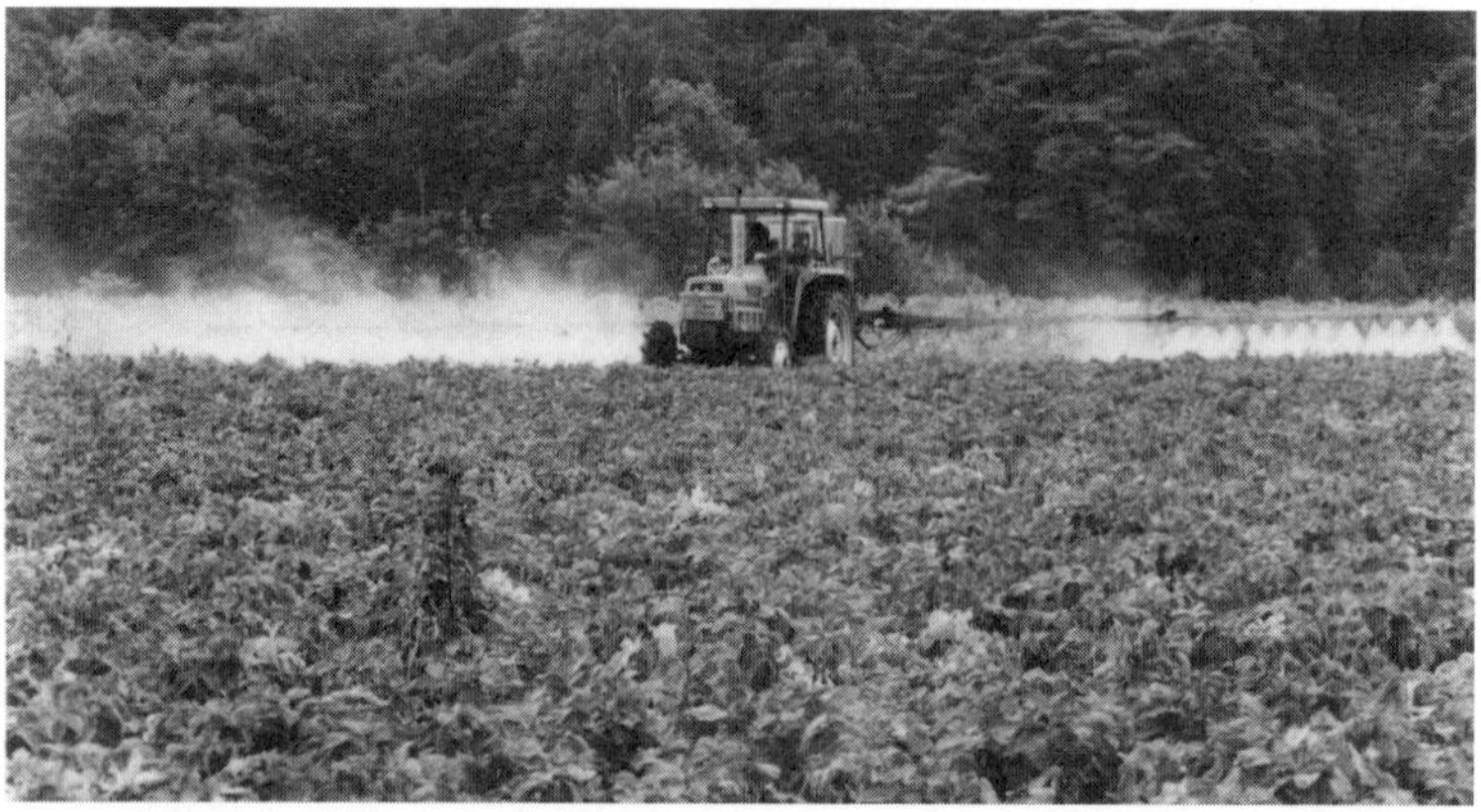

①ジャガイモ畑に除草剤のジクワットを散布（撮影：北海道消費者連盟）。

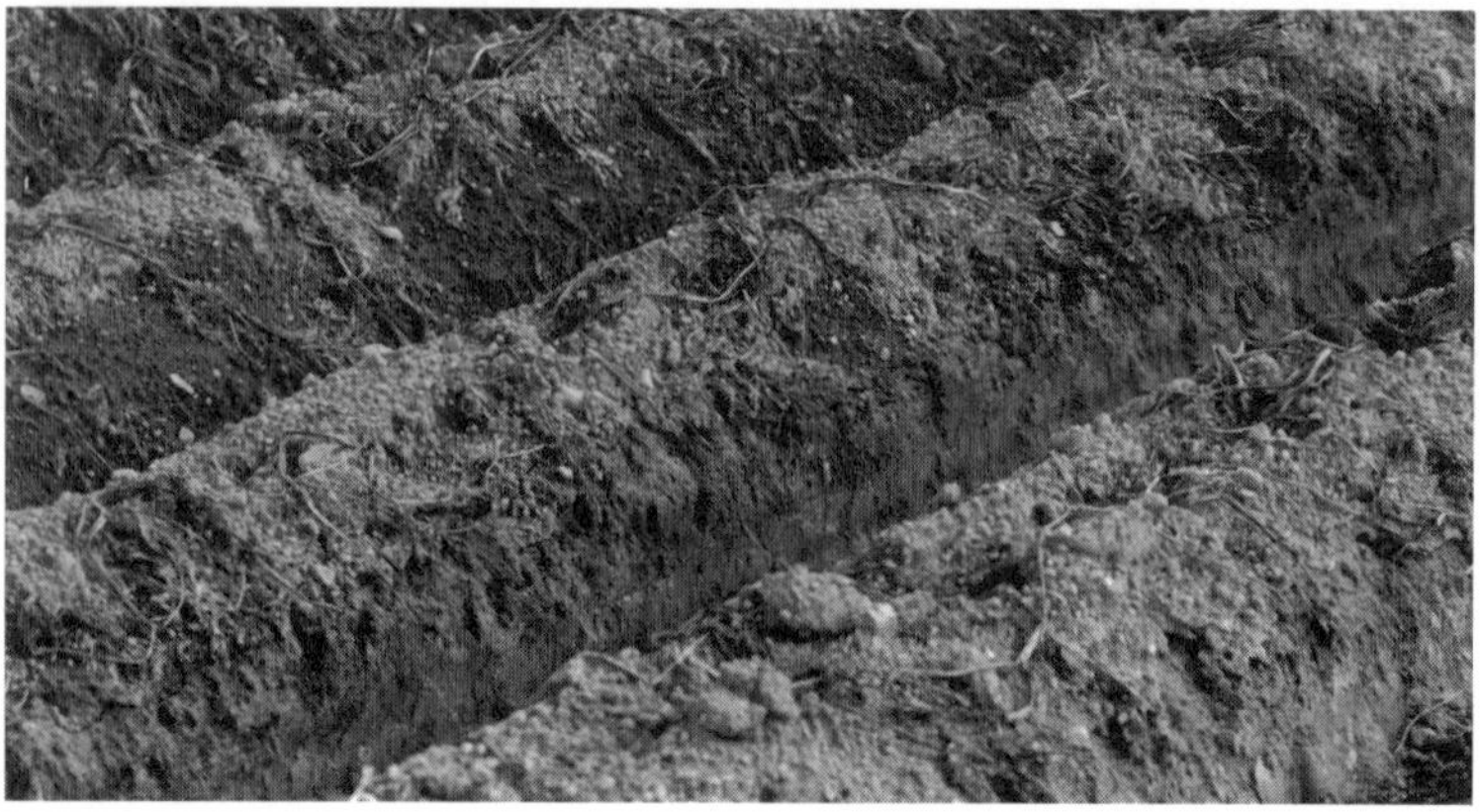

②この土の中から、ジャガイモが掘り起こされる。枯れきった茎がみえる。

貯蔵倉庫に入れるとき、ベルトコンベヤーの上から除草剤の液をスプレーすることもある。

倉庫に入れたジャガイモが発芽しそうになると、除草剤を気化させてジャガイモの間に吹き込み、発芽を止める方法もある。

イギリスでは、この方法で除草剤を年に三回使用し、九月に収穫したジャガイモを翌年七月まで出荷している。最長で一〇ヵ月間、ジャガイモは貯蔵できるわけだ。

どんな使い方をしていても、世界各国で使われる除草剤は、ほとんどがIPC（CIPC、クロルプロファム）だけである。

そして、この除草剤は、ジャガイモに残留する。

熱を加えても効果は消えないから、ポテトチップや、ハンバーガー・チェーンやファミリーレストランのフライドポテトから、しばしば、この除草剤が検出されている。

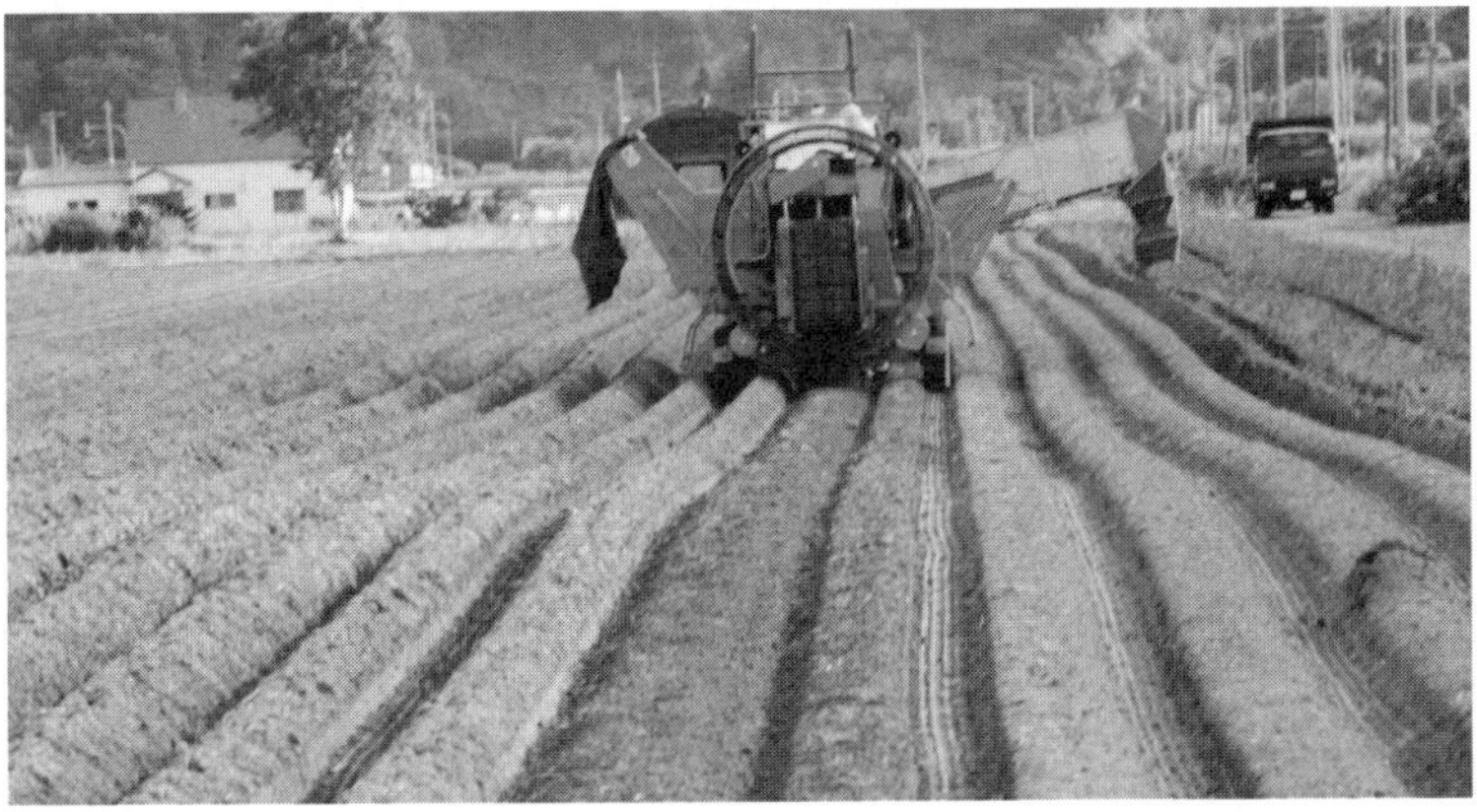

③機械の右側は収穫の終った畑。左側はこれから収穫するジャガイモ畑。

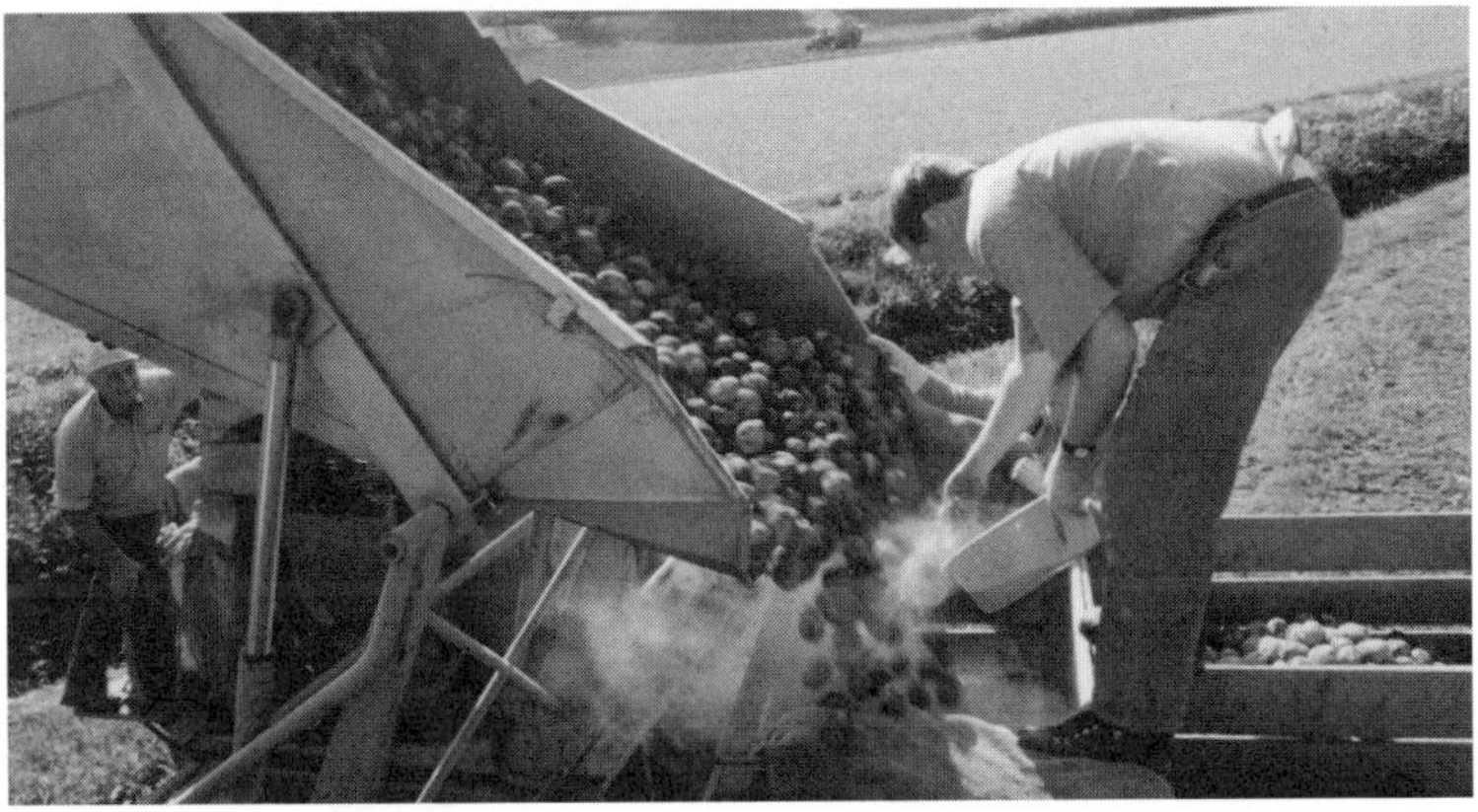

④外国ではコンテナに積み込むときにも、除草剤の粉を振りかける。

幸いなことに日本では、収穫後にまでは除草剤を使用していない。生のジャガイモは輸入できないから、普通に生ジャガイモを買っても、除草剤が残留している心配はない。

しかし、おぞましいほどの環境破壊を引き起こして、そのうえ、まずくなっている北海道産ジャガイモを、何も考えずに買って食べ続けていると、そのうち何か恐ろしいことが起こるのではないだろうか。

ジャガイモの選び方

①北海道産ジャガイモは、収穫直前に除草剤を散布したものが多い。九州・本州・四国産の新ジャガを選べば、まず安心である。

②皮の薄いジャガイモは、収穫直前に除草剤を散布していないので、安全で環境にもやさしいジャガイモである。

夕方農薬を散布されたものが翌朝出荷されている
トマト・キュウリ

真っ赤なトマトやつややかな緑色のキュウリは、四季を通じて多く食べられている。そしてサラダなど、生で使われる代表的な野菜でもある。

しかし、農薬が怖い。

農家は、トマトやキュウリの樹が早々に枯れてしまったら、収益が上がらないばかりか、赤字になってしまう。虫に食われたり、形が少し変形すると、農協の選果場ではじかれる。

そこで、一週間に一度は、殺虫剤や殺菌剤を散布する。

農薬には「浸透移行性」や「残効性」の高いものが少なくない。

浸透移行性とは、農薬が根・葉から内部に浸透し、その植物を食べた昆虫が死ぬようなタイプをいう。洗っても落ちない怖い農薬である。

残効性とは効果が持続することをいう。なかなか消えてなくならないからこれも怖い農薬だ。

夏の盛りの露地物《ろじもの》は、かえって農薬が多い。

雨が降ると病気が出やすくなる。だから、雨が降るたびに農薬を撒《ま》きなおすのである。毎日雨が降れば、毎日、農薬を撒かざるを得ない。

農家にとっても、手間や農薬代がかかるので、雨だけを除ける「雨除け栽培」が増えてきた。

しかし、この雨除け栽培でもハウス栽培でも、トマトやキュウリが実っている時に農薬を撒くことに、変わりはない。

朝、収穫して出荷すると、夕方、畑で農薬散布の作業をする。そして、翌日の朝には農薬のかかったトマトやキュウリを収穫し、また出荷するのである。

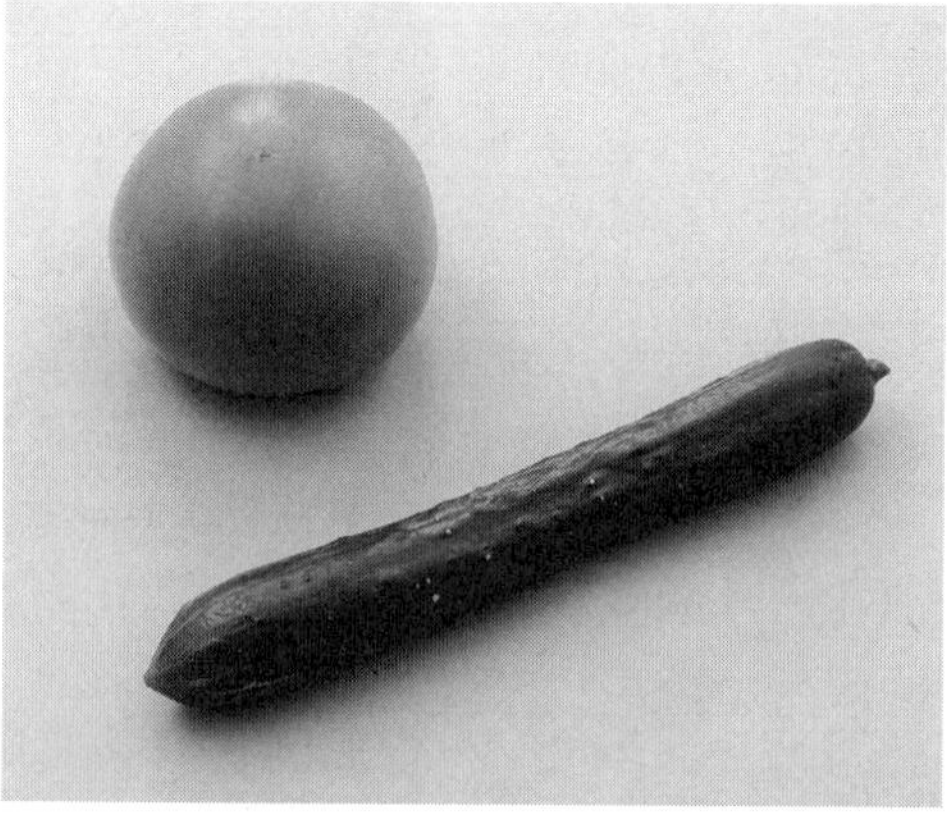

収穫の前日まで使用が認められている農薬も数多くある。だから気にせずに散布する。そして、農薬がかけられたばかりの野菜が店に並ぶことになる。

トマトのハウス栽培では、結実《けつじつ》のために蜂を使う農家とホルモン剤を使う農家がいる。農薬をひんぱんに撒くハウスでは、年中ホルモン剤を使用している。

　トマトやキュウリは品種改良が進んでいて、見映えのいい、流通販売に都合がよい品種になっている。

　農家はその地域の農協を通して出荷するが、定められた品種しか出荷できないので、今では、日本中で同じ品種になってしまった。

　売り場のトマトのほとんどは「桃太郎」という品種である。

　甘味と同時に酸味もあり、真っ赤に完熟してからも日持ちがいい。実がしっかりしているから、箱詰めする選果場でも都合がいい。流通にも耐えられる。消費者にとってもうれしい話だ。

　だが、完熟トマトとしてデビューしていながら、頭がわずかにぽっちり赤くなったぐらいで収穫している。流通に時間がかかってもいいようにしているのだ。

　これでは、流通業者には都合がいいが、消費者は、味がいまいちのトマトなのに、樹で「完熟」したと信じて買わされるはめになる。

　キュウリは、双葉の段階で、カボチャの台木に接木《つぎき》して、カボチャの根で育つ。カボチャはキュウリに比べて丈夫なので、いまでは、ほとんどがこの接木栽培である。

　一〇年ほど前から、ブルームが出ない台木に接木されるようになった。すると、「ブルームレス・キュウリ」と呼ばれる、つややかな緑色のキュウリができる。

　ブルームとは、白い粉のようなもので、植物が自分を守るために出すバリアである。水分の蒸散を防ぎ、環境の変化から果実を守る働きをする。

　しかし、農薬が付着していると間違えられることもある。だから、売場では見映えのいいブルームレス・キュウリが重宝されるのだ。

　ブルームのないキュウリは、果実を守るため、皮は厚めである。傷みにくいので流通にも都合がよい。しかし、食べた感触は悪い。

　おいしいのは、ブルームのあるキュウリの方なのだ。

　そして、有機肥料で栽培されたキュウリの緑色は濃い色が出ない。

　化学肥料の使用で窒素分過多になると、大量に残留した硝酸性《しょうさんせい》窒素によって緑色はいっそう濃くなるのである。

　消費者が正しい野菜の選び方を身に付けないと、見映えだけのまずいトマトやキュウリを食べさせられ続けることになる。

トマト・キュウリの選び方

①農薬を控えて栽培している農家もいるが、地域で混ぜて出荷されるので安全なトマトを選べない。有機ＪＡＳマークのついた野菜があったら、それを買おう。
②さっと水をかけるだけでなく、ごしごし洗った方がいい。残留農薬が、少しは落とせる。

危険な殺菌剤とカビ防止剤が使われている

エノキ・シメジ・シイタケ

エノキ、シメジ、マイタケ、シイタケなどのキノコ類には、危険な殺菌剤が使われている。

キノコを肥大化させ収穫を安定させるために使われている増収剤に、ネズミに奇形を作るカビ防止剤や、発ガン性農薬が含まれているのだ。

キノコ類を健康食品として買っている人は多いが、安全なものを選ばないと危ない。

自然栽培のキノコは風味や味は良いが、高価で、しかも自然条件に左右されるため、品質は一定ではない。

スーパーで売られているエノキ、シメジ、マイタケ、エリンギは、おが屑《くず》に米ぬかや小麦ふすまを混ぜた培地《ばいち》に菌を植え付ける「菌床《きんしょう》栽培」で作られたものだ。

シイタケは少し前まで、クヌギなどのほだ木に穴を開けシイタケ菌を植え付ける「原木栽培」が主流だった。しかし、原木栽培より軽労働で済むなどの理由から、シイタケも大半が菌床栽培になってきている。

問題は、この菌床栽培である。

菌床の雑菌を抑えるために、殺菌剤のベノミル（ベンレート）と、カビ防止剤のチアベンダゾール（ＴＢＺ）を使っているのだ。通常の殺菌剤はキノコの生長も抑えてしまうが、この二つは生長を抑えないキノコ用農薬として国内で多用されている。

ところが、ベノミルには発ガン性がある。さらに、オスのネズミに投与した場合、生殖器の重量や精子数の減少が報告されており、環境ホルモンの疑いもある。

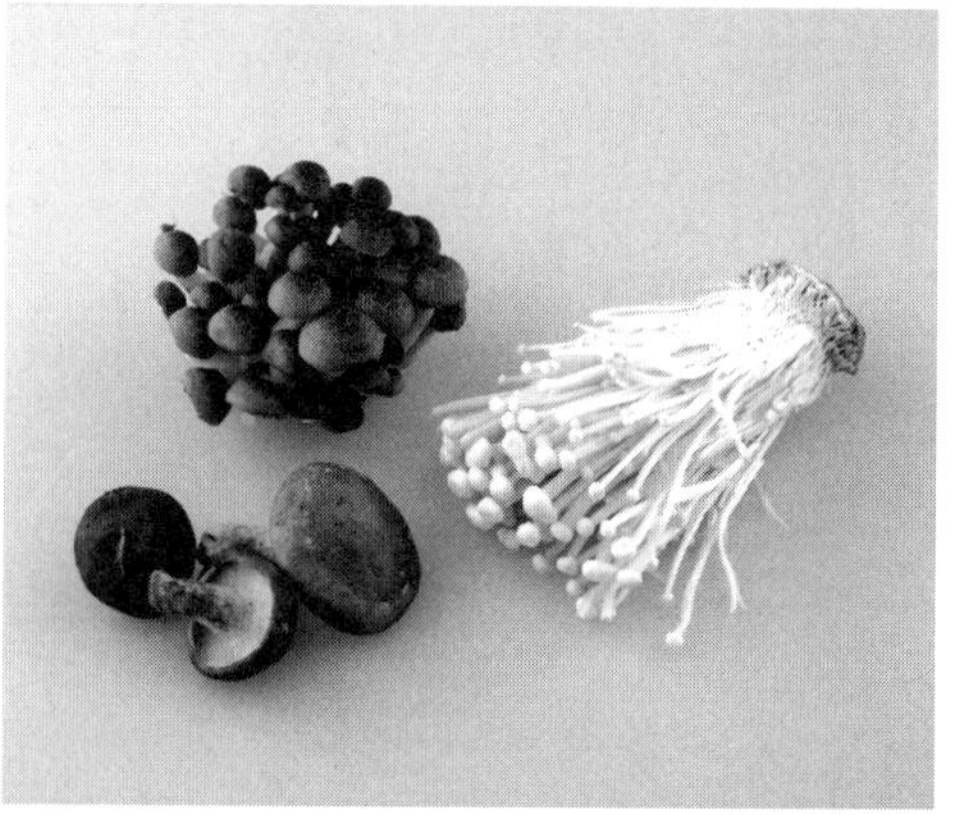

ベノミルを開発したデュポン社は、すでにベノミルのアメリカ国内での製造・販売を中止し、二〇〇二年末までに海外への販売を中止すると宣言した。

ＴＢＺも、ネズミの実験で妊娠率の低下や催奇形性《さいきけいせい》が認められている。

菌床栽培では、菌床に増収剤や栄養

剤を混ぜるが、増収剤にはキノコ用農薬が入っている。

増収剤は使えば使うほど増収効果があり、キノコが大型になって品質が向上するとされている。そのため標準よりも高い濃度で増収剤を使う農家もあるようだ。

さらに問題なのは輸入品である。

中国産は、生シイタケも乾シイタケも、ほとんどが菌床栽培されたものである。

中国産シイタケは以前から、二ヵ月近くたっても腐らない、扱うときに目が痛くなる、異臭がする、と関係者の間で噂になっていたそうだ。

二〇〇〇年に、中国の輸入シイタケから、国内ではほとんど検出されないヒ素、鉛、カドミウム、水銀などの重金属が検出され問題になった。どうも、工業の産業廃棄物を菌床に用いたらしいのである。

重金属は様々な神経障害を引き起こす原因となる。

さらに、ホルムアルデヒドも驚くほど高濃度で検出されたことがある。

殺菌剤や防虫剤に使用されるホルムアルデヒドは動物実験で発ガン性が確認されており、シックハウスの原因物質でもある。

もっとも、シイタケそのものにもホルムアルデヒドが含まれている。しかし、天然のホルムアルデヒドは量が少ないから害にならない。

ところが、中国産シイタケから検出されたホルムアルデヒドの量は、多いもので国産シイタケの数万倍あった。今はかなり改善されてきているが、それでもまだ中国産の汚染度は高い。

二〇〇二年八月には、中国産マツタケからも、基準を大きく上回る殺虫剤が検出された。

マツタケは少ししか食べないから危険性を考えるほどのことはないが、シイタケは少し高くても国産を選んだ方が安心だ。

生シイタケを十分焼かずに食べると、シイタケ皮膚炎といって発疹や強いかゆみを伴った症状が現れることがある。

また、シイタケの胞子を多量に吸い込むと喘息《ぜんそく》のようなアレルギーを引き起こすことがあるので、喘息気味の人は注意しよう。

キノコの選び方

①エノキやシメジよりシイタケの方が雑菌に強いので、農薬使用量が少ない。食べるならシイタケがいい。
②中国産は避けた方がいい。
③原木栽培でも、菌床栽培の場合と同様に、殺菌剤、カビ防止剤は使用されていることもある。

それでも、原木栽培のシイタケは、歯ごたえも味も良く、他のキノコに比べると農薬が少ないのでおすすめだ。原木栽培と書かれたものを選ぼう。

アスパラガス

かつて除草剤を使っていたアメリカ産の謎

手軽で、おしゃれに食卓を演出できる野菜として人気の高いアスパラガス。店頭では目立つ場所に並べて売られている。

産地は時期によって目まぐるしく変わり、国産だけでなく輸入物もある。オーストラリア、メキシコ、フィリピン、アメリカなど多くの国から輸入されている。

ところが、アメリカ産アスパラガスには謎がある。本当に安全なのか、われわれは確認できないのである。

これまでの、われわれの調査経過を紹介しておこう。

「輸送中にアスパラガスが伸びて箱に当たると、穂が曲がって商品価値がなくなる。それを防ぐため、除草剤の2・4-Dを使うところがあるが、われわれはコンテナ内の空気成分と温度をコントロールして伸びないようにしている。だから2・4-Dは使っていない」

かつて、サンフランシスコに近い港で、輸出業者がこう話していた。

アスパラガス処理場の内部は、取引業者でなければ見せてもらえないから、アメリカの活動仲間に取材を依頼した。

そして、一九九二年にカリフォルニアで処理場内部のビデオ撮影にようやく成功した。

アスパラガスは、収穫して処理場に運び込まれると、ベルトコンベヤーの上に並べられ、除草剤をスプレーされていた。

次に、長さを同じにして切り揃え、木箱に詰める。その後、装置の中に入れて、まず殺菌剤のシャワーをかける。菌を殺した後、冷水をかけて殺菌剤を洗い流しながら冷やし、それから出荷していた。

一連の処置で穂が伸びなくなり、鮮度が保てるようになるので、このまま冷蔵流通すれば、長い間変化しない。木箱には「カリフォルニアのアスパラ

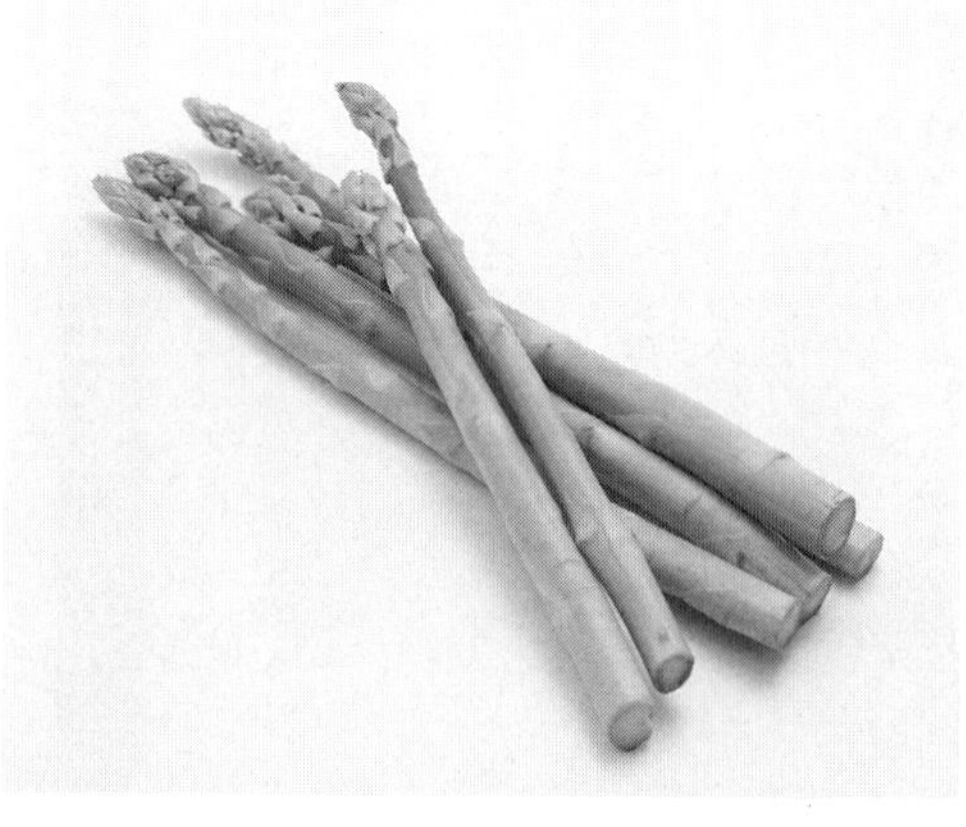

ガス」は「新鮮さが長持ちする」と書かれていた。

何やら怪しげな黒いドラム缶があって、白いプラスチック容器からは、チューブでスプレー装置の方に薬剤が送られていた。しかし、撮影は微妙な状況の下で行われたので、薬剤名などの細かいことは質問できなかった。

何という農薬が使用されているのかはついにわからなかった。

二〇〇〇年になって、真実を確かめようとカリフォルニア州立大学のアスパラガスに関係する専門家四人にメールを出し、どんなポストハーベスト農薬を使っているかを聞いた。

すると全員から「アスパラガスにポストハーベスト農薬は使っていない」と回答が届いた。

そこで、「いつからポストハーベスト農薬を使っていないのか」と聞くと、「昔から収穫後に農薬は使っていない」と、同じような回答が届いた。

「除草剤の2・4-Dを使っていると聞いたことがある。今はもう使っていないのか」と聞くと、「三一年研究しているが、2・4-Dの使用は聞いたことがない」とメーベリー博士が断言した。

脱ポストハーベスト農薬の研究では権威といわれるアデル・ケーダー教授は、「政府が許可していないので、2・4-Dは絶対に使っていない」と証言する。

しかし、2・4-Dの連邦規則では、アスパラガスの残留基準は五ppmと、コメの五〇倍も甘く設定されていて、収穫後にも使える基準となっている。

収穫後の使用については特に明記していない。

記載のない場合は、許可されていないと解釈するのがアメリカでは通例だが、ポストハーベスト農薬についてはそうではない。

なぜなら、小麦やトウモロコシに使用されているからだ。二つのポストハーベスト殺虫剤は、やはり記載がなく、残留基準だけを守って収穫後に使用している例があるのだ。

州政府が認可しているといわれているが、認可が確認されたケースはない。あいまいなまま、収穫後に使用されているのである。

ともかく、こういう回答ばかりなのである。

そこで、国立アスパラガス協会のバー・マイスター理事にも処理方法を質問してみた。

「ずっと冷水だけで処理している」という答えがかえってきた。

九二年にカリフォルニアでアスパラガスにポストハーベスト農薬を使用した処理場があったことは、映像があるのだから間違いない。

改善されたとすれば、いつからどうしたのかを聞きたいのだが、単に最初から使っていなかったという回答しかこないのだ。

州政府や業界団体の専門家が、執拗《しつよう》

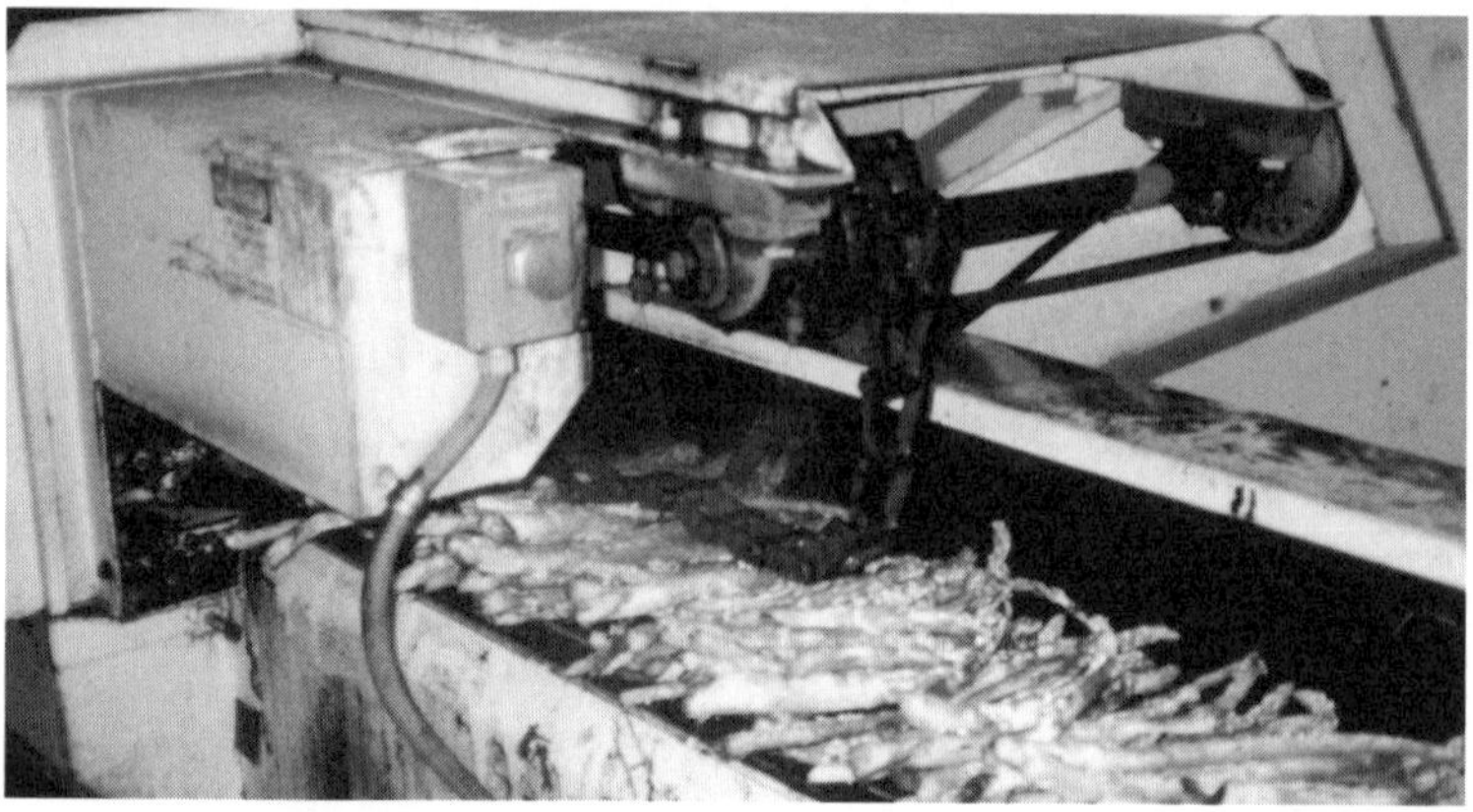

①ベルトコンベヤーの上に並べたアスパラガスに除草剤をスプレー。

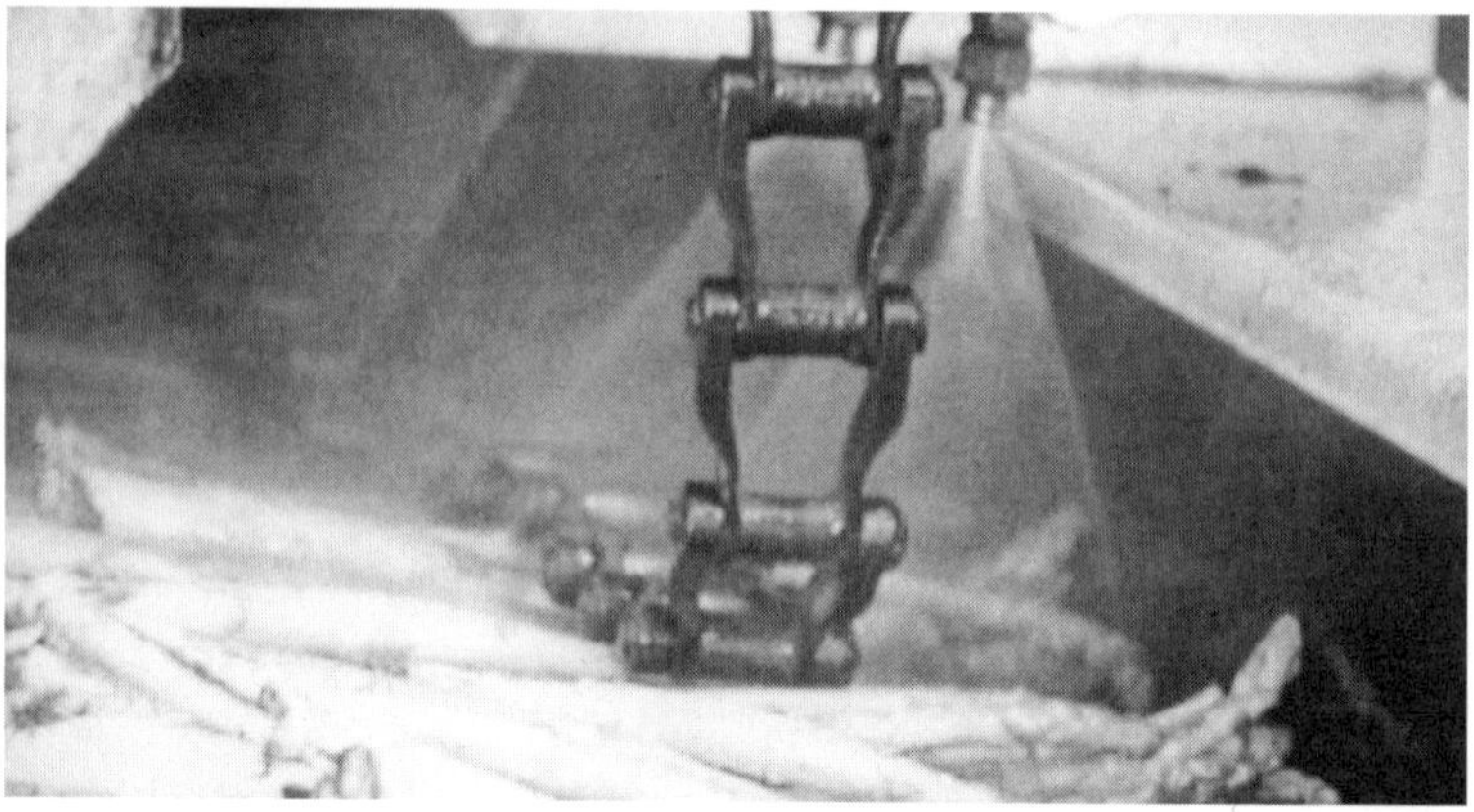

②除草剤の散布装置（①の写真）を、角度を変えて撮影。

にウソで門前払いする回答をしてくるのだから、口裏をあわせて隠しているとしかいいようがない。

アスパラガスは、土の中から伸びてくるものを摘《つ》み取るので、農薬が直《じか》にかかることは少ない。だから、残留農薬はめったに検出されない。

輸入品の行政検査でも、ほとんど農薬は検出されていないが、九四年までは、肝心の2・4-Dを検査していなかった。その後は毎年数品目を検査しているが、検出されていない。

輸入食品の残留農薬は輸入時点で検査されるので、違反事例を調べてみると、二〇〇五年一月に、ニュージーランド産のアスパラガスから有機リン系殺虫剤のDDVPが多量に見つかり、廃棄されていた。

だが、除草剤の違反はなかったので、本当に除草剤の心配はなくなったのかを、別の方法で調べてみた。

国産を三種類、アメリカ産と中国産を各一種類、合計五種類のアスパラガ

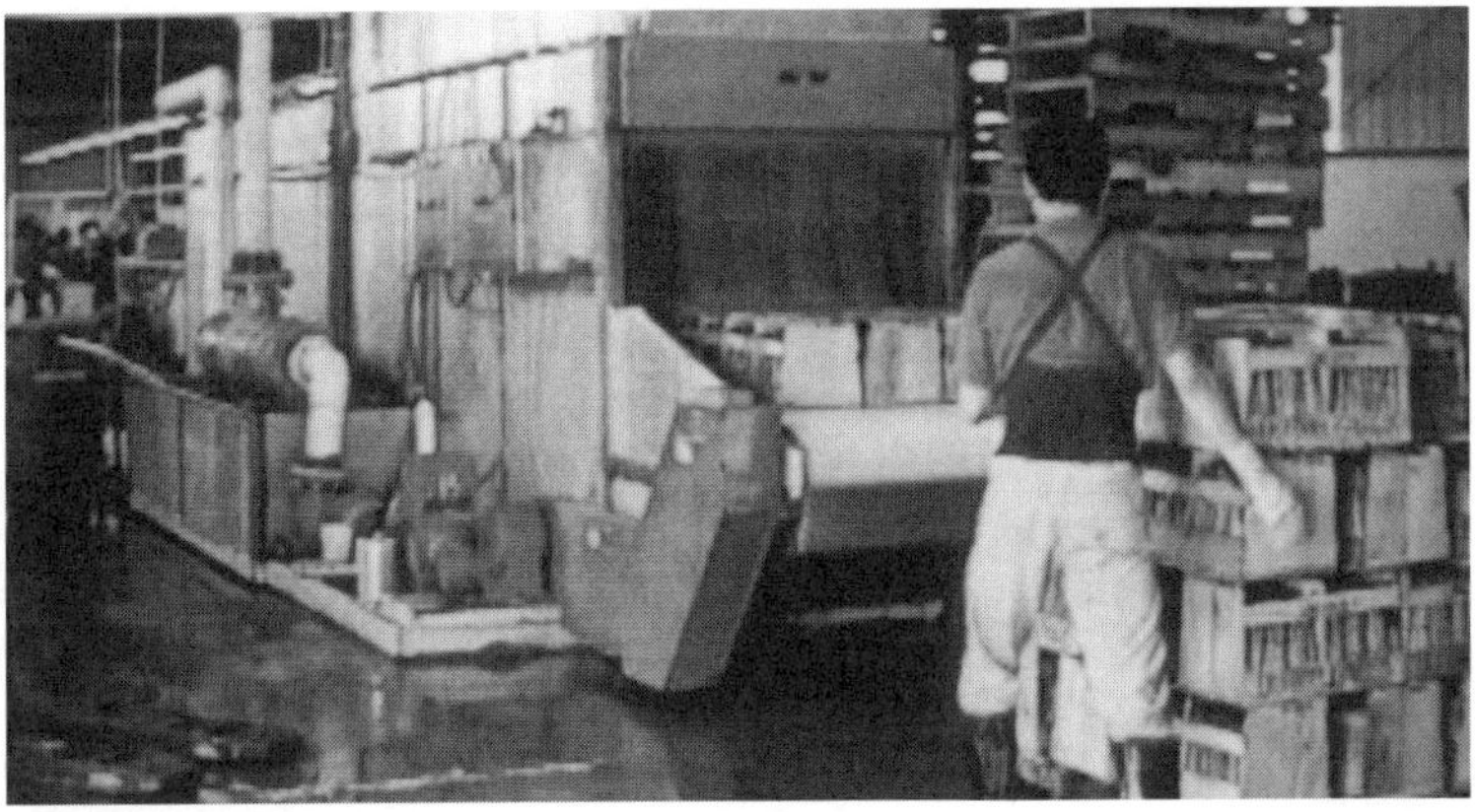

③殺菌剤をかけた後、冷水をかける装置からでてきたアスパラガス。

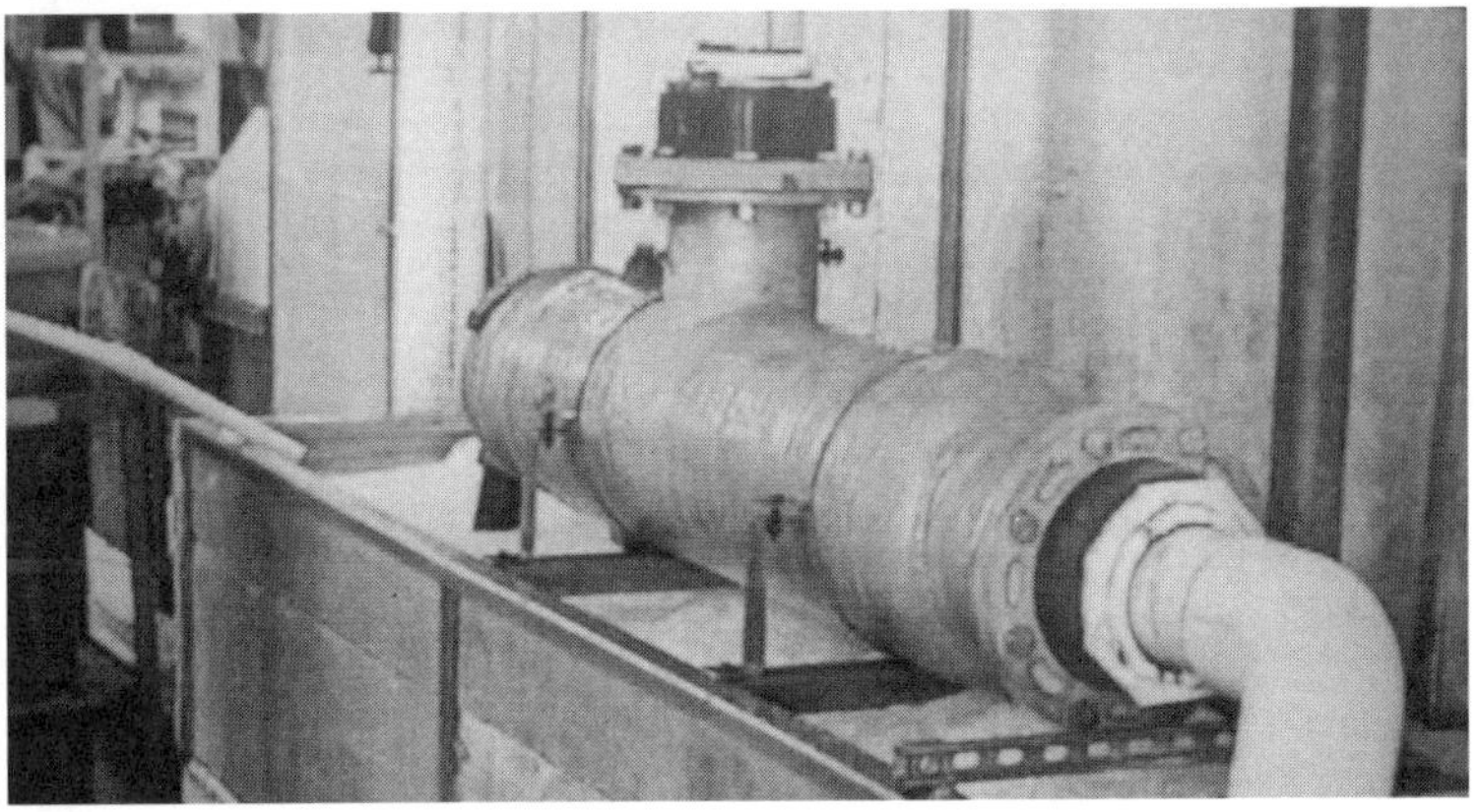

④使った殺菌剤は回収して、再度、使用される。

スを買ってきて、切り口を水に浸けておいた。

それから四八時間後、国産は穂が伸びたのに、輸入された二種類は、穂が伸びなかったのだ。

古くなると穂が伸びなくなる。また、輸入時点で害虫が見つかり、臭化メチルで二時間燻蒸《くんじょう》されて穂が伸びなくなっているのかもしれない。

だから、穂が伸びていなくても除草剤を使った証明にはならないが、今でも疑惑は残っている。

アメリカは、農薬による処理を一度始めたらずっと続ける傾向がある。消費者としては、厚生労働省が徹底して現地を調査しないと、安心できない。

アスパラガスの選び方

残留農薬だけでなく新鮮さの面からも、国産アスパラガスの方がよい。

農薬が多く残留しているワースト3の野菜

セロリ・パセリ・シソ

セロリ、パセリ、シソなど健康食品の代表のような野菜が、残留農薬に関しては最悪だ、というのは残念なことだ。

かつてスーパーには有機・無農薬・減農薬などと称する野菜が並んでいた。

ところが有機野菜は、二〇〇一年四月に認定制度がスタートする前に、出回る量が激減した。それまでは、ほとんどニセモノだったわけだ。

東京都立衛生研究所食品研究科のデータ（二〇〇〇年四月〜二〇〇一年三月）によると、普通の野菜・果物では、有機リン系農薬の検出率は九%、有機塩素系は四五%、カーバメイト系は九%、ピレスロイド系・その他が九%である。

それに対して無・減農薬の農作物では、それぞれ八%、三%、一三%、一〇%だった。

有機塩素系農薬だけは普通の農作物が圧倒的に多い。しかし、カーバメイト系農薬は無・減農薬農作物の方が多く検出されていたのである。

検査年や品目によって、無・減農薬の方が、普通の農作物よりも農薬検出率の高いことが何度もあった。

無・減農薬といってもほとんど意味がなかったわけである。

「無農薬」「減農薬」表示がなくなったので、現在はこういうことはなくなっているが、認定された有機野菜の種類は非常に少なくなっている。

では、一般の野菜で農薬が特に多く残留しているものは何だろうか。

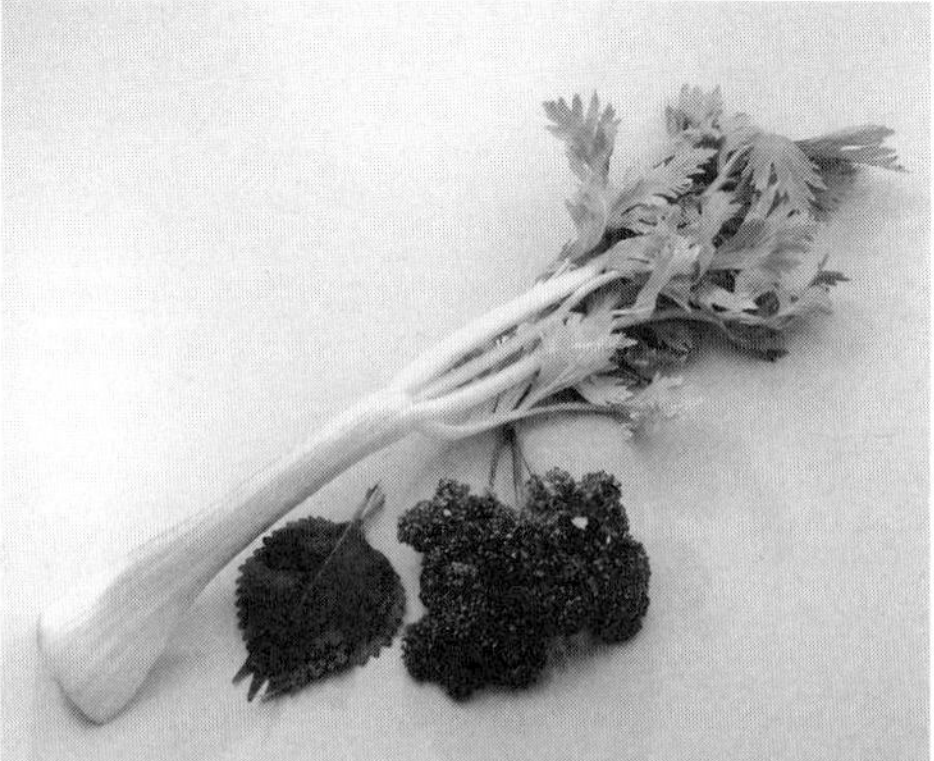

それは、セロリ、パセリ、青ジソ（オオバ）である。

セロリはヨーロッパが原産で、暑かったり雨が多いと病気にかかりやすく、害虫にも弱い。このため、多種多様な殺菌剤・殺虫剤が収穫直前まで使われる。

発ガン性のある有機塩素系殺菌剤ＴＰＮ（クロロタロニル）が、二七ｐｐ

m（一〇〇万分の一）含まれていて、一切れ食べただけで一日摂取許容量を超えそうなセロリが見つかったこともある。

さらに、神経毒性のある有機リン系殺虫剤のサリチオン、ピリミホスメチル、フェントエート、プロチオホス、ホサロン、マラチオンがｐｐｍレベルで見つかっている。こんな野菜は他にない。

加工食品のセロリ原料ペーストや野菜ジュース用の原料汁からも、さまざまな農薬が検出されている。セロリが入った加工品も油断できないのだ。

パセリもヨーロッパが原産で、害虫が発生しやすい。

収穫期間は長く、パセリを収穫するたびに茎を傷つけるので、その間に雨があたると病気が発生しやすい。そこで、さまざまな殺菌剤を散布し、それが残留して、よく検出されるのだ。

乾燥パセリや、パセリ粉末からも農薬が検出されている。パセリの乾燥粉末が入っている加工食品も選ばない方がいい。

青ジソは、縄文時代の遺跡から出てくるほど古くから日本にあった。強い作物なので枯れることはないが、虫がつきやすい。

庭に植えて繁茂《はんも》させると、シソの葉のすべてが、虫に食われて穴があく。シソの葉小さな葉ですら大半は虫にかじられていて、傷が付いていないのは一〇〇〇枚中三〜四枚だったりする。

だから、シソはハウス内で虫を防ぎながら通年栽培されることが多い。

農薬は無人のハウスで自動散布されるので、考えられないほど高濃度の残留が見つかることがある。例えば、神経毒性のある殺虫剤のプロチオホスが残留基準の数十倍、殺菌剤のイプロジオンが三倍も含まれていたことがあるのだ。

梅干に使う赤ジソからも農薬が検出されており、赤ジソのジュース原料からも農薬が検出されている。

セロリ・パセリ・シソの選び方

①この三種類の野菜はできるだけ買わないようにしよう。

②刺身についているシソやパセリを食べるのはやめよう。

③シソ生産では最大手の「豊橋温室園芸農業協同組合大葉部会」は、減農薬栽培に取り組んでいる。防虫ネットで虫を防ぎ、ハウス内を清潔に保って病気を防ぐなどして生産技術を高め、生産者の二割以上が殺菌剤をまったく使っていない。この農協のシソなら、合格点に達している。

④シソやパセリは、自宅で簡単に作ることができる。庭に植えるなら、シソのタネを四月に、パセリのタネを六月にまいておけば自然に生えてくる。庭よりも階上の窓辺やマンションのベランダで、ポットで栽培する方が虫がつきにくい。セロリは、自宅での栽培はムリだ。

河川の護岸工事が野菜からミネラルを奪った

かいわれ・みつば・サラダ菜他

必要のない公共事業は税金のムダ遣いをするだけでなく、私たちの健康にとっても悪影響を与えている。

河川の護岸工事によって、日本人のミネラル摂取量が減っているのである。

最近は、日本の野菜が生で食べられるようになっている。たとえば、ホウレンソウはサラダにして食べられる。本来のホウレンソウは、少し硬さがあり、アクもあったので、ゆでたり炒めたりして食べるものだった。しかし今は、そのまま食べられるものがある。

サラダ菜も、もとは苦みのある味だった。今はレタスのように食べられる癖のない味になっている。みつばは、風邪の症状を緩和する薬効があって、薬膳にもよく使われる食品だ。それが、今はおひたしにして食べられるほど癖がなくなっている。

シュンギクも一年中売られていて、「生でおいしい」「サラダに使える」ときれいな袋に書かれたものがある。ワケギや万能ネギも、見事に形のそろったものがきれいな袋に入っている。

このように淡白に変身した野菜の多くは、品種を改良して、水耕栽培されたものだ。

果物も、水耕栽培されたものがある。軟らかくて甘い高級マスクメロンが水耕栽培だったりする。

水耕栽培は土を使わないから清潔で、農薬もあまり使わなくてすむとアピールして、かいわれなどが、広く消費者に受け入れられている。

しかし、「日本の野菜は、昔のような力がなくなった」と批判する人が多い。その象徴が、水耕栽培の野菜である。

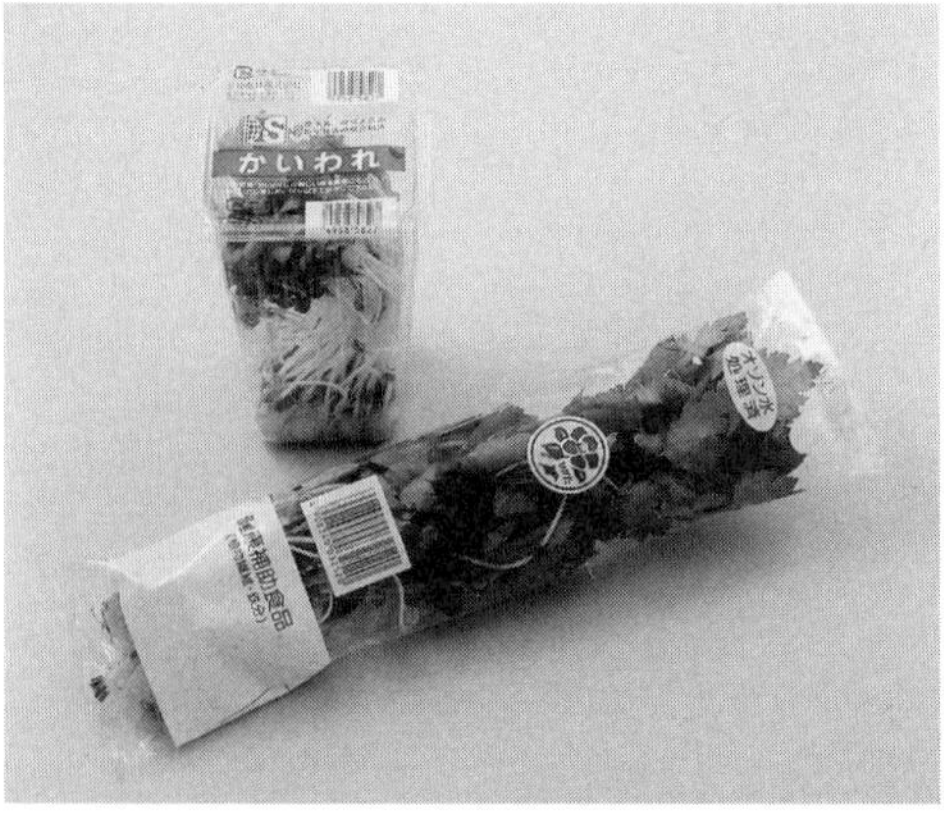

培養液に特定のミネラルが入っていなければ、水耕栽培の野菜にはまったく含まれていないことになる。

ミネラル不足の力のない食べ物を食べて、人間は力を出すことができるのか。それが問題である。ミネラル不足でなんとなく体調を悪くし、ミネラルの補給剤を飲みながら生きていくのか、力のあるミネラルたっぷりの野菜を食べて健康に生きるか、その選択を問わねばならなくなっている。

有機野菜を食べれば問題は片付く、と思われるだろうが、ことはそう簡単ではない。

フランス菓子協会から金メダルを授けられているパティシエの弓田亨《ゆみたとおる》氏は「日本の野菜は有機でも力がなくなった」というのである。

それを聞いて、思いあたることがあった。

静岡には、あちこちに用水路がある。大井川がまさに平野部に出た所で、その水を用水路に入れ、一直線に数十キロも引っ張って溜池《ためいけ》に入れているのだ。

ところがこの水には、ミネラルが溶け出す条件がほとんどない。

ミネラルは石や岩石から水に溶け出してくる。多く溶け出る二大条件は、石や岩石と水が接触する面積が大きいことと、時間が長いことである。

しかし、土建国家の日本は河川改修という名目で山の中まで河川の護岸工事を行ってしまった。水はコンクリートで固めた川の中をまっすぐに流れていくから、岩石と接触する面積は少なく、時間は短くなる。

ようやく山から出た水が平野に出て、ゆっくり流れようとしたら、用水路に入れられてコンクリートの中を流れてしまう。このため、ミネラル分をほとんど含まない水を農業で利用することになるわけである。

収穫するたびに土中のミネラル分は減っていくから、こんな水を使って農業をしていたら、ミネラル不足の力のない野菜になるわけだ。

有機農産物は、家畜の糞から有機肥料をつくって土に戻しているので、土壌成分は豊かに見える。しかし、窒素分は過剰なほどあってもミネラルが不足した肥料なので、収穫のたびにミネラルは土から減っていくことになる。

こういう原理で、有機野菜も力が弱くなっている。

日本の野菜は、水のミネラル分が減少して、かいわれのような水耕栽培の野菜に近づいている。ミネラル不足は、国家の構造に根ざしているのだ。

野菜の選び方

①水耕栽培の野菜を避け、露地《ろじ》栽培の野菜を選ぼう。

②水耕栽培の野菜を避けるには、まず表示を見る。「水耕」「サラダ○○」と目立つように書かれていたり、施設の名称に「工房」「工場」「バイオ」などと書かれていれば、水耕栽培されている可能性が高い。

③水耕栽培の野菜は、パッケージがきれいで高価な野菜に多い。根の部分を見るとスポンジが付いていたり、いかにも水耕栽培というようなきれいな根がついているものもある。

胃ガンの原因となる硝酸性窒素が大量残留

ホウレンソウ・コマツ菜

野菜や水の中に硝酸性窒素《しょうさんせいちっそ》が増えて、だんだん危険な領域に迫っている。

化学肥料が過剰に投与されていたうえに、大量の飼料が輸入され、家畜の糞が有機肥料となって日本全体の田畑に投与されているからだ。田畑の中の窒素分は増えに増え、それが野菜や水の中に過剰な硝酸性窒素を生んで、日本の水と野菜に新たな危険を作り出しつつある。

欧米では、硝酸性窒素が多く残留するホウレンソウや地下水を用いたミルクの離乳食が原因での乳幼児の突然死が報告されている。

野菜の中に残留する硝酸性窒素は、乳幼児にチアノーゼ（酸欠症状）を引き起こす。

硝酸性窒素そのものの毒性は弱いといわれている。しかし、唾液《だえき》によって口の中で危険な亜硝酸性窒素に変化し、血液中で酸素を運ぶヘモグロビンの働きを阻害する。その結果、酸欠になり、大人は貧血、乳児の場合は唇が青くなるチアノーゼの症状がでる。

乳幼児は胃酸の分泌《ぶんぴつ》が不十分で、亜硝酸性窒素を生成しやすいので注意が必要なのである。

乳幼児以外にも、胃潰瘍《いかいよう》など胃に障害のある人は注意が必要だ。

魚をよく食べる日本人の場合、亜硝酸性窒素がガンを引き起こす可能性が強くなる。

亜硝酸性窒素が胃の中で、魚に多く含まれる二級アミンと反応して、発ガン物質であるニトロソアミンを生成するからだ。

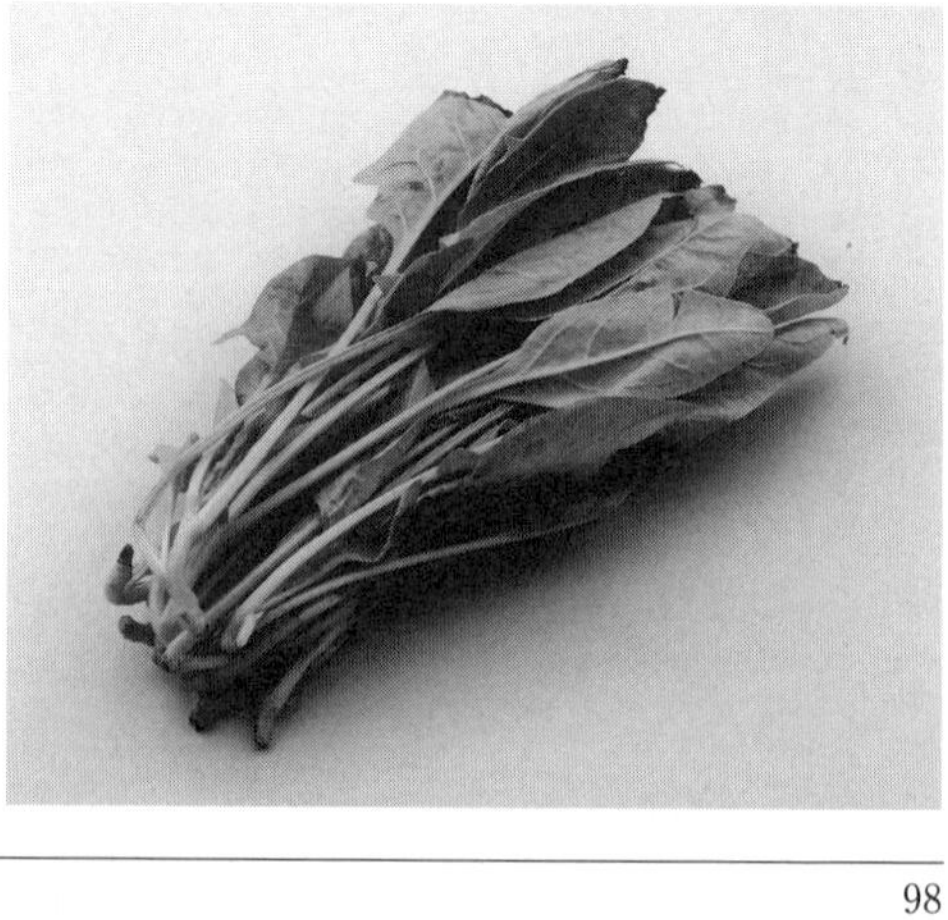

糖尿病や腎臓病の原因になるという指摘もある。透析患者の多い地域と地下水に硝酸性窒素を多く含む地域が一致するからだ。

農薬との複合作用によって、さらに危険になることもわかってきた。

アメリカ、ウィスコンシン大学のワレン・ポーター博士が行った実験で、殺虫剤アルジカルブ、除草剤アトラジンと硝酸性窒素を組み合わせてマウスに与えたところ、甲状腺《こうじょうせん》ホルモン、免疫、体重、攻撃性などに変化が現れた。

　実験で影響が出た農薬や硝酸性窒素の濃度はかなり低く、実際に野菜に残留したり、地下水から検出される濃度と同じぐらいだった。

　ポーター博士は「農薬と化学肥料の複合作用は、現実にもっともあり得る組み合わせであるが、いままで公的なデータはない。環境中に存在する極めて低い濃度で影響が出ることがわかったのだから、さらに調査を進める必要がある」と述べている。

　なぜ硝酸性窒素は野菜の中に残留するのか。

　植物の生育に必要な三大肥料は窒素、リン酸、カリである。硝酸性窒素はこの窒素が変化した形であり、農薬などの人工的な化学合成物質と違い、自然界にもともとたくさん存在しており、植物の生育に欠かせない物質である。

　野菜は必要な窒素分を自然界や肥料から摂取する。内部で硝酸性窒素に代謝して溜《た》め込み、光合成によるエネルギーを使い、生長に必要なアミノ酸、タンパク質に変えて利用する。

　問題は必要以上の窒素肥料を取り込んだ場合である。

　こうなると野菜自体が、栄養過多の成人病になっているといえる。

　特に、葉物野菜で収穫前に追肥《ついひ》されるものや、光合成が不十分なハウスで栽培される野菜は、中の硝酸性窒素を代謝しきれないまま収穫され、販売される。

　東京都は毎年、市販の野菜の硝酸性窒素の残留量を検査して、データを公表している。それによると、多量に残留しているのは、ホウレンソウ、コマツ菜、チンゲンサイ、シュンギク、セロリなど、葉物野菜に残留しやすいのである。

　北海道農業試験場では、ホウレンソウ一〇〇グラム当たり三〇〇ミリグラム以下の硝酸性窒素の残留を生産農家への指針としている。

　野菜の硝酸性窒素を気にかける消費者が増えれば、農家がキチンと施肥管理をするようになる。結果として、地下水などの環境汚染も改善することになるのだ。

ホウレンソウ・コマツ菜の選び方

①一年中売られているハウス栽培の野菜は避け、できるだけ露地《ろじ》栽培ものを選ぶ。

②調理方法を工夫する。硝酸性窒素は、ゆでることで二〇％、油炒《いた》めで一五％程度は除去できる。

　しかし、調理すれば食べる野菜の量が増えて、結果として硝酸性窒素の摂取量を増やすことになりがちである。よい野菜を選ぶことが最も大切だ。

中国野菜

上海のスーパーには残留農薬を落とす専用の洗剤が売っていた

二〇〇二年五月、スーパーから突然、中国産の食品がすべて姿を消した。急激に人気が出て輸入制限されるほどだったのに、中国産の冷凍ホウレンソウから連日、違反農薬が見つかったので、売り場から消えてしまったのだ。

　違反が見つかったのは、実は農薬だけではなかった。大腸菌も冷凍ホウレンソウから見つかっていたのである。大腸菌は、不潔なところに生息する菌の代表格だから、日本なら、冷凍食品工場のトイレが汚なかったり、従業員の手洗いが不十分であることが考えられる。しかし、中国の場合は、衛生レベルが低いので、どこと指摘する前の段階である可能性が高かった。

　日本に輸出する冷凍食品工場では、入荷したホウレンソウを、流水ではなく、溜め水で洗っていた。洗い桶が数個あって、だんだんきれいな水で洗うようにはしていたが、それでも、最後の水の中にばい菌や農薬がどんどん溜まっていく。だから、洗っているはずが、逆に大腸菌が付いたり、農薬が多く付着したりすることもあり得た。

　このように工場内のことは少しはわかっていたが、農薬使用の現場の様子はまったくわかっていなかった。

　そこでわれわれは、中国の農薬の実情を調べるために二度中国へ飛んだ。

　中国では、一般市民の農薬への関心が高かった。野菜を食べた人が残留農薬で亡くなったからというのだ。

　〇一年一一月に「人民日報」が、野菜の農薬汚染の実情を報道している。六〜九月に政府が野菜を検査したら、基準を超えた残留農薬や、違反農薬が検出され、違反率は四七・五％にのぼったというのだ。ほぼ半数から違反農薬が見つかるというのは、尋常ではない。

　上海でスーパーに行くと、野菜洗い用の合成洗剤があり、「清除残留農薬」、つまり、残留農薬が落とせる、

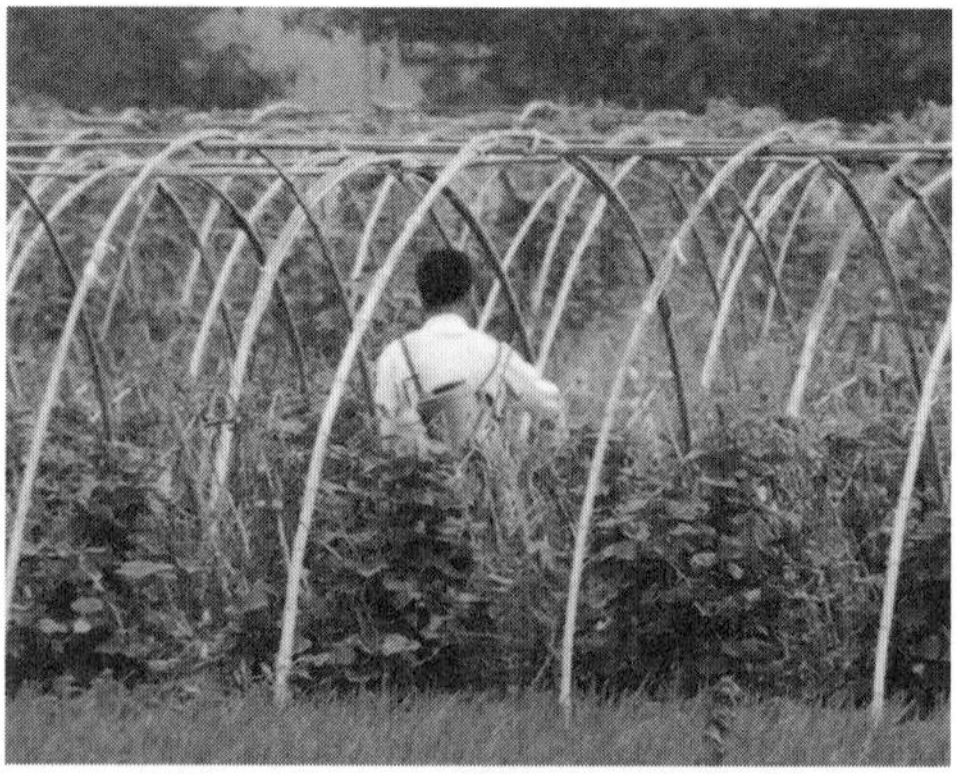

トマト・キュウリに農薬を散布している

と書いてあった。そんな商品が六種類もあったのだ。

　これでは、農薬は落ちたとしても、合成洗剤の残留という問題が発生するが、中国の消費者はそんなことよりも、農薬を心配していた。

　農村に出かけて農地を回ると、昼間は人がまばらだったが、夕方になるといっせいに農民が田畑に現れ、農薬や化学肥料を撒き始めた。

　農薬の危険性に関する意識は希薄で、水田には全員が素足で入っていた。もちろん、手袋もしなければ、マスクもしていない。

　そんな状況なのに、中国産の輸入食品から猛毒で致死性のあるパラチオンが検出されている。なにもガードせずに農薬を使っているのだから、農民の事故死は防げないだろう。

　驚いたのは、ある市の農業指導部門を訪ねたときのことである。われわれにたくさんの質問をするのは当然として、こちらが質問をすると、資料が出てこないのだ。それはまだしも、農民を指導するチラシがまったく見当たらなかった。日本なら、普段、農家に配っている資料は簡単にもらえるが、なにも手に入らなかったのである。

　ものすごい数の農民がいるのに、どうやって指導しているのか、そこがまったくわからなかった。日本とは大きく違うので、どのように指導しているのかのイメージもわいてこなかった。

　はっきりしていることは、個々の農家に指導が徹底するのはかなり難しいということだ。ここが中国の食糧生産の大きなネックといえるだろう。

　〇三年一一月から中国政府は、食品生産企業に対して、ＡＢＣＤの四ランクの衛生管理レベルの等級評価を始めている。食品生産の場所には「Ａ級単位」などと書かれたプレートを貼るので、中国の食品の衛生レベルは急速に向上するといわれている。

　これは冷凍ホウレンソウの違反農薬事件で日本から完全に閉め出されたことが契機になっているから、大事件をプラスに変えたといえるだろう。

　そして中国野菜は、閉め出された日本市場でもう復活を果たしている。

　スーパーに出回る種類は減り、ネギ、ニンジン、生シイタケくらいになっているが、外食産業に回る野菜は増えて、〇四年には加工品を含む野菜の輸入量は過去最高となり、輸入野菜の五七％を占めている。

　冷凍ホウレンソウの輸入も再開されている。ただし、すべて厚生労働省が指定した現地工場で加工したもので、そのほとんどは日本の管理下で栽培されていて、違反農薬は出なくなっている。

中国野菜の選び方

　中国野菜の安全性は高くなっている。だが、人気が出てくると、日本への輸出向けに中国の一般市場から野菜を調達するだろうから、不安はまだある。

漬物

不気味な色のものは化学薬品漬けになっている

せっかくの健康食品である漬物が、平凡で、かつ危険な食べ物になっている。

スーパーに並ぶ漬物を丹念に調べてみよう。

大半が、なんらかの添加物を使っている。特に合成着色料の使用は、他の食べ物に類を見ないほどだ。

例えば、たくあん。きれいだが、不気味な黄色のたくあんが売られている。

タール色素の黄色四号を使っているからだ。黄色四号は、合成着色料の中でもアレルギー性が高く、じんま疹《しん》や喘息《ぜんそく》の原因になり、落ち着きがなくなるともいわれている。

黄色四号は、つぼ漬けなどの黄色い漬物以外にも、キュウリ漬けや福神漬け、青ジソの実漬けなどにも使われている。

焼きそばや牛丼に添える紅ショウガも、着色してある。赤色のもとは、赤色一〇二号や赤色一〇六号だ。

赤色一〇二号は突然変異性があり、アレルギーの原因になるともいわれている。赤色一〇六号は発ガン性が指摘されている。

これらの着色料は、アメリカでは許可されていない。しかし日本では、他にさくら大根やしば漬け、梅干にまで使われている。

野沢菜などの緑色の漬物には、黄色四号と合わせて、よく青色一号が使われている。青色一号は発ガン性の疑いが出て、多くのヨーロッパの国では禁止されている。

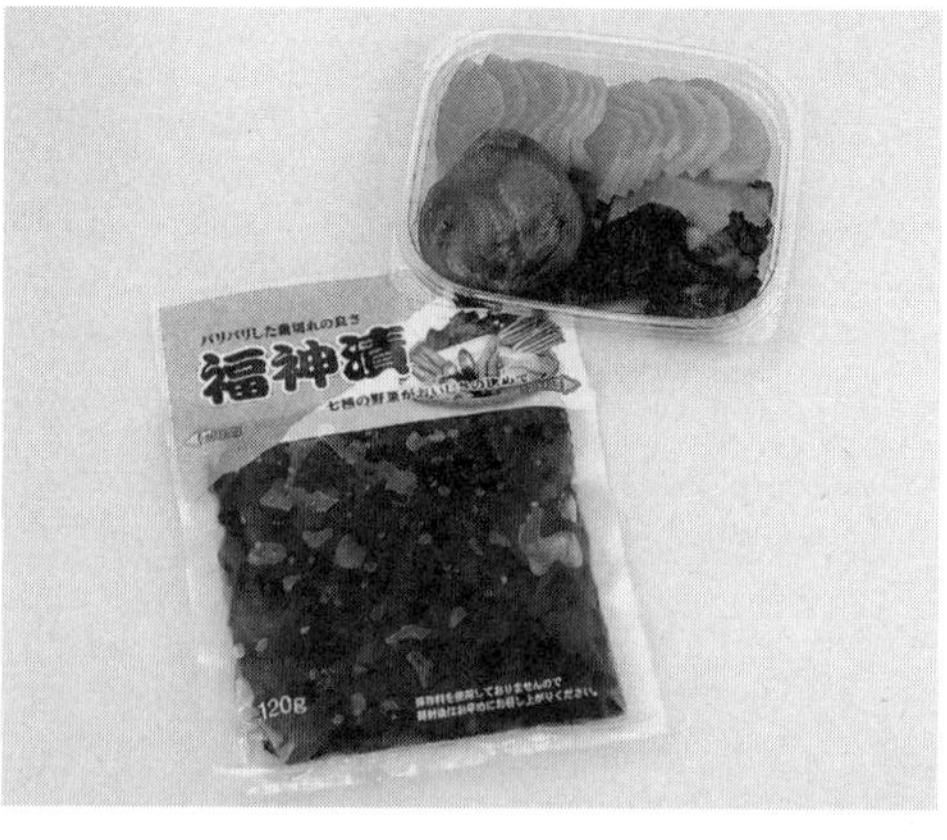

なぜ漬物に危険性のある合成着色料を使うのか。

あるメーカーによると、和食の色合いを気にする客も多いので色を付けると語っている。

しかし、「和食の色合い」とは、本来自然の色だったのではないか。正常な感覚を取り戻すためにも、漬物は着色料の入っていないものを探したい。

合成保存料の問題もある。

もともと漬物は、たっぷりの塩を使うことで保存性を保ってきた。

ところが、塩分が嫌われるようになり、漬物も塩分を減らして製造されるようになった。それを長期間、販売するには、保存料を使わないわけにいかなかった。

しかも、冷蔵庫が普及し、減塩が叫ばれるにつれ、漬物の塩分はどんどん少なくなっていった。今では、三〇年前の半分から三分の一になっているほどだ。そのぶん、保存条件も厳しくなったというわけで、現在でも合成保存料が使われているのだ。

漬物の保存料には、ソルビン酸カリウム（ソルビン酸Kと表記される）がよく使われている。水によく溶け、漬物の保存料として最適だからだ。

しかし、この物質は、ハムなどに使われる発色剤の亜硝《あしょうさん》酸と結合すると、発ガン物質に変わってしまう。

添加物で、もうひとつ避けたいのが、化学調味料だ。

原材料名には、「調味料（アミノ酸等）」と表示される。このアミノ酸等の一つは、グルタミン酸ナトリウムである。これは、うまみを出す調味料として多くの加工食品に使われている。人によっては過敏反応を示し、手足のしびれや、めまい、頭痛、吐き気を起こす。

家庭で漬物を漬ける人が減り、本来の漬物がどんなものか知っている人が減っている。

自宅で漬けた漬物には乳酸菌がたっぷり含まれ、発酵食品そのものだった。それが、化学調味液で画一的な味をしみ込ませただけの、乳酸菌の少ない平凡な食べ物になってしまった。

化学調味料の入ったものは避け、味が物足りないようなら、鰹節《かつおぶし》をかけて食べるとよい。

漬物には、中国産の野菜が多く使われている。二〇〇二年に中国産の冷凍ホウレンソウから農薬が検出され大問題になったように、中国産の野菜を使った漬物には、農薬が含まれている可能性が高い。

表示されている原産地名を見て、国産のものを選ぼう。

合成着色料、保存料、化学調味料などの添加物を使わず、野菜も国産のものだけを使って漬けている大手の漬物メーカーといえば、京つけものの「大《だい》安《やす》」が挙げられる。各地の百貨店に店舗があり、ホームページからも注文できるようになっているので、近くのスーパーに無添加の漬物がなければ、利用してみるのもいいだろう。

漬物の選び方

①「○色△号」など合成着色料が入っているものはダメ。
②保存料が入っているものはダメ。
③中国野菜ではなく国産野菜を使ったものを選ぶ。
④できれば特別栽培や有機野菜が原料のものを選ぶ。

★オススメの安全な商品★

熊谷さんのトマト

農薬を使わずちゃんと樹で完熟させた旨みのあるトマト

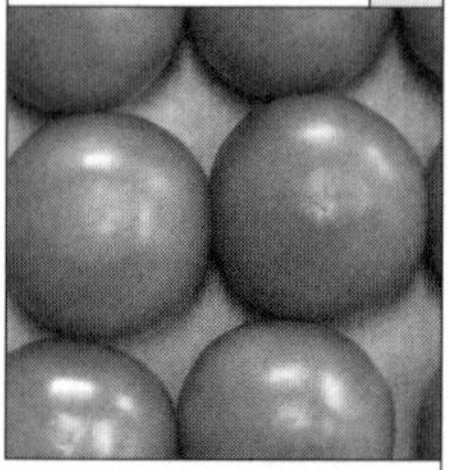

熊谷さんから届くトマトは、樹で完熟させるから味は濃く、甘いだけでなく、酸味もしっかりある。

味の濃さは、調理に使うともっとよくわかる。ほかのトマトでは出せないコクのある旨みが料理を美味しくしてくれるのだ。

口当たりがやさしいのは、農薬を使わず栽培しているためかもしれない。

「何より子どもに食べさせるのだから、農薬は使いたくなかった」と話す熊谷芳雄さんは、もとは、東京のサラリーマンだった。たまたま始めた家庭菜園が面白くて、農業をやりたいと土地探しをはじめ、一九九〇年にいまの岩手県東和《とうわ》町に移り住む。

最初に手がけたのが、米。そしてトマトを作り始めた。

農協の指導で農薬を散布するが、熊谷さんはいつも使用を控え目にしていた。

さらに、毎年少しずつ農薬を減らしていって、使わずに栽培できるようになったころ、気が付くと、ハウスの中に自然の蜂が立ち寄って受粉していたそうだ。

受粉のために蜂を使う農家は、通常「マルハナバチ」を買う。しかし、わが国で使われている交配用のマルハナバチの多くは、ヨーロッパ原産のもの。本来わが国に生息していないため、生態系に影響を及ぼすことが危惧《きぐ》されている。

そのため、ハウスから逃げ出さないようにネットを隙間なく張ることや、そのハウスで蜂が用済みになったときは殺虫剤で殺すように厳しく注意されているのだ。

だが、熊谷さんのところでは、「マルハナバチ」の購入をやめて、今では、自然の蜂たちに受粉をすべてまかせている。

さらに、農薬を使わないから、害虫を見つけると人力作戦で退治する。

病気は天候に左右されるが、発生してもあわてない。どうしてもひどかったら、それまでとあきらめるのだそうだ。だから、途中で化学合成農薬をかけることはもうない。

熊谷芳雄さん
TEL FAX 0198-44-2931
岩手県和賀郡東和町東晴山11-666
《トマト：品種「桃太郎」、取り扱い期間は7月中旬〜9月中旬、1ケース（約3.8kg、約20〜24個）・4600円（クール便送料込、ただし沖縄・島部を除く）》

★オススメの安全な商品★

全国有機農法連絡会の野菜

安全で美味しい野菜を全国各地にお届け

家族や親戚に配るように、安全な野菜を大切に送ってくれるのが、全国有機農法連絡会の野菜宅配セットだ。

おいしさと土づくりにこだわる山形の生産者を中心に、全国の旬の農作物がセットになって届く。二〇年前から生産者と消費者の顔が見える関係を築いてきており、ていねいな梱包に、会の温かみが感じられる。

生産者は、農作物や気候に合わせて、できるだけ化学合成農薬や化学肥料を使わずに栽培しており、セット内容は、ニンジン、ジャガイモ、タマネギなどの常備野菜に、旬の野菜、果物、キノコ、山菜などバラエティ豊か。一年を通してそのよさがわかると好評である。

果物王国・山形ならではの、サクランボ、桃、リンゴ、ラ・フランスなどの果物が入ることも特長だ。

素材そのものの味が深いため、ゆでたり蒸したりするだけでも十分美味しい。

入会金や年会費は必要なく、野菜セットは、家族の人数や消費量に合わせて、六タイプあり、毎週、隔週、月一回など、届けてもらう回数を自由に設定できるのも魅力だ。現在、消費者会員は、全国三〇〇〇世帯に及ぶ。

また、年に数回、消費者との交流会を開催し、消費者の声を反映したセット作りを心がけている。

野菜をムダなく使いきれるようにと、素材ごとの簡単レシピもついており、きめ細やかな気遣いもうれしい。

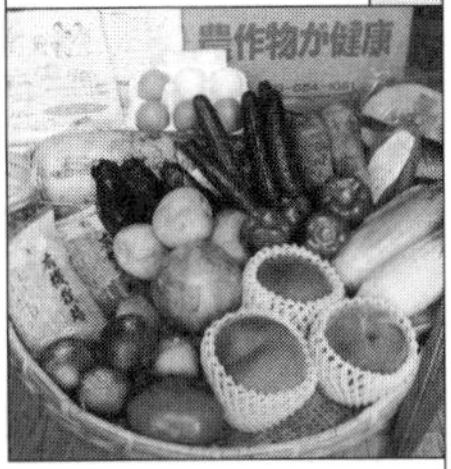

姉妹会社の安心工房からお届けする魚のセットは、毎月一回、前日の朝に山形の庄《しょう》内浜《ないはま》に水揚げされた魚介類が届く。魚介類が丸ごと入った、おろし方の説明書付きで、さばくことから楽しめるセット「大漁丸」と、切り身になった「魚屋さん」の二種類がある。

伊豆から産地直送される、ハーブを使った味付けの干物セットも好評。昔ながらの製法で、無添加、天日干しにしており、本物の干物製造に取り組んでいる。

全国有機農法連絡会（野菜宅配）
TEL023-654-1091
FAX023-654-6115
山形県天童市矢野目2442
http://www.zyr.co.jp/
安心工房（魚介類・肉・惣菜宅配）
TEL023-652-2282
FAX023-652-2283
山形県天童市矢野目2443
http://www.anshinkoubou.co.jp/
＊どちらも入会金・年会費なし。

★オススメの安全な商品★

どれみ村の有機野菜

阿蘇の大地で育った旬の有機野菜を宅配

音楽家の天波博文《てんぱひろふみ》さんが、一七年前に京都と熊本を結んで設立した有機食品の産直グループが「どれみ村」である。

阿蘇《あそ》山麓《さんろく》から続く内陸部の、寒暖の差が大きい地域で、微生物とミネラルを用いる自然農法を行っているため、野菜が美味しいと評判だ。

有機農家が二〇軒、消費者が限定七〇〇世帯、という小さなグループに抑えているので、扱っている食品は、すべて安全性のレベルが高い。

会員になるにはどれみ村への「入村料」として一万円を支払い、まず有機野菜の基本セットを選ぶ。

新婚家庭用の「リズムセット」、小家庭用の「メロディーセット」、大家族用の「ハーモニーセット」の中から一つを選び、配達を毎週、隔週、月一のどれにするかを決めて注文すれば、野菜BOXが定期的に届きはじめる。

そのときに希望すれば、自然卵、天然酵母パン、有機米、調味料なども同時に届けてもらうことができる。

毎回ではないが、露地栽培の完全無農薬イチゴや柑橘類《かんきつるい》など、普通ではまず手に入らない珍しい果物の案内も入る。それが楽しみで会員になっている人も少なくない。

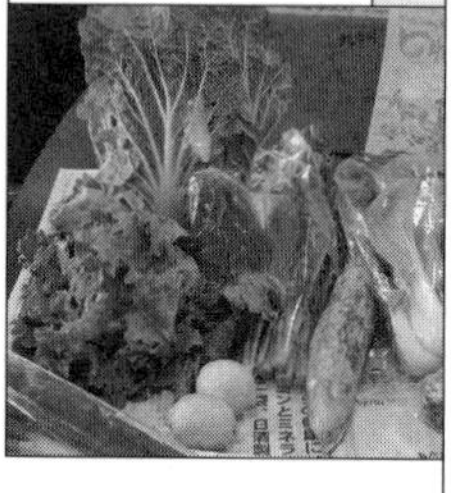

天波さんが作詞作曲した「ぱっぱらパパ」は、二〇〇二年にNHKの「みんなのうた」になっている。現役のシンガーソングライターとして活躍しながら、天波さんは、熊本から有機野菜を週に一回、送り続けているわけだ。

生真面目な有機野菜に、音楽センスあふれた解説がついてくる。その原稿を楽しみにしている会員も多い。

もちろん露地野菜は計画どおりに採れないので、野菜BOXには何が入っているかわからないのだが、それも楽しみの一つにして、野菜の旬の季節感と美味しさを味わってほしいと天波さんはいう。

気持ちにゆとりのある会員が多いのが「どれみ村」の特徴だ。

あなたも、一年ほど食べ続けてみると、人生にゆとりが生まれるだろう。

どれみ村
TEL0966-68-6010
FAX0966-68-6011
熊本県葦北郡芦北町箙瀬165-1
《入村料1万円、有機野菜宅配BOX：2000〜3800円（送料別）》
＊野菜の他にも、たくさんの自然食品を購入することができる。野菜の配送範囲は、宅配便が翌日に届く中部地方以西に限定。
＊資料の請求はFAXで。

果物

オレンジ・グレープフルーツ
レモン
ミカン
バナナ
イチゴ
アメリカンチェリー・サクランボ
桃
リンゴ

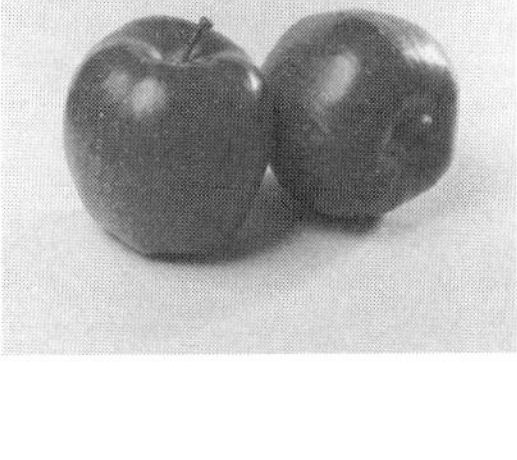

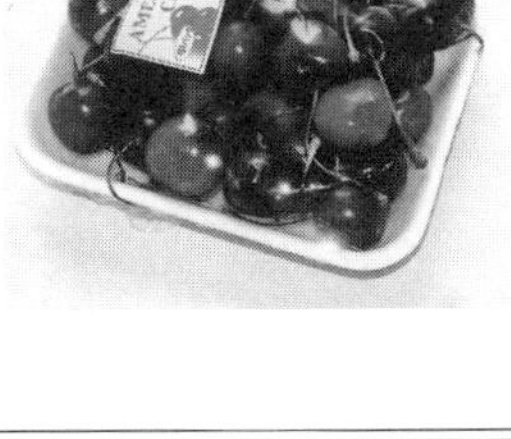

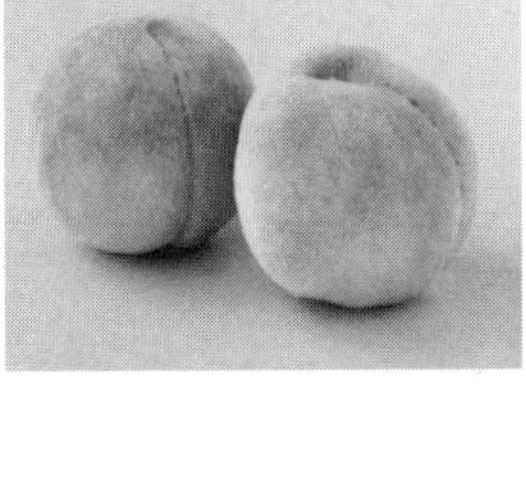

カリフォルニアから最悪の添加物とともにやってくる

オレンジ・グレープフルーツ

きれいなオレンジが、スーパーの入口近くに並んでいる。薄めのオレンジ色は、さわやかなカリフォルニアのイメージで、日本の柑橘《かんきつ》類よりあか抜けて見える。

このさわやかな色彩に惑わされてはいけない。実は毒のようなものが塗られているのである。

柑橘類の扱い方が、日本人とアメリカ人では異なっているとしかいいようがないが、だからといって、わざわざ有害なものを食べることはない。

アメリカでのオレンジ処理工程をみてみよう。

処理場に入ったオレンジは、まずブラッシングされる。ここで、オレンジに付いた薄茶色のカサブタなどが削り取られて、きれいな色になる。

この処理によって、オレンジの表皮は、傷だらけになる。細胞膜が破れているから、このままではすぐにカビが発生する。

そこでカビが生えないよう処置がほどこされる。

殺菌剤をスプレーし、次に白カビを殺すOPP（オルトフェニルフェノール）入りワックスをかけて赤外線で乾燥させ、さらに緑カビを殺すTBZ（チアベンダゾール）やイマザリルをスプレーする。

こうして果皮の表面がきれいに見えているわけだが、ピカピカするのは、農薬入りのワックスが光っているのである。

オレンジがどれほど危険になっているかは、風呂に発生する黒いカビを考えてみれば、すぐわかる。

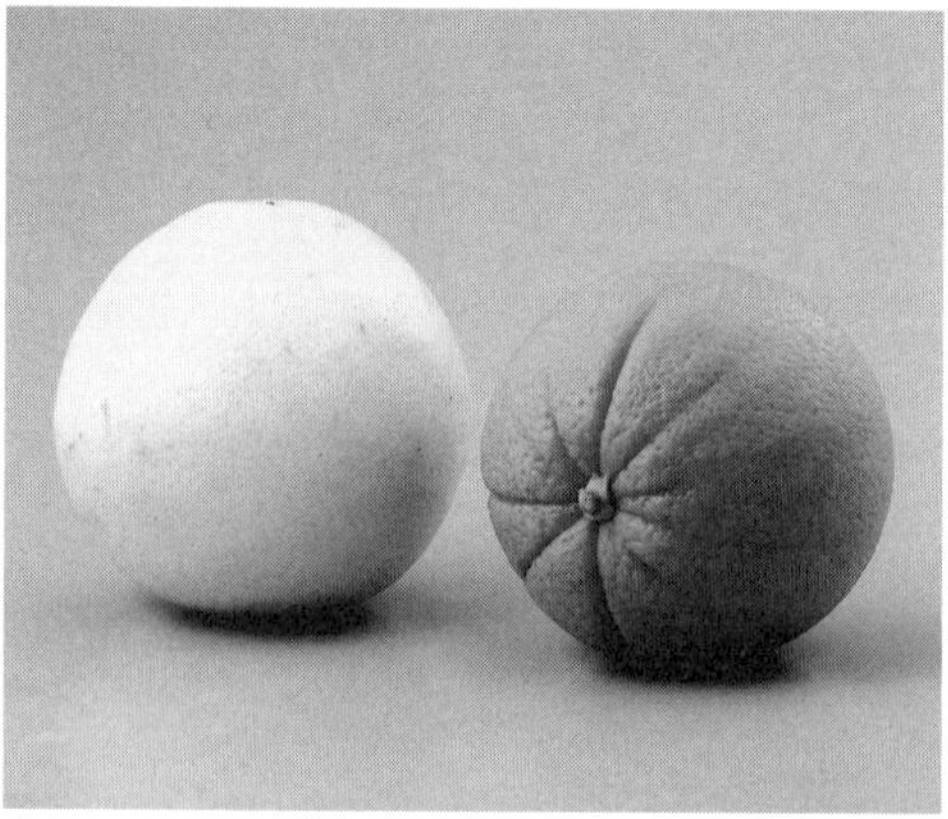

「まぜるな　危険」と表示されているカビ落としでせっせと落としても、カビはまた生えてくる。ところが、オレンジの皮からはカビが生えてこないのである。

グレープフルーツも同じである。

カビが生えないほど強力な毒物が塗られているようなものは、食べものと

郵便はがき

112-8731

料金受取人払

小石川局承認

1117

差出有効期間
平成19年9月
4日まで

東京都文京区音羽二丁目
十二番二十一号

講談社
学芸局出版部 行

『新・食べるな、危険!』

★この本についてお気づきの点、ご感想などをお教えください。

このハガキには住所、氏名、年齢などの個人情報が含まれるため、個人情報保護の観点から、通常は当出版部内のみで拝読します。著者への回送、ならびに講談社からの各種ご案内の通知をご承諾いただける方は、下記の□に✓をつけてください。

□ ハガキの回送・案内の送付を承諾します。

愛読者カード　『新・食べるな、危険！』

ご購読いただきありがとうございました。今後の出版企画の参考にいたしたく存じます。ご記入のうえ、ご投函ください。(切手は不要です)

a　ご住所　〒□□□-□□□□

b　お名前
(ふりがな)

c　年齢（　　）歳

d　性別　1男性　2女性

e　ご職業　1会社員(事務系)　2会社員(技術系)　3会社役員　4公務員　5教職員　6研究職　7自由業　8サービス業　9商工従事　10自営業　11農林漁業　12主婦　13家事手伝い　14無職　15学生　16その他(　　　)

f　本書をどこでお知りになりましたか。
1新聞広告（朝、毎、読、日経、他）　2雑誌広告(　　　)　3書評
4実物を見て　5知人にすすめられて　6その他(　　　)

g　お買い上げ書店名を教えてください。

h　身の回りの生活の中で、「食品と暮らしの安全基金」に調査・検査してほしいと思うものがありましたらお書きください。

i　小社発行の月刊PR誌「本」（年間購読料900円）について
1定期購読中　2定期購読を申し込む
3申し込まない

いえない。

この工程で使われる三つの毒物は、アメリカではポストハーベスト農薬として使用されている。

日本には、収穫後の農産物に農薬を使用する感覚はないから、一九七四年にアメリカから輸入された柑橘類からOPPとTBZが検出されると、厚生省（当時）は違法添加物として摘発《てきはつ》した。

すると、アメリカは、日本に許可するよう圧力をかけてきた。

そして、厚生省は、七七年にOPPを、七八年にTBZを許可したのである。

大統領と副大統領が、日本の首相に会うたびに許可を要求したといわれ、それ以降、厚生省は、アメリカには抵抗しないことが慣例になってしまったのだ。

それでも、これらの物質が人や動物に安全であれば文句はない。

ところが、許可後の動物実験で、OPPは発ガン性、TBZは催奇形性《さいきけいせい》が見つかり、食品添加物としては許可すべきでないことが判明したのである。

イマザリルの認可には、われわれも深くかかわっている。

一九九〇年六月に、神山美智子弁護士が、日本生協連合会の調査団長としてサンキストのレモン処理場に入った。

そしてアメリカ国内向けの箱に、OPP、TBZと記載されている隣に「イマザリル」と英語で表示されているのを見つけた。

一方、日本でレモンの箱を手に入れると、日本語の表示にはOPP、TBZとあったが、イマザリルの記載はなかった。横にあった英語の表示も、イマザリルだけが削除されていた。

日本ではイマザリルは違法添加物なので、日本向けのレモンには使わないようにして、表示を削除したのだと思った。

ところが、である。

念のためにわれわれが検査してみると、レモンだけでなく、オレンジとグレープフルーツからも検出されたのだ。

違反率は八割を超えていたので、われわれは、厚生省にこの問題をつきつけたが、まったく動かなかった。

意図的な違法行為の証拠も出しているのに何の行政措置も取られないまま、それから二年たった。

すると、突然、厚生省は次のように発表した。「イマザリルを食品添加物として認可する予定だ」と。

しかし、その直前に、イマザリルは違法添加物であると、公式文書が出ていたのである。

形式的に違法を認めはしたが、一度も取り締まらないまま、違法状態を是正するとして、一九九二年に認可してしまったのである。

認可に対しては、もちろん反対運動が起こった。そして、発ガン性や遺伝毒性があるだけでなく、アメリカでは

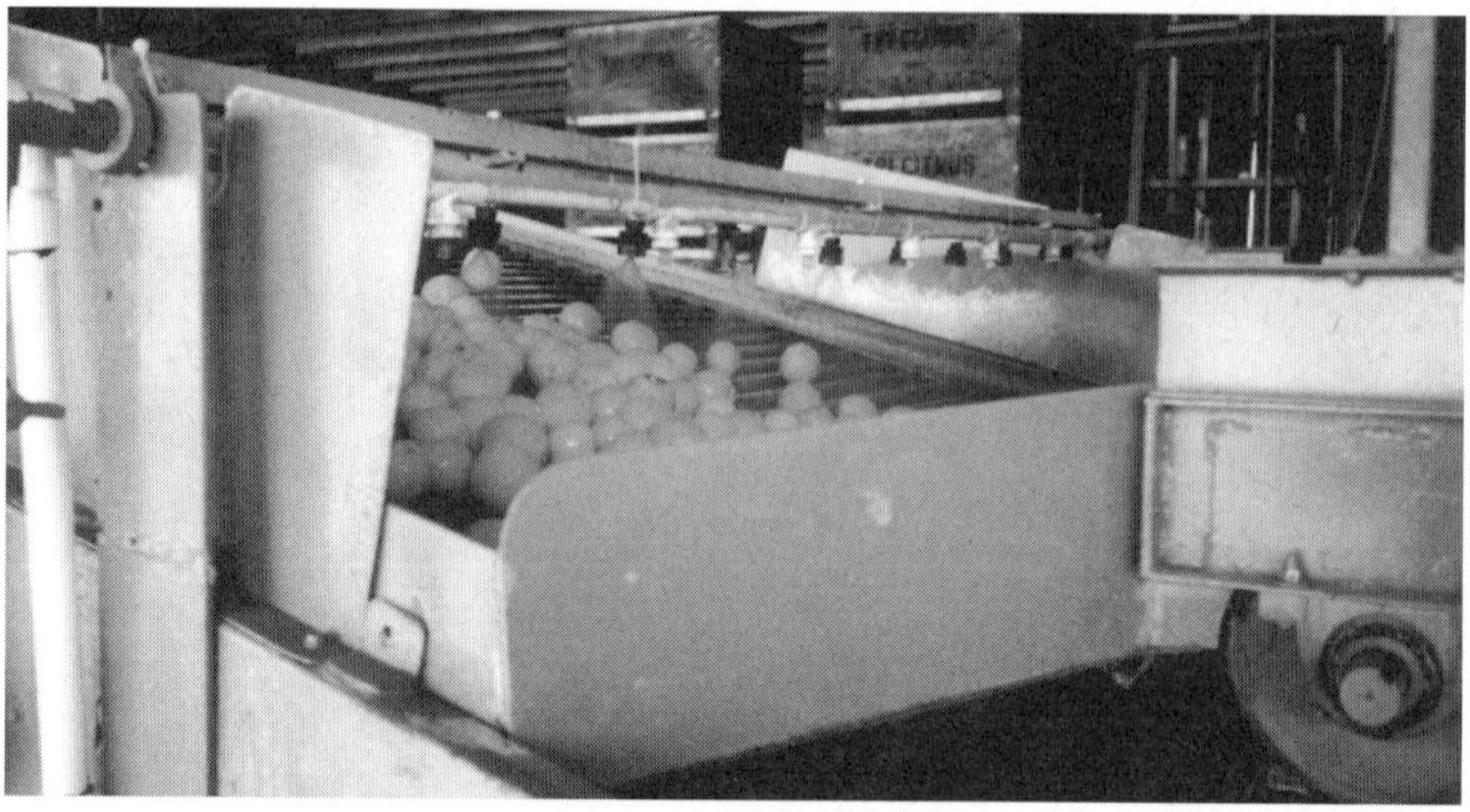

①ブラッシングで傷だらけにした後、消毒のため、殺菌剤がスプレーされる。

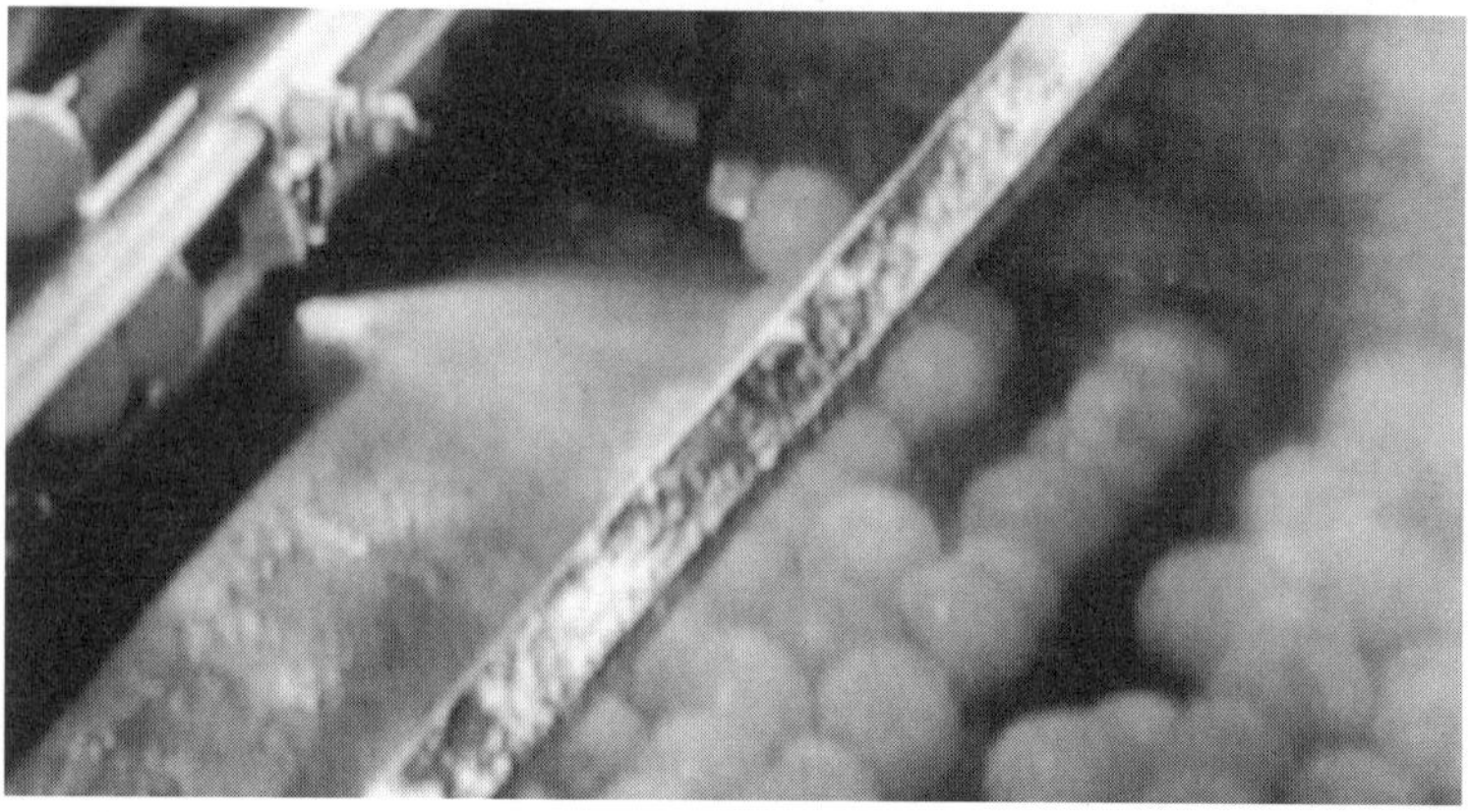

②カビ防止剤をスプレーし、赤外線を当てて水分を飛ばす。（ビデオ撮影②③④）

男性用経口避妊薬として特許が取られていることも判明した。しかし、認可が取り消されることはなかった。

これだけ悪質な毒性をもつ食品添加物はほかに存在しない。イマザリルは、日本では最悪の添加物といえる。

今のオレンジやグレープフルーツには、カビを防ぐため、ＯＰＰ、ＴＢＺ、イマザリルが塗られている。だから、梅雨の時でもカビが生えることはない。

本来ならビタミンＣが豊富で健康によさそうなオレンジやグレープフルーツを食べても、ジュースを飲んでも、「健康になった」という人がいないのは毒物のせいではないかと、われわれは疑っている。

アメリカ人が食べているからといって、何種類ものカビ防止剤を使ったオレンジやグレープフルーツを食べるのはよくない。

もちろん輸入オレンジを使ってマーマレードを作るのもいけない。皮が一

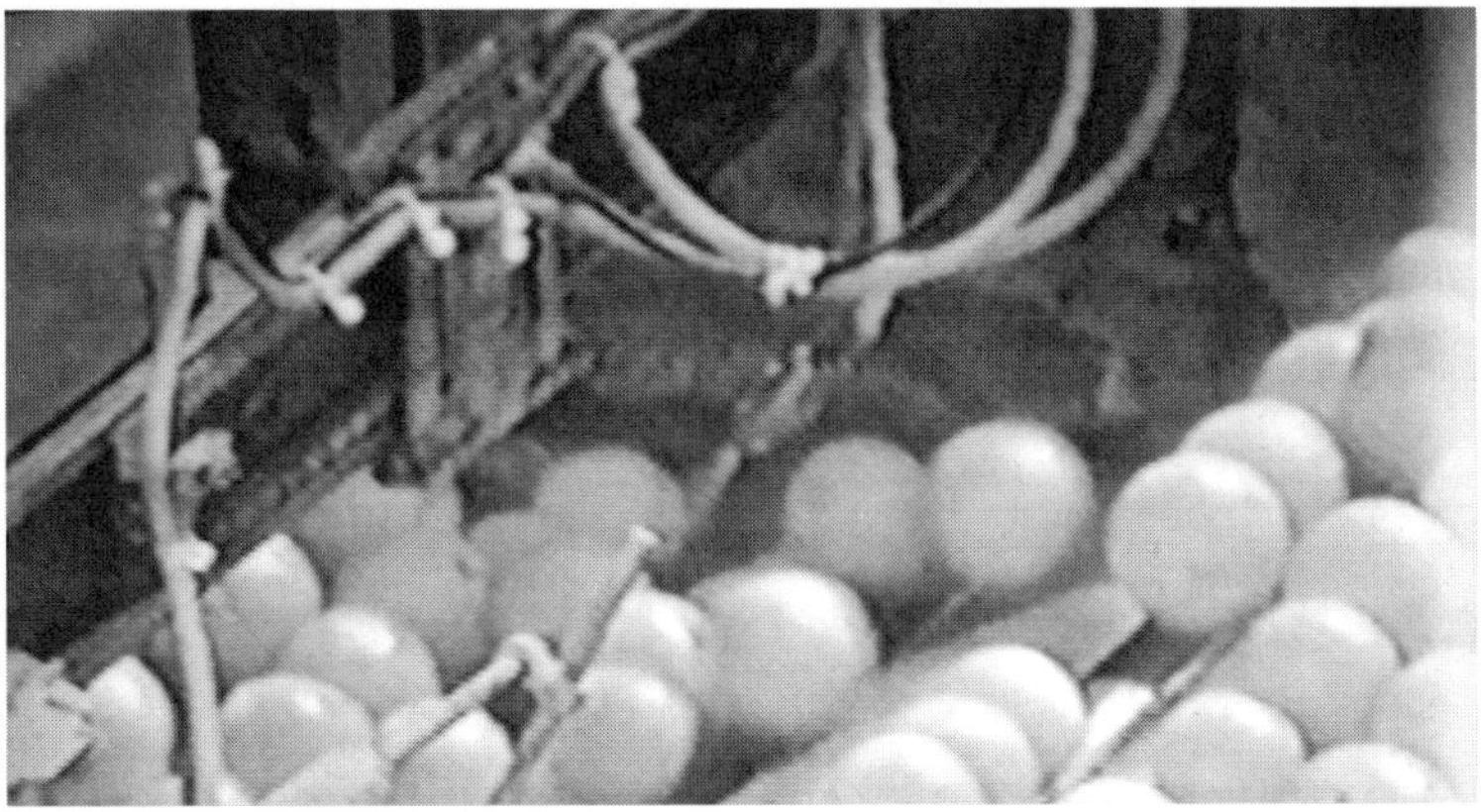

③三度目のカビ防止剤をスプレーした後、オレンジは選別工程に回る。

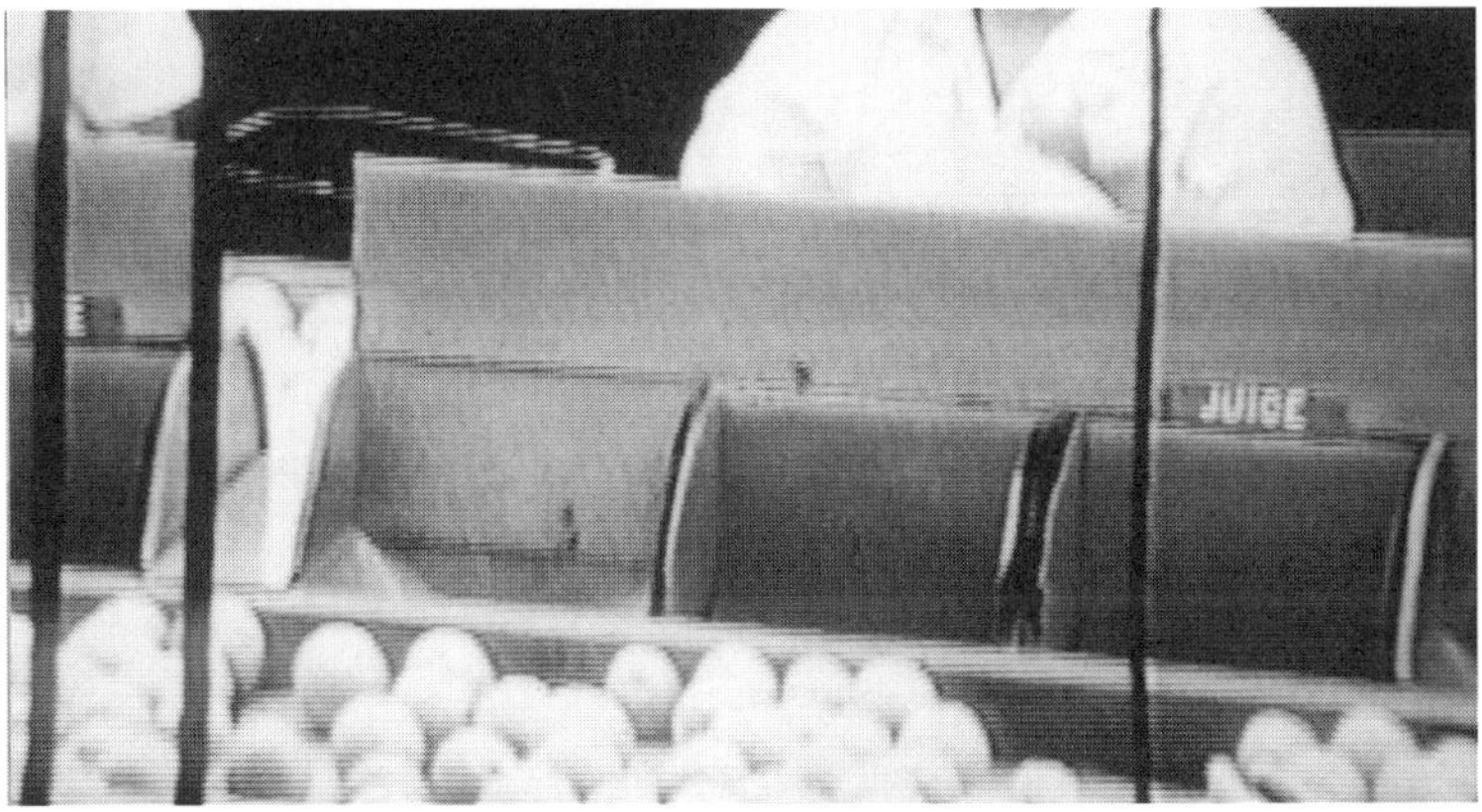

④規格外オレンジは「ジュース」の箱に。
（ビデオ『ポストハーベスト農薬汚染２』）

番危ないからである。

皮と実に残留するポストハーベスト農薬の量は、皮の方が一〇倍から一万倍も多い。

しかも、マーマレードにするときの加熱くらいでは、三つのポストハーベスト農薬は分解しないのである。

反対運動が功を奏して、ばら売りのオレンジやグレープフルーツ、レモンでも、プライスカードに添加物の表示をするよう厚生労働省が小売店に指示を出している。

あなたが食べている輸入柑橘類に何が用いられているのか、一度、確認してみよう。

柑橘類の選び方

①まれにだが、有機認定されたオレンジやグレープフルーツがスーパーにも並んでいることがある。見つけたら、見かけは悪くても「買い」である。

②日本の柑橘類はポストハーベスト農薬を使用していない。国産を選ぼう。

枯れ葉剤の主成分が検出された

レモン

レモンほど政治がらみの食品はなかった。その「政治」が、私たちの健康を害している。

　スーパーでのレモンの売り場面積は小さくなったが、たいていは「サンキスト」とそれ以外の、二種類のレモンが売られている。それ以外のレモンとは、国産レモン、「有機」や「無添加」などの輸入レモンである。

　サンキストレモンから違反農薬が検出されて大問題になったために、二種類のレモンが売られるようになったのである。

　一九九〇年春、カリフォルニアで、サンキストのレモン処理場を見学することができた。

　そこでは、コンテナで運び込まれたレモンは、塩素剤のプールに落とされ、引き上げられるとアルカリ剤で洗われ、さらに殺菌作用のある植物ホルモンの2・4-Dをスプレーしてから、冷蔵倉庫に入れていた。

　2・4-Dは、ベトナム戦争で用いられた枯れ葉剤の主成分で、発ガン性のある農薬だ。

　一方、倉庫から出してきたレモンには、発ガン性防カビ剤のOPP、催奇《さいき》形性《けいせい》のある防カビ剤TBZをかけて出荷していて、そのシーンを写真とビデオに収めることができた。

　日本でレモンを買って検査すると、2・4-Dが検出された。そのデータをつけて、同年八月に映像を公表したら、大問題になり、レモンの価格は暴落した。日本人は忘れやすいから、通常なら三ヵ月で価格は元に戻る。

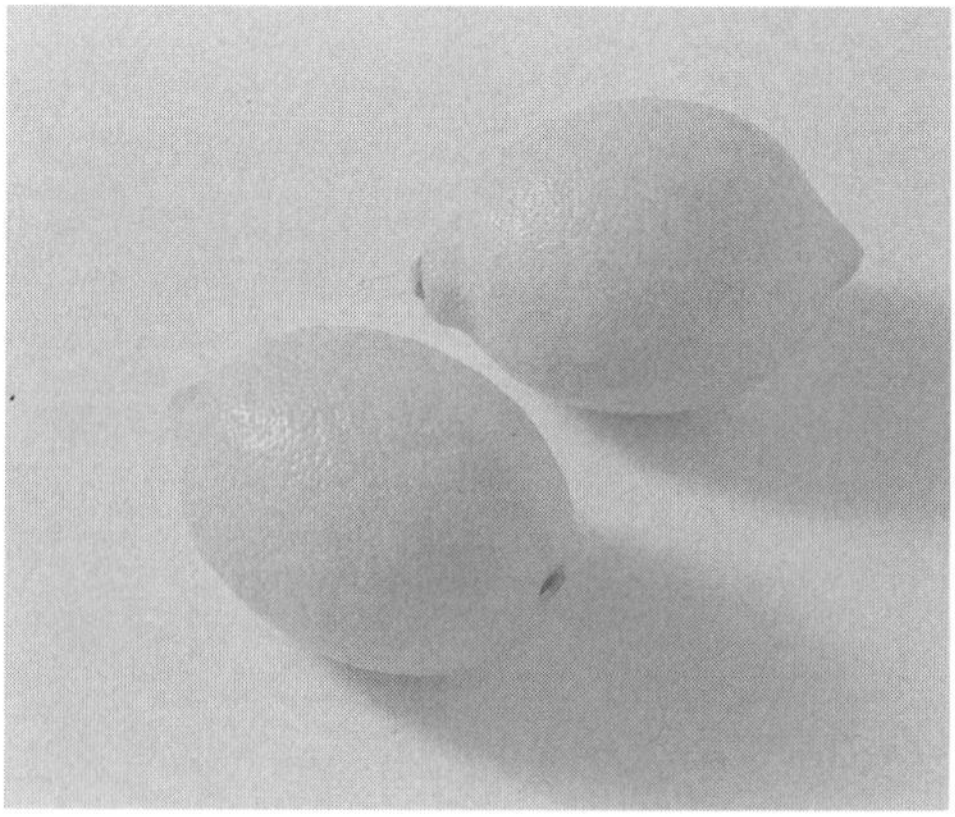

だが、われわれが『ポストハーベスト農薬汚染』というビデオを製作してアピールしたところ、レモンの価格はなかなか上がらず、消費量は回復しなかった。

　当時は、日本で売られているレモンはすべてサンキストだったから、一社だけが大損したわけである。

　一九九四年にサンキストの会長が来

日して、一三〇〇億円も損したと、食品と暮らしの安全基金を非難して回った。しかし損害賠償請求などの法的な措置《そち》は取らなかった。自分たちが日本の食品衛生法に違反しているのだから、そんなことはできなかったのだ。

食品衛生法では、「有毒な、若しくは有害な物質」を含む食品や、違反添加物を使用した食品の販売を禁止している。

この法律は、本来は非常に厳しい規制で、違反添加物が見つかると回収させられるのが普通だ。

最近では、香料が違反添加物と認定され、食品の大回収事件が起きた。

違反香料は、自然界にも存在する物質で、しかも微量なので、検査しても添加したのかどうかわからない。それが、内部告発で違反使用が判明し、大回収事件になったのである。

アメリカもEUも、FAOやWHOの専門家委員会もこの香料を認めていて、安全性に問題がないことがわかっていても、回収されたのだ。

それに対して、2・4-Dは、発ガン性や催奇形性のある違法な有害物質である。レモンの木にかけると枯れる除草剤だから、レモンの実から検出されたのは、収穫後に使用されたものに間違いはない。

しかし、厚生省（当時）は、規制するとアメリカから政治的な反発を食うので違反にはしなかった。

マスコミでは「日米レモン戦争」と書かれたが、日本側は市民団体とマスコミが違法レモンを追及しただけで、日本政府は何もしなかったのである。

アメリカ側は、日本の消費者と市民団体の非難を貿易障壁《しょうへき》の項目にリストアップした。そして、業界だけでなく、政府や大使館が正面に出て、通商問題として非難してきた。

しかし、われわれに対して直接の特別な圧力はなかった。

そんな対決が続く中で、日本の消費者は、レモンへの愛着と興味を失い、消費は低迷を続けた。

「2・4-Dの使用は食品衛生法違反ではないか」

佐藤謙一郎・衆議院議員を通じて衆議院議長から総理大臣に質問主意書を提出したことがある。一九九八年のことで、回答は、総理大臣から答弁書として出てきた。

「2・4-Dについては、その使用目的が収穫後のへた落ち防止である場合には、ご指摘の『保存を目的』とした添加物には該当しない」

食品衛生法の定義では、添加物は「保存を目的」に使用するものとなっている。

「保存を目的」にへた落ち防止剤を使っているのに、へた落ち防止剤だから「へた落ち防止が目的」で「保存を目的」とはしていないと、事実をねじ曲げて合法としたわけだ。

実は、アメリカ連邦規則に書かれた2・4-Dの使用目的には「殺菌」も含まれている。それを出すと違法にな

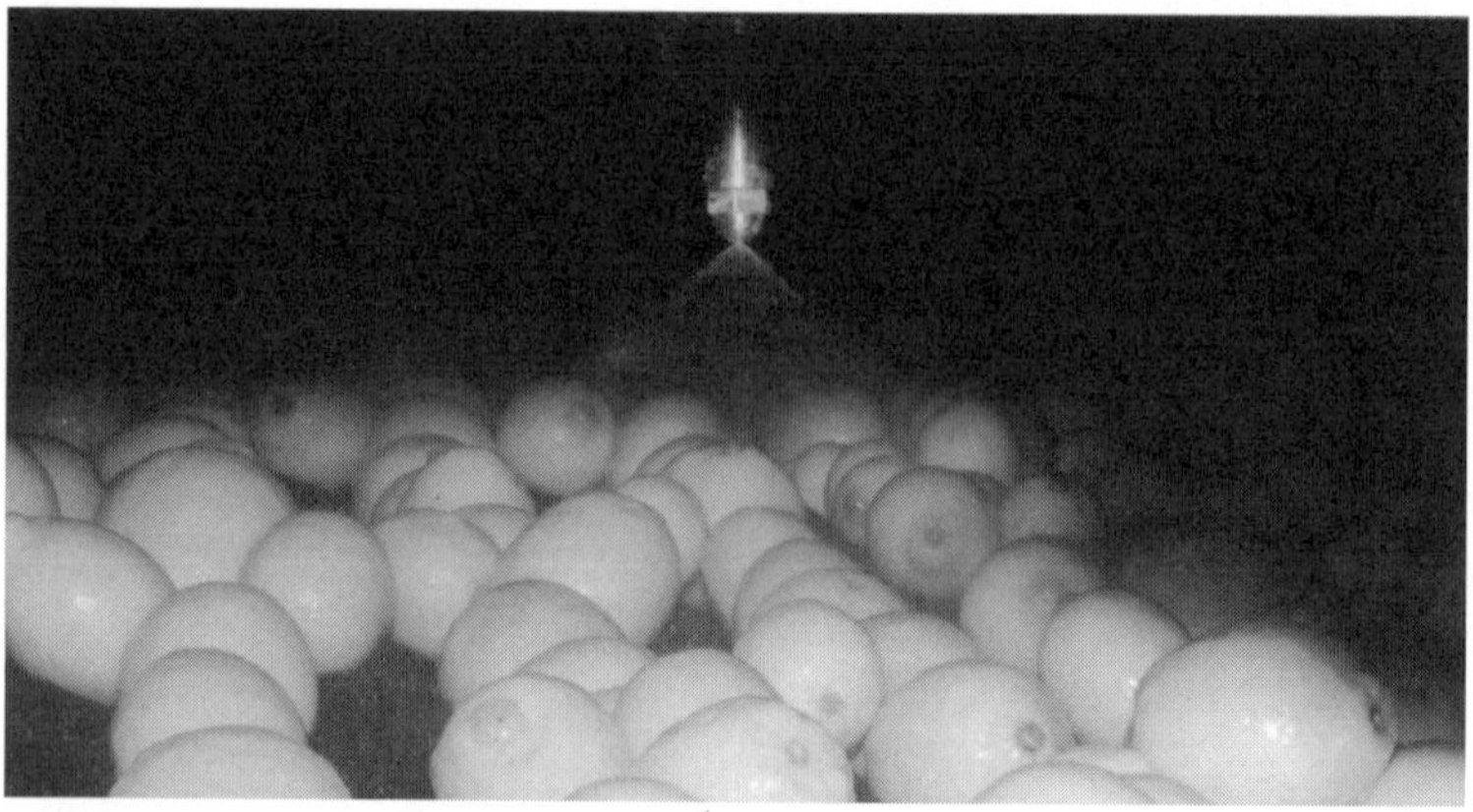

①ベトナム戦争で使用された枯れ葉剤の主成分2・4-Dをレモンにスプレー。

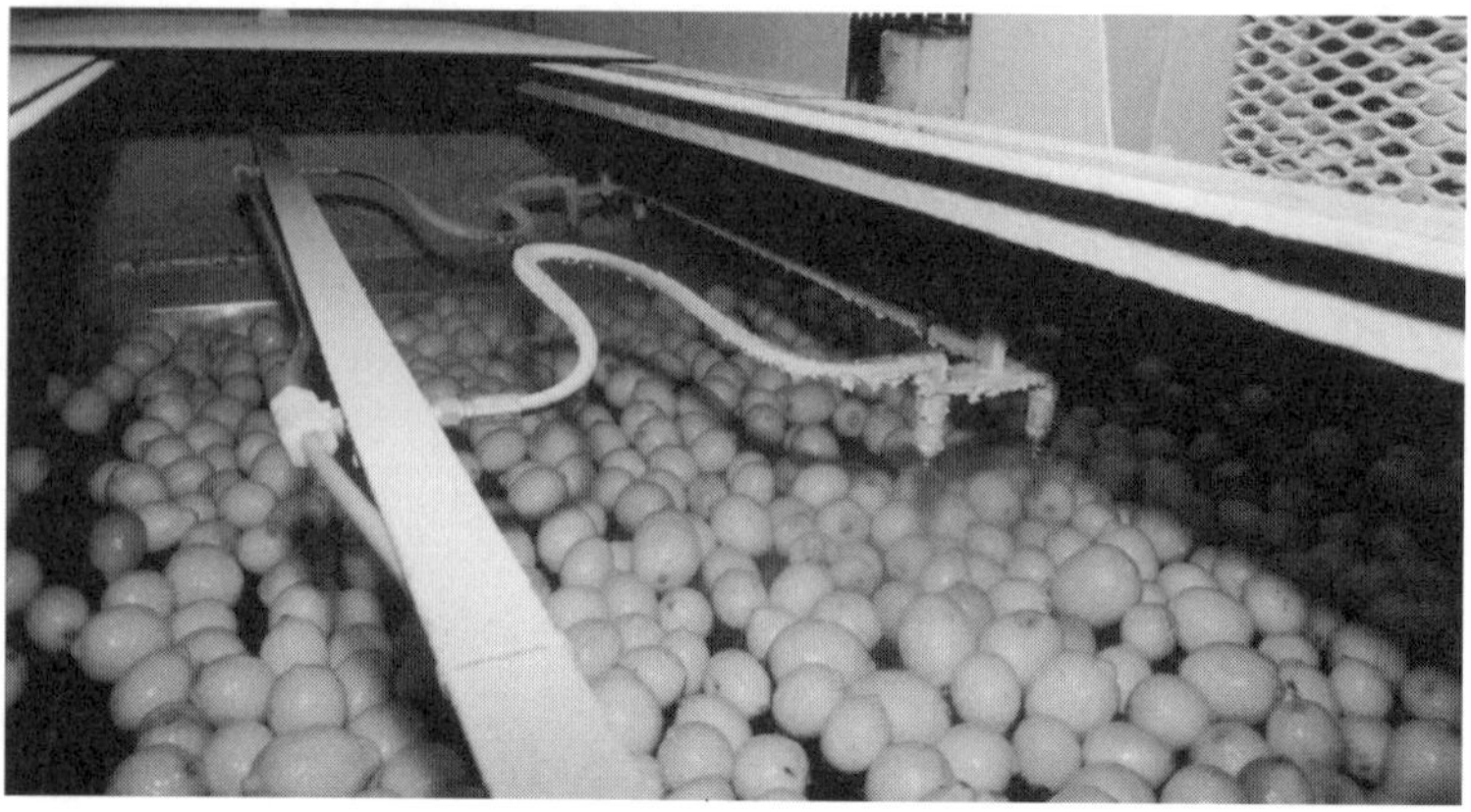

②レモンにTBZをスプレー。

るので、この点は意図的に無視して「へた落ち防止」に使われたと強弁し、取り締まるのを避けてしまった。

　二〇〇〇年四月、2・4-Dに残留農薬基準が設定された。ミカンを除く柑橘類の基準は二ppmである。

　しかし、これまで〇・三ppm以上のものは検出されていないから、この基準は、輸入レモンの使用実態に何の影響も与えない。

　アメリカやヨーロッパの消費者団体に聞くと、誰でも2・4-Dは大嫌いだったが、収穫後の柑橘類に使われていることは誰も知らなかった。

　日本は、甘い残留基準でこれを合法にし、使った時点で食品衛生法違反のはずのレモンは、輸入が続いている。

　そしてスーパーには「OPP・TBZ・イマザリル使用」と表示された輸入レモン、「無添加」輸入レモン、「有機」輸入レモンと、国産レモンの四種類が並ぶようになった。

　二〇〇五年四月に、この市場を揺る

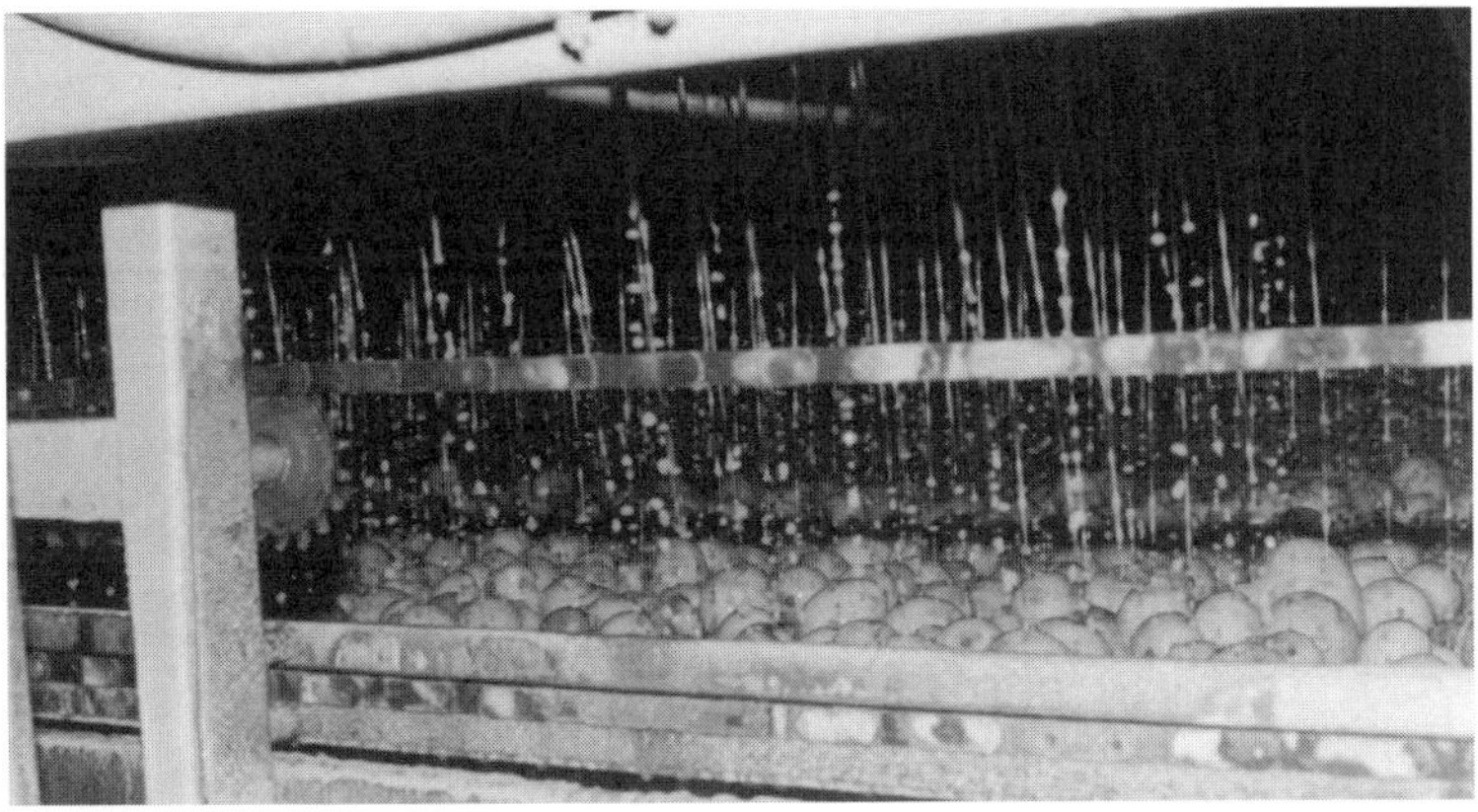

③レモンにOPPのシャワーをかける。

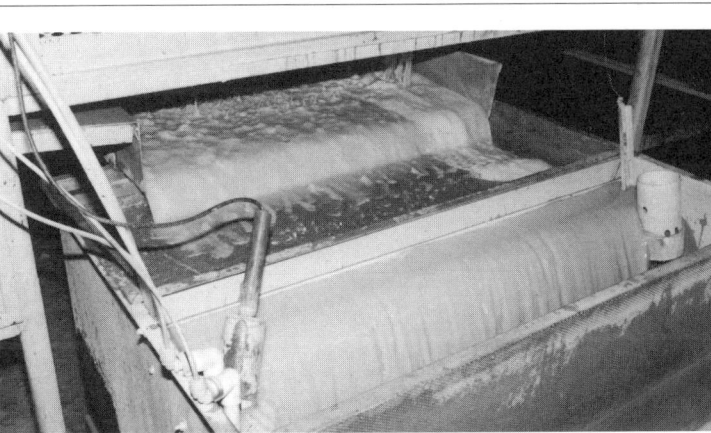

④流れ落ちるOPPの溶液。回収して再度使用する。

がす事件が発覚した。合成殺虫剤の検出で有機でないレモンが有機レモンに偽装されていたことがわかり、約一〇〇万個が販売されていたと農林水産省が発表したのだ。

JAS法で認定された小分け業者は「違反と知っていた。有機農産物は需要が高いが、入手が困難なのでやった」と述べている。

レモンの選び方

①OPP、TBZ、イマザリルが添加されていないものを選ぶ。
②国産レモンは、ほとんど農薬が検出されていないので、最優先に選ぶ。
③「無添加」レモンは、2・4-Dの心配があるので、優先順位はその次になる。
④レモンの代わりにユズ、スダチ、カボスなどの国産柑橘を使い分けると、安全性も、料理の質も高くなる。

怖い発ガン性農薬を含むことも
ミカン

ミカンは、かなり安全な果物である。輸入柑橘類のように、毒性の強いカビ防止剤が塗布されている心配もないし、農薬の残留も多くはない。もし農薬がついていても、厚い皮をむいて食べるのであまり心配はない。

ただし、実の中に危ない農薬が残留していることがあるから、まったく安心していいわけではない。

ミカンは、かつては冬に食べる果物の代表格だった。ところが、今はハウスミカンの登場で、一年中食べられるようになっている。

一一月〜三月は露地ものが中心で、四〜一〇月まではハウスものが主体になり、両者が重なる期間もある。

まず、露地のミカンへの農薬散布のスケジュールを見てみよう。

①四月〜五月：園地を整理し、伸びだした草に除草剤をかけて枯らす。昔は猛毒のパラコートが主流だったが、さすがに今はあまり使われない。

②同じく四月〜五月：「そうか病」対策に発ガン性のある殺菌剤を散布。

③五月中旬〜六月上旬：黒点病予防に二種類の発ガン性殺菌剤を撒く。

④六月中旬〜下旬：黒点病予防の殺菌剤、カイガラムシやアブラムシ、ダニ類駆除のために殺虫剤とマシン（機械）油を一〜二回散布する。

⑤七月中旬〜八月上旬：カイガラムシ類やゴマダラカミキリ対策に劇物スプラサイド乳剤を一〜二回散布。黒点病対策として殺菌剤、チャノキイロアザミウマ対策には殺虫剤、ダニ多発園では残効性の高い殺ダニ剤が欠かせない。

⑥収穫直前：果実の腐敗病菌を殺す殺菌剤として、また着色がよくなることを期待して残効性の高い石灰硫黄合剤を二回ほど撒く。

⑦冬：収穫が終わったミカンの木にマシン油を散布してカイガラムシを防除する。

これが、大まかな農薬散布スケジュ

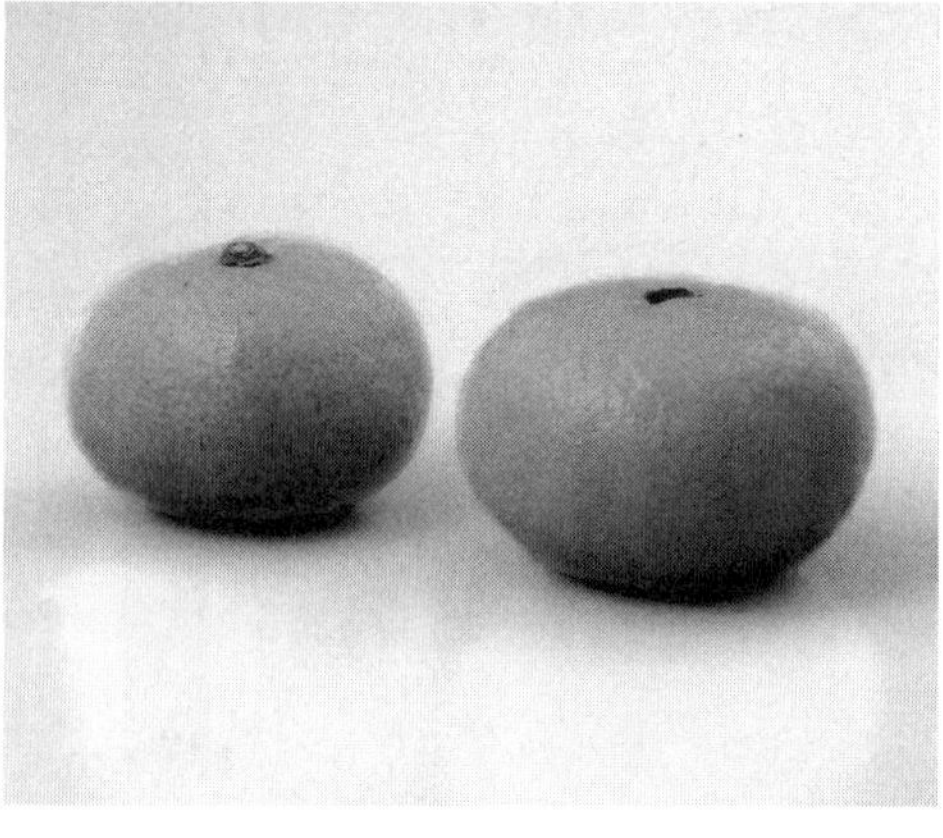

ールだが、同じ農薬を何度も撒くから、年間十数回から二〇回の農薬散布が行われているといえる。

スーパーに売られている露地もののミカンには、この程度の農薬が使用されていると思って間違いない。

ハウスミカンは、一般的にはこれより農薬の散布回数が少なくなる。意外なその理由は、ハウスの場合は防虫ネットで害虫をかなり防げるからである。そのぶん、殺虫剤の散布回数を減らすことができるわけだ。

ただし、防虫ネットは完全ではないから、しばしば害虫が発生する。そうなると殺虫剤を散布するから、つねに散布回数が少なくなるわけではない。

散布回数が減る裏では、散布量が多くなっているという事情もある。

ほとんどのハウスには、農薬や肥料の自動散布装置があって、準備さえしておけばバルブをひねるだけで、農薬を散布できる。こうして省力化に貢献している自動散布装置だが、人手で撒くようにていねいに農薬を撒いてくれないので、少し多めに農薬を撒いているのである。

だから、散布回数は減っても、散布量が減ったかどうかは、個々の農家を調べなければわからない。

ミカンには安全性の高い農薬が多く使われるという特徴がある。どの産地でも多く使われるのがマシン油で、つまり機械油が害虫対策に散布されているのである。これは農薬といっても、危険性はかなり低い。

最も怖いのは、ミカンの実の中に残留する農薬だ。

黒点病の予防に用いられる何種類もの発ガン性農薬の中で、最も怖いのはアセフェート（オルトラン）だ。

この農薬には強い浸透性があるから、根から吸収して実まで運ばれ、そこで、ミカンに病気が出るのを防いでいる。

それだけならいいのかもしれないが、分解しにくい農薬なので、ミカンの実の中に残留してしまうのである。

では、農薬の使用を減らすとどうなるか。

無茶々園（二一四ページ参照）の宇都宮広さんによると、見てくれが悪くなって、市場出荷の時点で評価が低くなり、買い叩かれるという。

実は、見てくれさえ問わなければ、もともとミカン栽培に農薬はあまり必要ではないのである。土作りがきちんとされて樹が健康に育っていれば、多少の菌や虫でやられてしまうことはない。

ただ、外観が悪くなる。それを嫌って農薬が使われるのだ。

ミカンの選び方

①産地、生産者を選ぶ。
②有機ミカンを選ぶなら、あまり外観にとらわれないこと。
③何度も農薬が使われていても、ポストハーベスト農薬を使った輸入柑橘類より、ミカンの方が安全性は高い。

かつては発ガン性殺菌剤入りのプールに投げ込まれていたバナナ

最近のバナナは、傷みやすくなった。

これは、殺菌剤を使わなくなったということであり、安心して食べられることを意味している。

そのせいか、バナナの人気が高まっている。

シェアの高いフィリピンバナナ、安さのエクアドルバナナ、おいしさの台湾バナナという生産国別の分類に加えて、ブランドごとに「完熟」「高地栽培」「収穫後無農薬」「有機」などと訴えながら、業界全体で健康にいいことをアピールしながら、売り上げを伸ばしてきた。

輸入量は、二〇〇四年にはついに一〇〇万トンを突破し、消費量もすでにリンゴを抜いて、果物ではトップのミカンに迫っている。

バナナは一九九〇年頃まで、三週間も傷まないのが普通だった。

なぜか。

バナナ処理場で農薬処理されていたからである。中米コスタリカでは、発ガン性殺菌剤のベノミルを入れた大きなプールにバナナの房を投げ込み、しばらく浸けておくのが、最初の措置《そち》である。バナナを引き上げた後、実についたカイガラムシを取るために殺虫剤をスプレーするが、驚いたことにほとんどの労働者は素手で作業していた。

これは見逃すことができないので、労働者の健康調査も兼ねて、フィリピンを取材した。

フィリピンの処理場では、せっけんと布でバナナを洗った後、ビニールの覆いの中でベノミルをスプレーしていた。そして三割の作業員は健康を害した状態で働いていることがわかった。まだ若いのに脳卒中、心臓病などで死者も出ており、作業員の子どもに小児ガンが多発していることも判明した。やはりバナナの処理場で用いられている農薬は、死につながるほど危険だったのである。

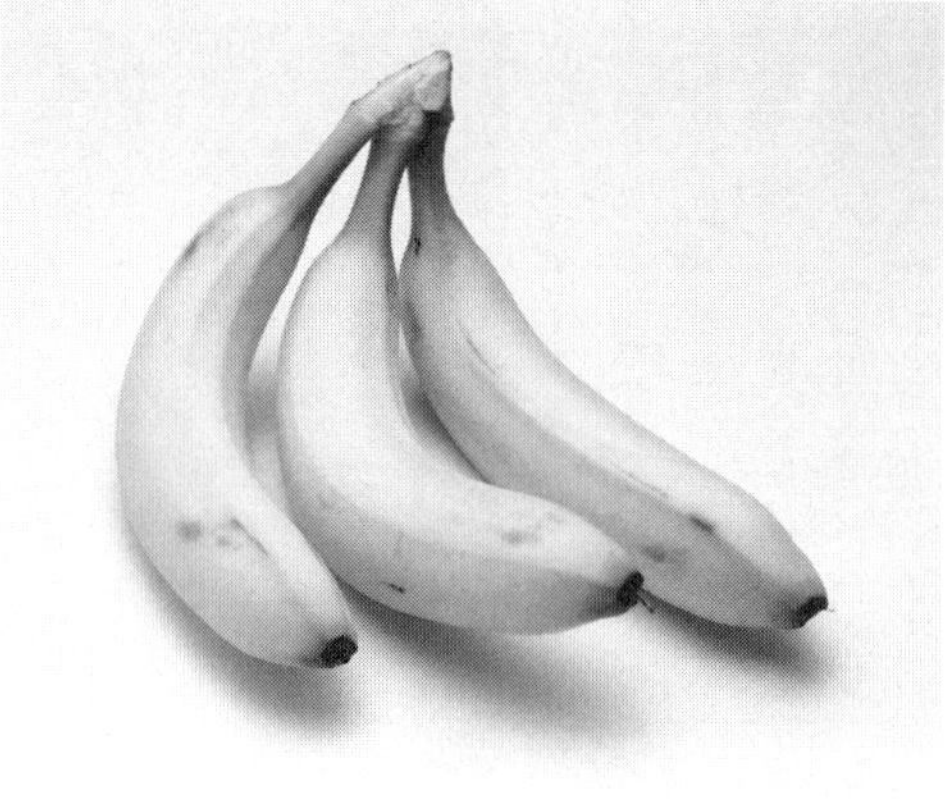

一方、台湾では、日本のルールにしたがって農薬を使用せず、漬物に用いるミョウバンを使っていた。

その映像を、TBSテレビの朝番組で流したら、翌日にはフィリピンとエクアドル産バナナは価格が二割下がり、台湾バナナは二割高くなった。

それからしばらくたって、厚生省(当時)が一六年ぶりに違法見解を出した。一九九二年一一月一九日、われわれに食品化学課長が「許可されていない殺菌剤を収穫後の農産物に使用するのは違法」と述べたのだ。

これが朝日新聞で紹介されたので、輸入食品業界は驚いて大騒ぎになった。バナナに限らず、ほとんどすべての生鮮輸入農産物が違法状態だったからだ。

一ヵ月後、バナナは傷みやすくなった。

収穫後に殺菌剤を使用するとバナナは傷みにくくなるが、今のバナナは傷みやすくなったから、殺菌剤を使わなくなったか、減らしたといえる。

九三年には、ベノミルは人にガンをつくる可能性が高いという理由で、収穫後や加工中に使用するのは違法と、アメリカで判決が下った。このため多くのバナナ会社は、こっそりと別の農薬に切り替えた。

この違法判決と時期を同じくして、またもや日本のバナナが傷まなくなったのである。何かを使っているはずだが、それが何かはわからなかった。

それを発見したのが東京都立衛生研究所食品研究科である。

九四年一月、台湾産を除くすべてのバナナに殺菌剤のビテルタノールが含まれていて、基準を超えたものもあると発表した。

これでようやくバナナ業界の一部は、違法行為を本当にやめた。

九八年に七種類のバナナを買ってきて放置しておいたら、五種類は自然に傷んだのだ。そこで、われわれは「かなり安全になったバナナ」と、初めて業界をほめる記事を月刊誌『食品と暮らしの安全』に書いた。

すると驚いたことに、エクアドルバナナの輸入商社の代理弁護士から、信用と名誉を毀損《きそん》したので、謝罪記事を載せるようにと内容証明郵便で催告書が届いた。

記事に「傷まなかった二種類のバナナはエクアドル産」と書いたことが先方には痛かったようだ。

裏付けを取るため、あわててエクアドル産バナナを六つ買ってきて検査したら、すべてからビテルタノールが検出された。しかも、一つは基準を超える違法レベルだった。

次に、軸《じく》を検査すると、皮の三倍も検出された。これは、切り口から軸に農薬が浸透したことを示しているので、エクアドル産バナナは、日本では違法食品になることを証明できた。

予期しない問題点も見つかった。

普通の二つのバナナの検出値より、「減農薬」バナナの検出値は二倍も高

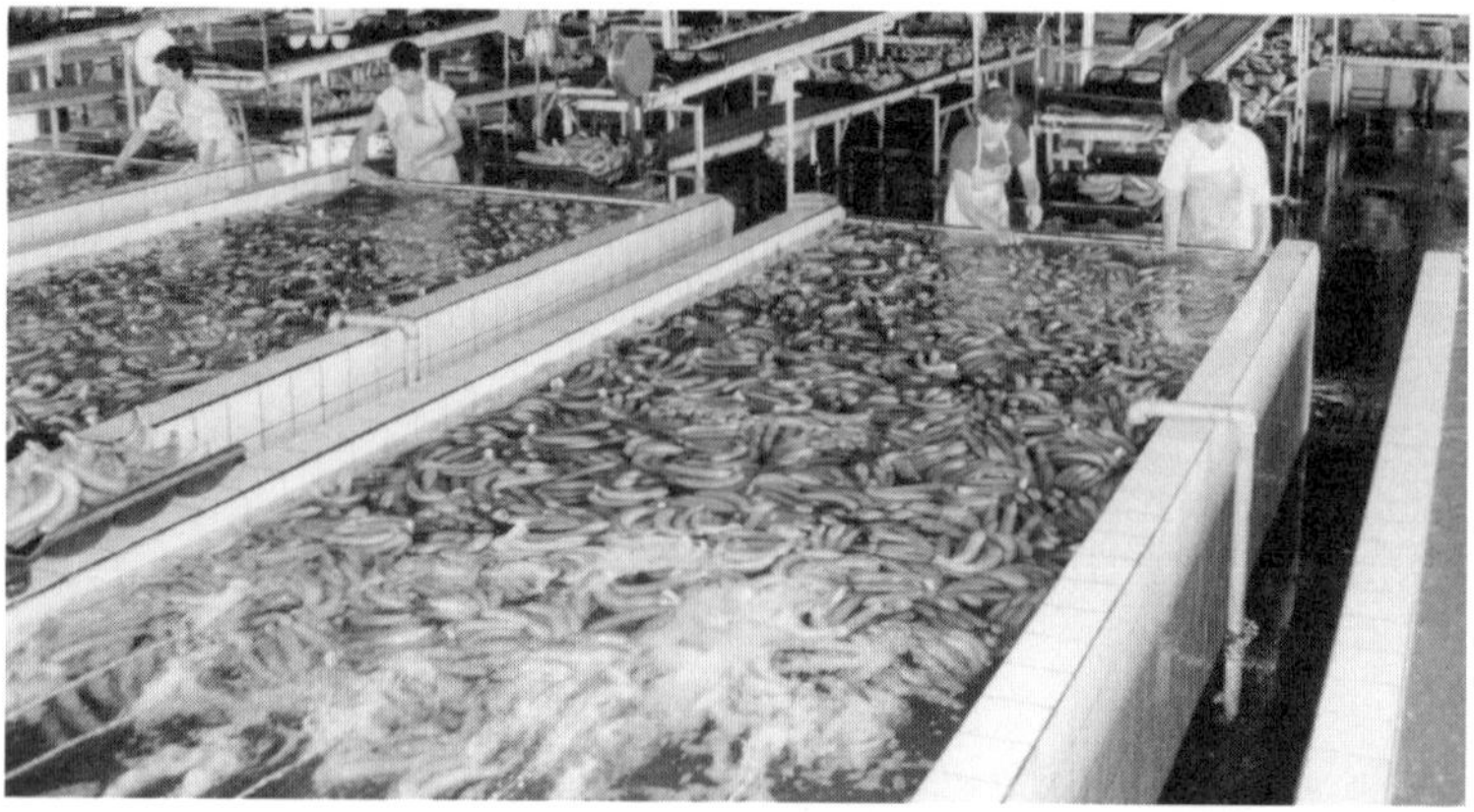

①発ガン性殺菌剤ベノミルのプールに浸けられたバナナ。

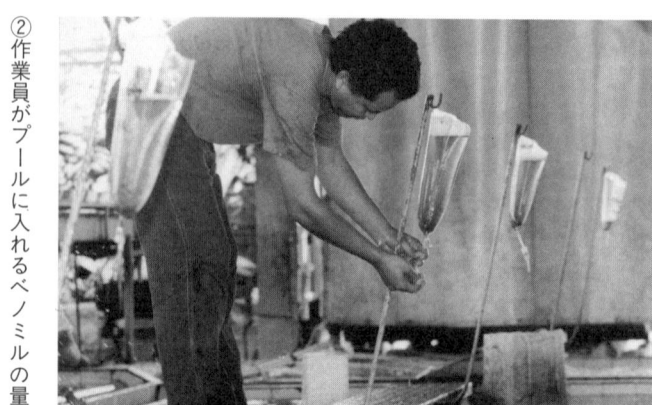

②作業員がプールに入れるベノミルの量を調節している。

かったのである。これでは、エクアドル産の「減農薬」表示は信用することができない。

この農薬が消費者にとって怖いのは、傷むのがわかりにくいことだ。実が黒くなるのではなく、白いまま透明に溶けていく。注意しないと、農薬と細菌がいっぱいのバナナを食べてしまうことになる。

二〇〇二年の始め、その輸入商社の社長から「今はビテルタノールを使用していない」と電話が入り、不検出データも届いた。

このように、バナナ業界とのやりとりはいろいろあったが、一流の国際企業が何度もこっそりと違反行為を繰り返すだろうか、と疑問に思われたかもしれない。

ところが、それを裏付けるような表示違反が行われていたと、〇五年に農林水産省が発表した。

有名な国際果物資本のドールが、〇一年五月ごろから〇四年一一月まで、

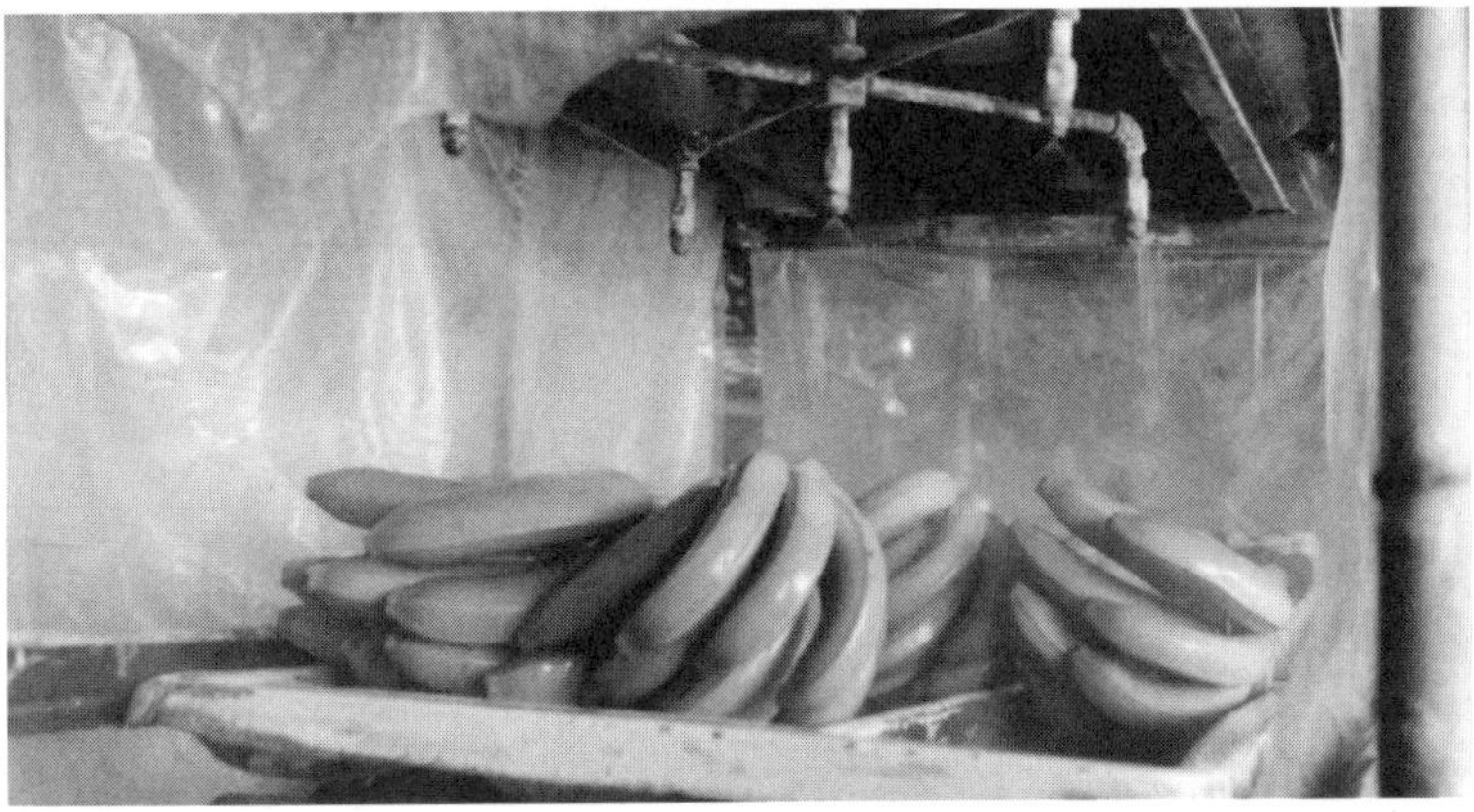

③今でも一部では、バナナにベノミルをスプレーしている。

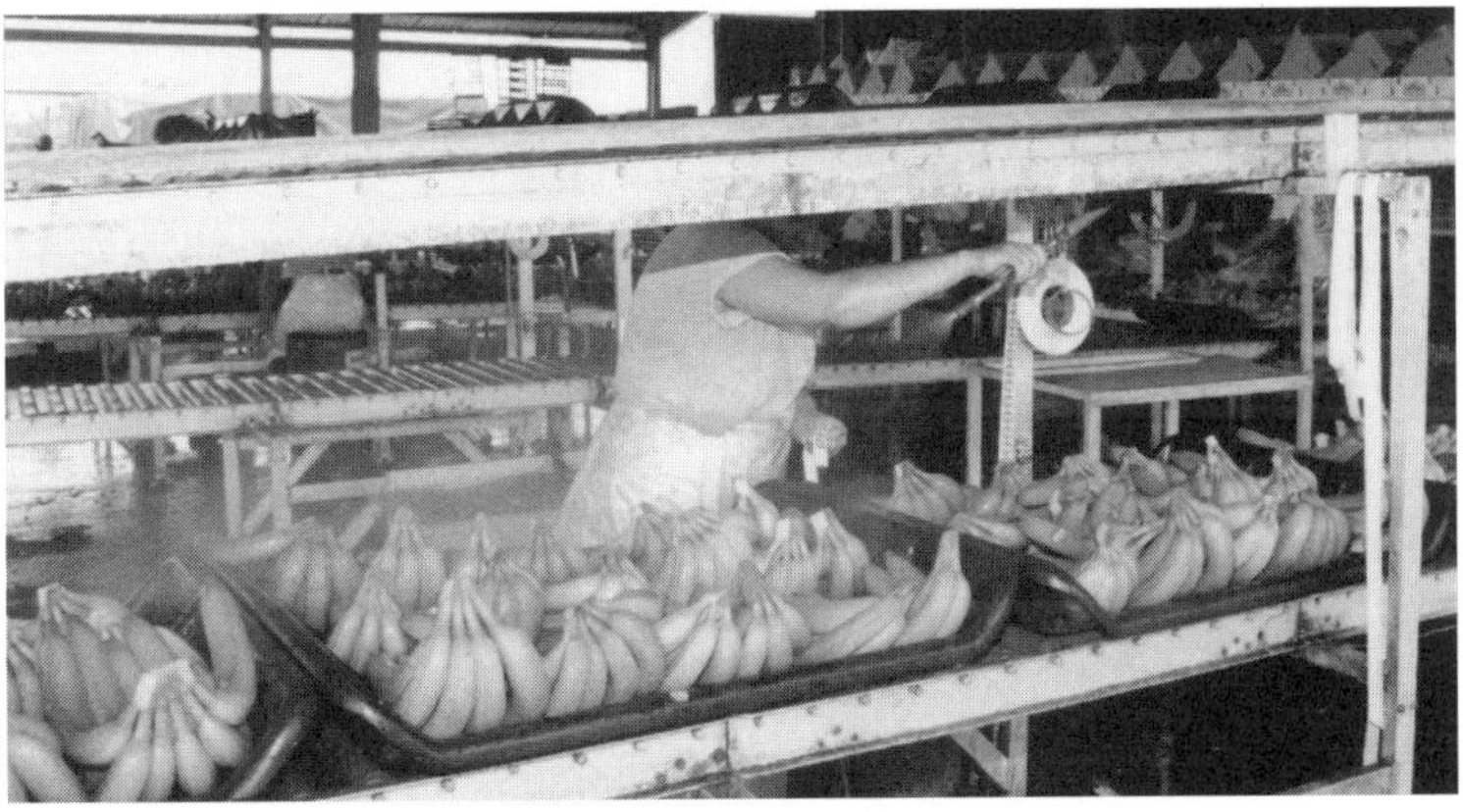

④残留性の高い殺虫剤クロルピリホスをスプレーしてから、箱詰め。

化学農薬が使用されたフィリピン産バナナを、「指定農園で化学合成農薬を一切使用せずに有機肥料で育成しました」と、表示して販売していたというのである。農薬が検出されたので、ウソの表示がバレたのだ。

バナナの選び方

①日本に輸入されるバナナは、かなり安全になっている。しかし、国際的にはポストハーベスト農薬が禁止されていないから、日本向けでないバナナが輸入されると、農薬が検出されることになる。

②バナナを放置して、傷みやすそうだったらそれは安全だから食べればいい。傷まないバナナは、農薬が含まれている可能性が高い。

　室温が一三度以上で、バナナの放置実験をしてみよう。皮と実が自然にバランスよく傷んでいけば安全だ。

③有機バナナだけは信頼性が高い。

イチゴ

輸入ものは一ヵ月たっても傷まないほどの殺菌剤が残留

本来のイチゴは、買い物袋がちょっとどこかへ当たると、もう傷んでいる。ところが、輸入イチゴは、三週間たっても傷まない。

これは、異常である。

知らないだけで、あなたも異常なイチゴを食べているかもしれない。

イチゴが輸入されるようになり、年中スーパーで売られるようになってから一五年近くたつ。

かつては、日本で採れない七月以降は、イチゴは店頭に見られなかったが、現在では、輸入ものが店頭に並んでいる。

輸入相手国は主としてアメリカで、二〇〇四年には輸入量の九五%をアメリカが占めている。もちろん空輸で入ってくる。

初めてアメリカ産のイチゴを買ったとき、まったく傷んでいないことに驚いた。どうしてなのか。

理由は二つある。

一つは、輸入されるイチゴは、アメリカの中でも丈夫な品種が選ばれていることだ。

もう一つは、保管と流通が合理的で、収穫後に時間を置かずに急速に冷やし、炭酸ガスを入れて密封してから、冷蔵輸送しているからだ。

ただし、日本向けのものは、病原菌を殺して輸入検疫をパスさせるため、まず、倉庫に入れ、臭化メチルで三時間燻蒸《くんじょう》してから冷蔵倉庫に入れている。だから、アメリカの国内向けよりは条件が悪い。

まず、臭化メチルは大丈夫なのか、という心配がある。イチゴは皮がないから、これが残留していると、そのまま体内に入ってしまう。

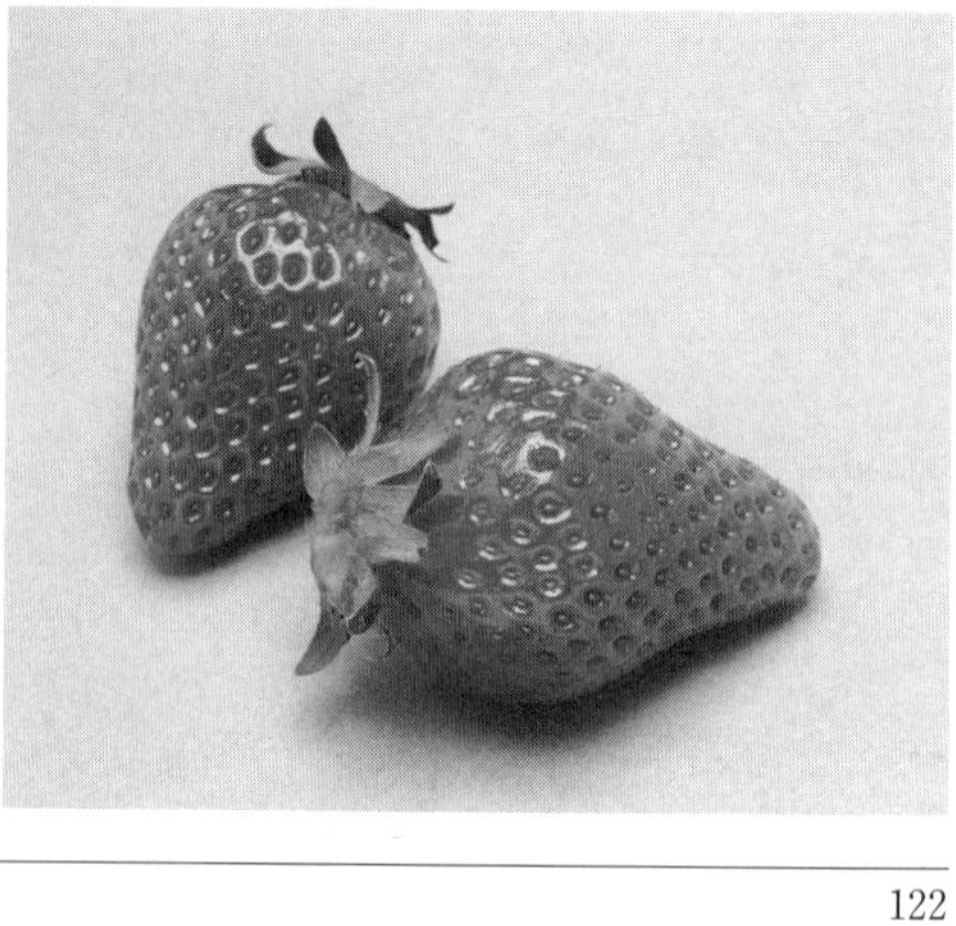

実際はどうか。

臭化メチルは燻蒸剤で、イチゴの表面についた細菌を殺すだけでなく、実の中に入っている虫や菌まで殺してしまう。

しかし、浸透しやすい物質は飛びや

すい物質でもある。だから、イチゴにそのまま残留していることはない。

　また、臭化メチルは、急性毒性が非常に強い。ということは、化合しやすいということであり、残留したとしても数日後には、臭素とメチル基に分解している。

　これらの物質は臭化メチルと比べると毒性はほとんどない。だから、気持ちは悪くても、臭化メチルについては、安全性の心配は特にない。

　しかし、環境への影響は無視できない。

　オゾン層を破壊する物質として、先進国では二〇〇五年から禁止され、開発途上国も二〇一五年までに全廃することが決まっている。

　ただし例外があって、出荷前や検疫での使用は除外されているから、アメリカでは、イチゴへの臭化メチル燻蒸をこれまでどおり続ける予定である。

　このような「例外」部分の規制を強化していかなければ、「全廃」の意味が薄れてしまう。

　イチゴの安全性で重大なのは、栽培中に使用した農薬が、イチゴからしばしば検出されていることである。

　国産も輸入ものも、検出率や検出値は同じようなものだ。

　厚生労働省の資料「食品中の残留農薬」で、一九九八年の検査データを見ると、イチゴからは二三種類の農薬が検出されている。これは、他の果物よりかなり多い。

　一割以上のイチゴから検出された農薬も多数ある。

　国産イチゴでは、まず殺虫剤のテブフェンピラドと、エンドスルファンが検出されている。劇物と毒物に指定されているので、こんなものが使われていると、イチゴ狩りに行ったときが、ちょうどその農薬が撒かれた直後だったりすると、かなり怖い。

　殺菌剤では、トリフルミゾールと、プロシミドンが検出されている。

　ほとんどのイチゴは、ハウス栽培で、約半年間も収穫を続けるため、収穫して摘んだところから細菌が入って病気にならないよう、殺菌剤も使われるのである。

　輸入イチゴは露地栽培で、三つの殺虫剤が、一割以上から検出されている。

　どれも、生殖毒性が問題になっている農薬だから、出産前の女性は、輸入イチゴを食べない方がいい。

　マラソンだけは毒性が強くないが、カルバリルとメソミルは、劇物に指定されている。

　殺菌剤では、キャプタンが検出されている。これら四つの農薬は、どれも発ガン性が問題になっている。だから、輸入イチゴは残留農薬による発ガンが心配なのだ。

　イチゴから検出された全農薬の中で、最大値を示したのが、輸入イチゴから検出されたキャプタンで、二・二ｐｐｍだった。

　このキャプタンにより、かつてアメ

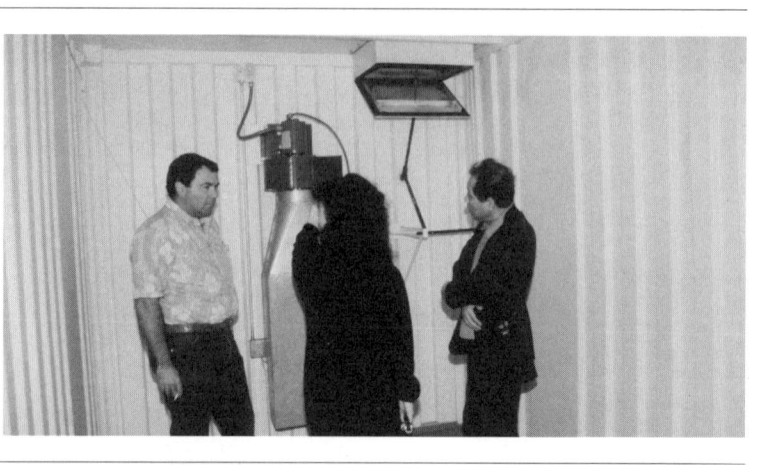

①燻蒸倉庫の内部。日本向けイチゴは臭化メチルで燻蒸する。

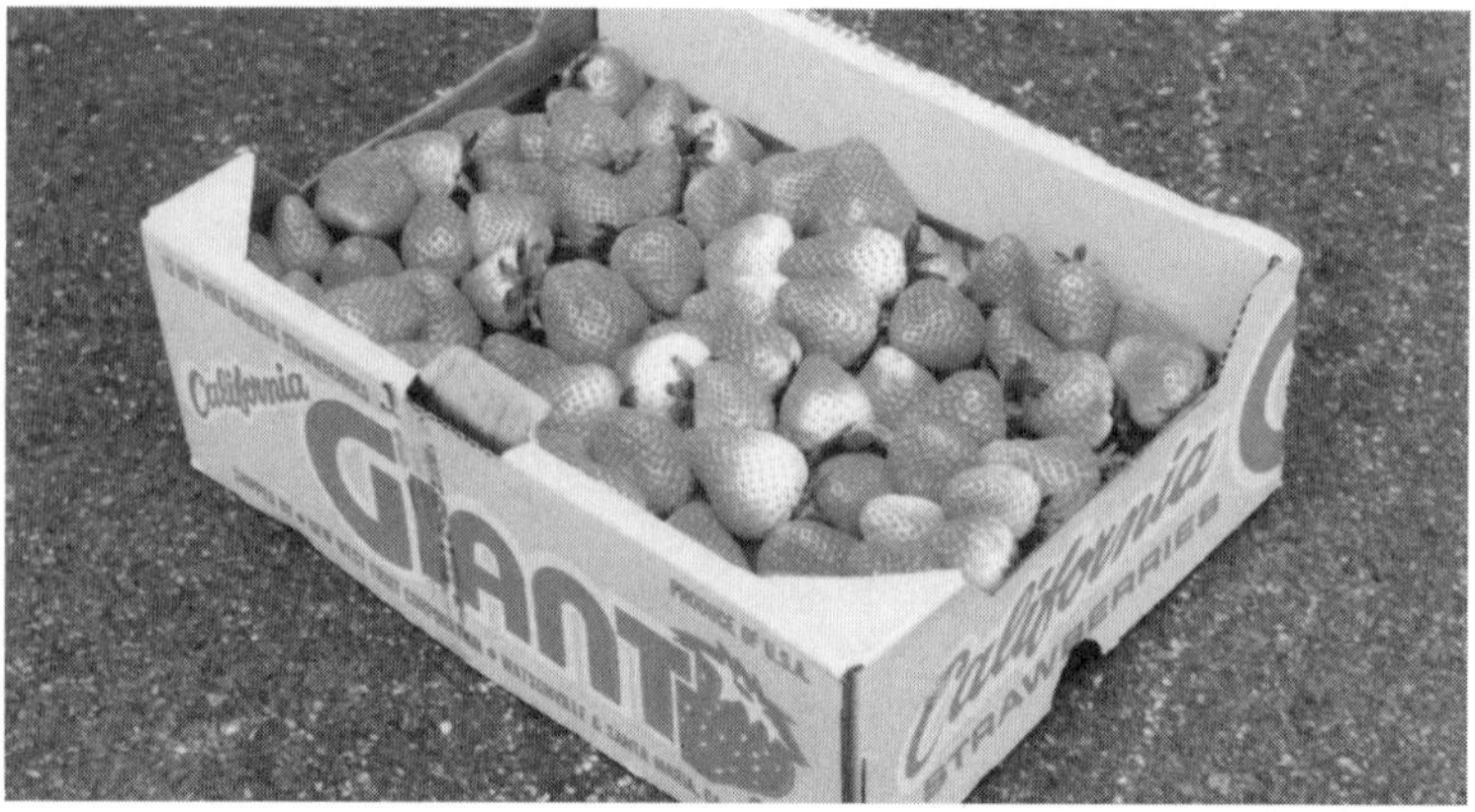

②殺菌剤のキャプタンが〇・九ppm残留していた輸入イチゴ。

リカ産の輸入イチゴで、信じられないことが起こったことがある。

残留農薬を検査するため、一九八八年に市場からイチゴを箱で買ってきた。一パックを検査に出し、残りは食べた。しかし、全部は食べきれず、冷蔵庫に入れておいた。

すると、なかなか傷まない。二週間後に検査結果が出ると、キャプタンが〇・九ppm検出されていた。

驚いたのは、それからである。いつまでたっても腐らないのだ。毎日、冷蔵庫から出して撮影していたが、三週間たってもカビが発生せず、一ヵ月たっても一一個のうち四個しかカビが発生しなかった。

そこで、次々と輸入イチゴを検査したところ、殺菌剤の残留が〇・三ppmのものは一週間で傷み始め、一〇日で半分傷んだ。残留していないイチゴは数日で傷んだから、殺菌剤が長持ちの原因と思われる。

国産イチゴでもキャプタンが検出さ

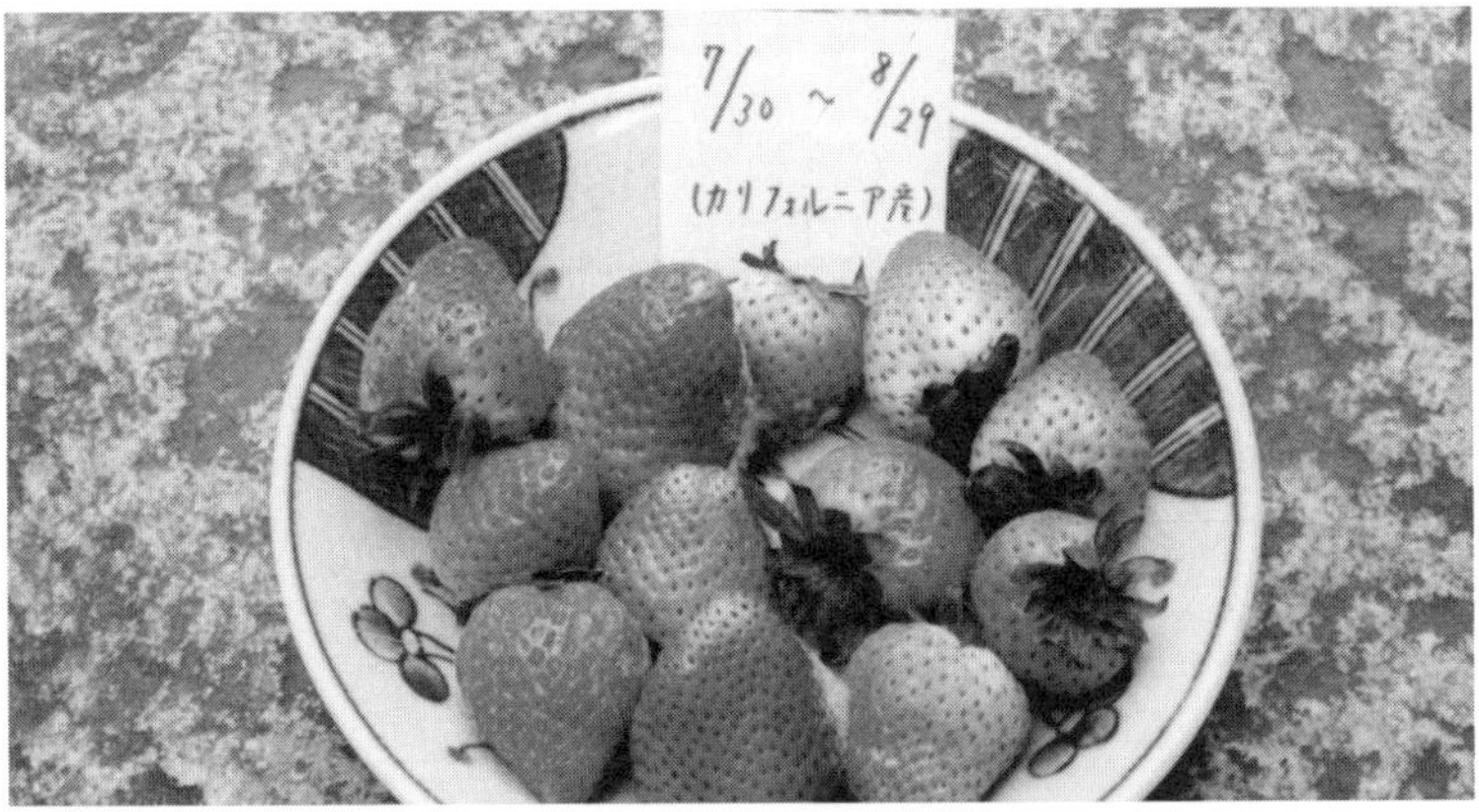

③一ヵ月たっても四個にカビが発生しただけだ。

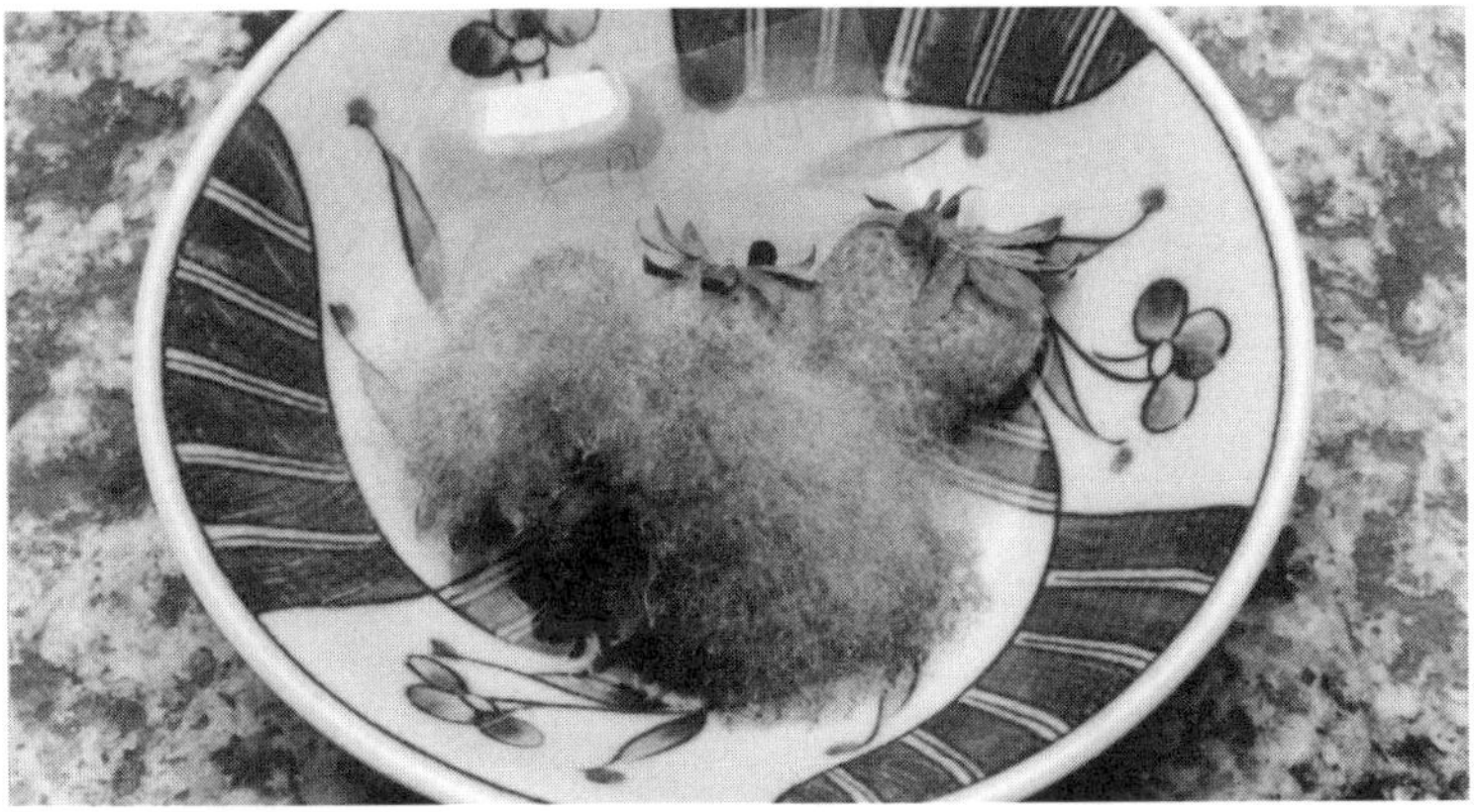

④まったく殺菌剤が残留していない輸入イチゴは、カビで覆われた。

れることはあるが、こんなに高い値が出たことはない。

アメリカ産イチゴには、二桁も高い、信じられないような残留値を示すものが見つかったのだ。

どうしてそんなに高濃度の農薬が残留しているのか、何度か取材してみたが、よくわからなかった。

季節はずれのイチゴでビタミンCが少々摂れたとしても、キャプタンでガンにかかる心配の方がはるかに怖い。

輸入イチゴは、生で売られている他にケーキやイチゴ大福などの和菓子にも使われている。

イチゴの食べ方

①国産イチゴを食べよう。そうすれば、農薬残留があまりにひどすぎるイチゴは食べなくてすむ。

②食べる前には、流水でよく洗おう。何割か農薬を落とすことができる。

アメリカンチェリー・サクランボ

日米ともに農薬残留、皮ごと食べる危険な果物

アメリカンチェリーやサクランボを食べるのは、農薬を食べるようなものだ。皮ごと食べるから農薬を避けられない。

アメリカンチェリーと日本のサクランボは、ゴールデンウィークの頃から競うように売られ始め、七月中旬で売り場から消える。

一九七八年にアメリカンチェリーの輸入が解禁されたときには、日本の産地が全滅すると恐れられた。

しかし、アメリカンチェリーは大きくて赤黒いものばかり。可憐な赤色の国産サクランボは価格が高くても負けることなく生き残った。そして、アメリカから赤い品種が入ってきても五分五分の競争を続けている。

シーズン中の日米競争を眺めると、まず、カリフォルニア産とハウス栽培の対決でシーズンの幕が開き、中盤はワシントン・オレゴン産と山形産、後半は赤いレーニア種と北海道産が対決する。

このように、産地・栽培方法・品種などがそれぞれ選手交代しながら、アメリカ産と国産が店頭を賑わし、覇《は》を競っている。

問題は、その安全性である。

アメリカンチェリーを皿に入れ、放置しておくとどうなるだろうか。

日本の梅雨の時期にアメリカンチェリーは売られている。周りにカビが生えるほどじめじめしていても、チェリーにはまったくカビが生えない。四週間でかなり干からび、七週間で立派なドライフルーツになった。

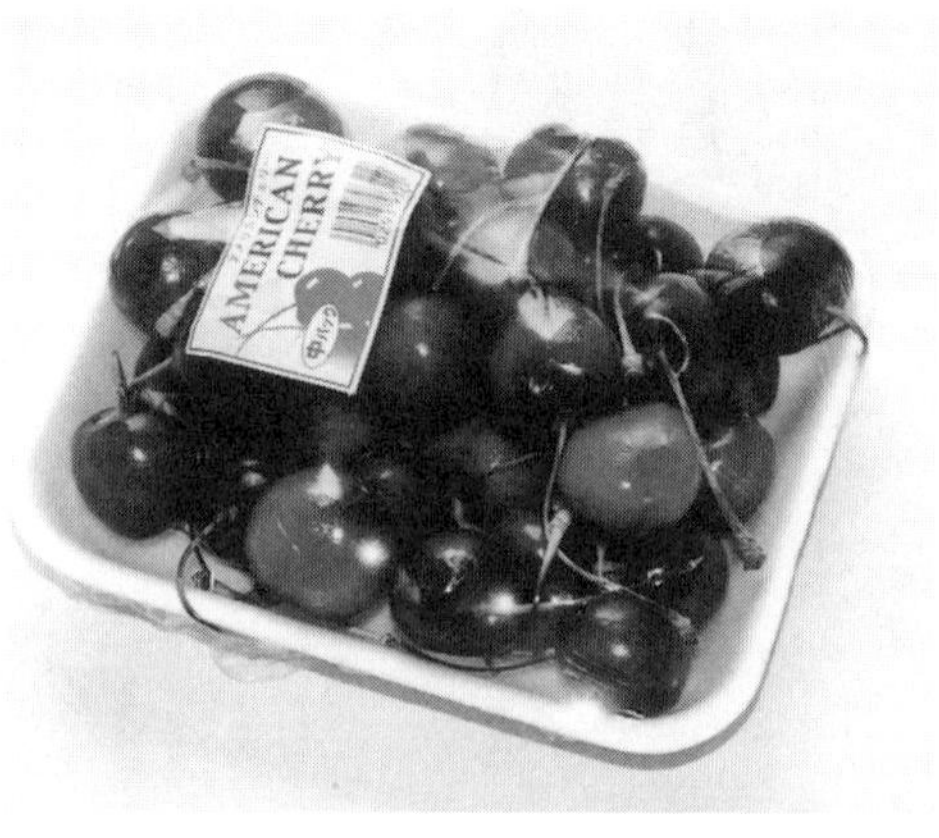

まれに、少し白カビが生えたりするが、それも広まることなく消えてしまう。日本のサクランボでも、何回かに一回はドライチェリーにできる。

こんな奇妙なことが起こるのは、チェリーに殺菌剤が残留しているからだ。白カビが消えたのは、果実の水分が飛んで、殺菌剤が濃縮されたことによって、カビが死んだからと考えられ

る。

アメリカンチェリーと日本のサクランボでは、収穫後の取り扱いが三つの点で決定的に異なる。

一つは、アメリカンチェリーは、害虫を日本に運び込まないよう、収穫した後に臭化メチルで燻蒸《くんじょう》することだ。今のところほかにいい方法がないから、これは仕方ない。

臭化メチルのガスは、人が簡単に死ぬほど強い毒性がある。しかしそれがそのままチェリーに残留するわけではない。残留しているのは別の物質だから、食べても危険ではない。

問題は、漏れ出たガスがオゾン層を破壊することである。

これに対して日本のサクランボは燻蒸の必要がない。

二つ目は、アメリカンチェリーは収穫後に五回くらい水洗いする。

それに対して、日本のサクランボは水洗いをしない。

日本のサクランボは、水がかかると実がはじけるので、水がかからないよう木の上にハウスの屋根をかけて栽培し、収穫中も収穫後にも水がかからないように箱詰めしているのである。

したがって日本のサクランボには、収穫の直前に使用した農薬が残留している。

日本ではそうした品種を扱っているのだから、食べる直前に水洗いするしかない。

その代わり、アメリカンチェリーは水洗い後に農薬の殺菌剤を使っている。それに対して、日本のサクランボは、収穫後に農薬の類はいっさい使っていない。これが、三つ目の違いだ。

アメリカンチェリーの処理場の社長は、この問題について、

「水をかけて農薬を落とし、その後でコントロールしながら農薬を使っているので安全だ」

と答えた。

アメリカンチェリーの処理場では、水洗いの後で殺菌剤をスプレーし、それから選別し、さらに別の殺菌剤をスプレーしてから箱詰めし、出荷している。だから、ジャムなどの原料にする加工用の規格外チェリーは一回、生食用は二回、殺菌剤がスプレーされているのである。

処理場によっては、殺菌剤のプールにチェリーを浸けるところもある。

冷水でチェリーを冷やした後、チェリーは、ベルトコンベヤーと同じ幅のプールに落とされる。それをベルトコンベヤーですくい上げ、そのまま、箱詰めするのである。

この方式の処理場を見学したときには、プールに殺菌剤が入っているかどうかわからなかった。一週間後、処理場に問い合わせると、やはり農薬の殺菌剤がプールに入っていた。

われわれのビデオを見たテレビ局のスタッフは、すぐ、当時最大手だったスーパーに納入している商社を通じて、アメリカへ取材に飛んだ。

処理場の内部はビデオで見ていたの

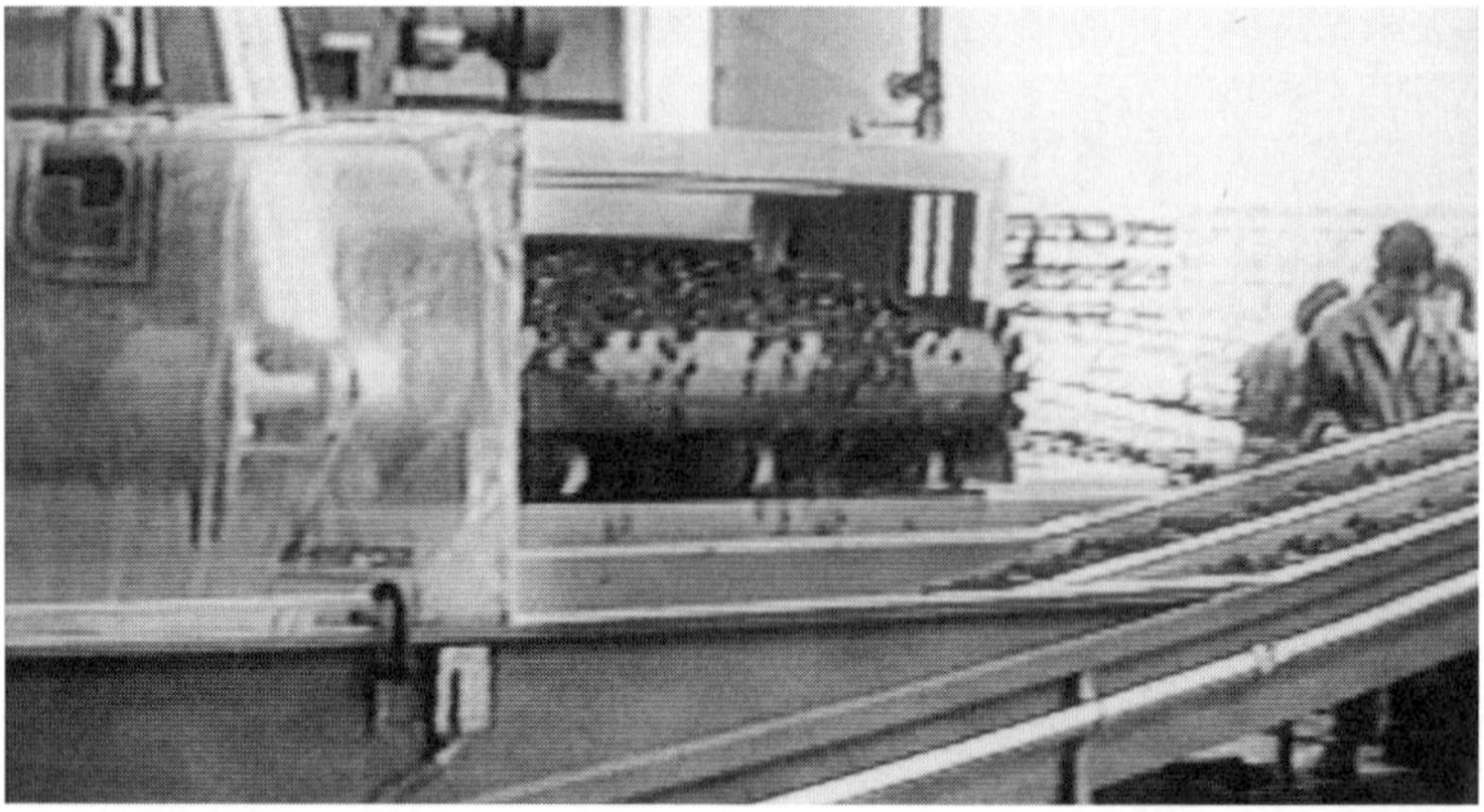

①冷水で冷やしたチェリーを殺菌剤のプールに落とし、右側に引き上げる。

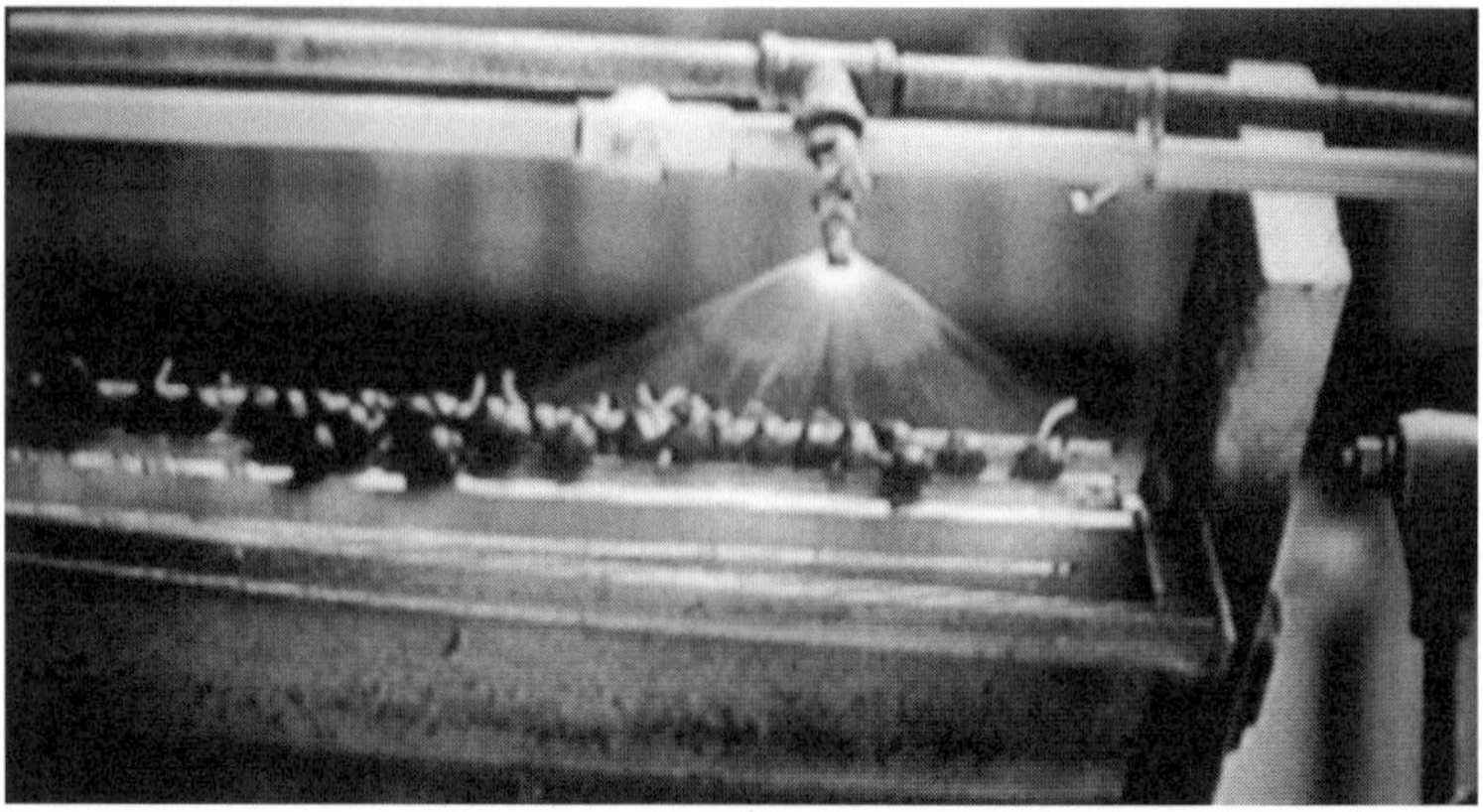

②二度目の殺菌剤をスプレー。
（ビデオ『ポストハーベスト農薬汚染２』）

で、彼らはすぐ殺菌剤のプールにたどり着いた。そして、最適な位置から撮影しながら、担当責任者に「ここには何が入っているのか」と聞いた。

すると、「水だけだ」と返事され、スクープは消えてしまった。

処理場の内部に入るのは非常に難しい。うまく入れたとしても、農薬について事実を教えてくれることは一〇回に一回もない。それほど、ポストハーベスト農薬のことは隠されているのである。

それは、アメリカの業者の側からみれば当然のことだ。

家庭で殺菌剤の入った容器にチェリーを落としたら、取り上げても絶対に捨ててしまう。それを食べさせようとしているのだから、絶対に知られてはならないのである。

ともかく、それでアメリカンチェリーは腐ったりカビが生えたりしないのだ。

日本のサクランボは、栽培中にかけ

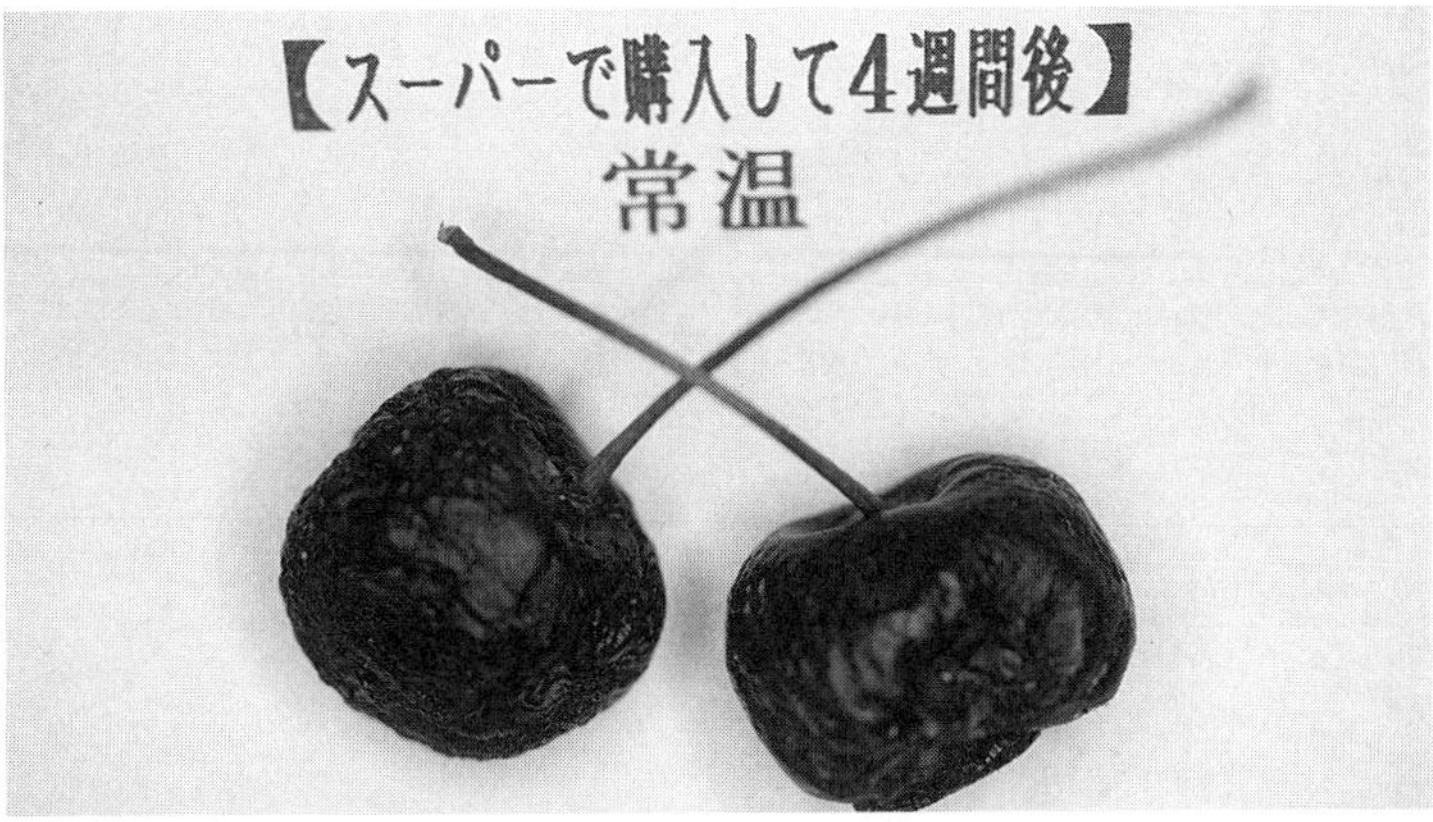

③買って四週間後には、かなり乾燥が目立つようになる。

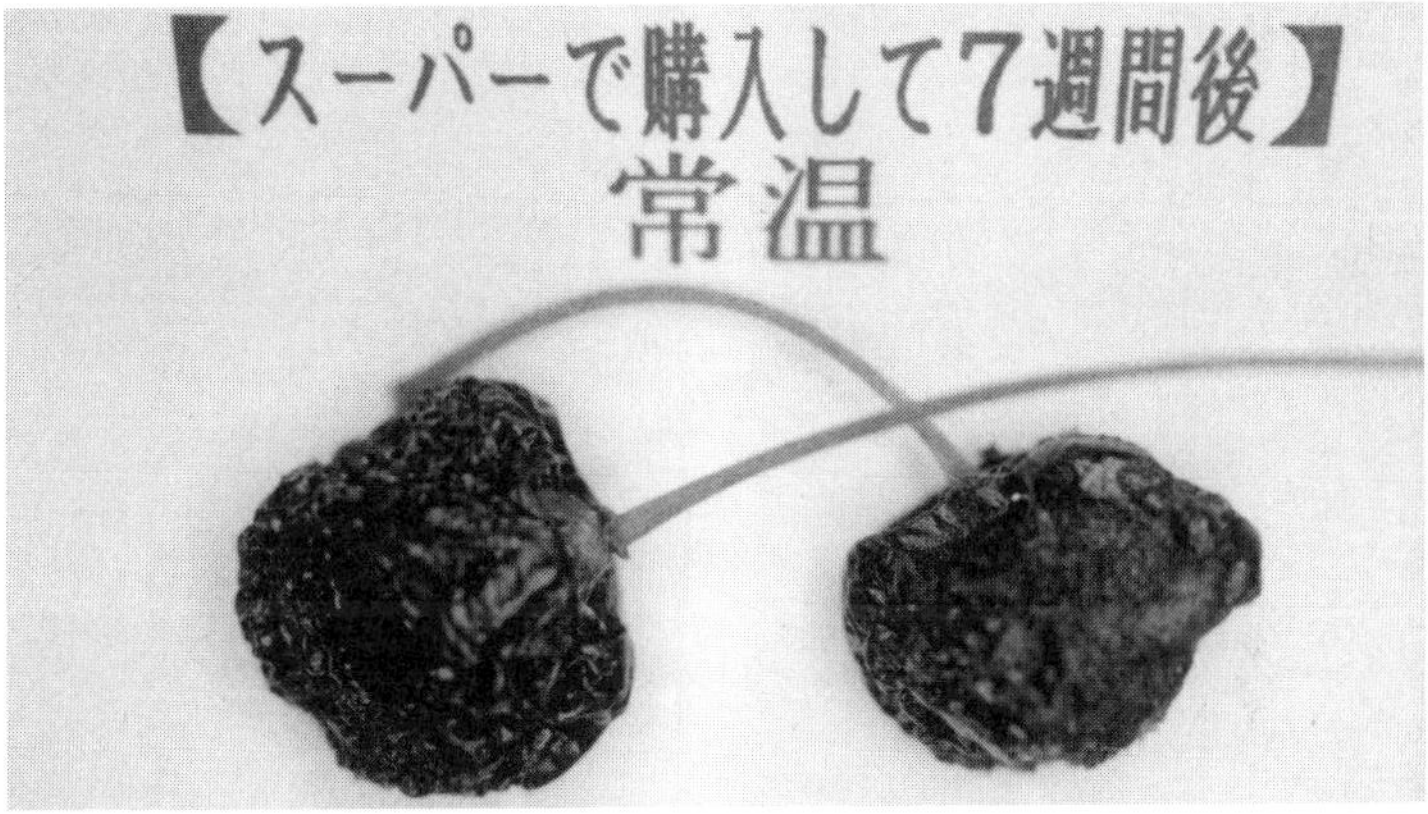

④七週間後には、まったく腐らずに立派なドライチェリーになった。

た殺菌剤が残っている。カビが生えたり生えなかったりするのは、均一に残留していないからである。

残留農薬は多少、日本の方が少ないとはいえ、日米ともに多種類の農薬がしばしば検出されている。だから、両方とも危ない果物であることに違いはない。しかも、それを皮ごと食べるのだ。

この魅力的で危険な果物が、比較的高価でたくさん食べられないことに感謝しよう。

今年、一個も食べなかった人は幸せだ。

アメリカンチェリー・サクランボの選び方

①アメリカンチェリーやサクランボを食べるなら一個だけにしよう。これなら、毒性の心配もほとんどない。

②残ったアメリカンチェリーやサクランボは、どんな腐り方をするか、実験してみよう。そうすれば、食べなくてもムダにはならない。

桃 抗生物質の使用量が一年で三〇倍にも増えた和歌山県産

桃の生産量が全国で第四位。

こんな大生産地の和歌山県で、突然、ある抗生物質の農薬としての使用量が前年の三〇倍以上も増えた。一九九九年のことである。抗生物質を田畑に撒くと、私たちが病気にかかって体力が落ちたときに、命が危なくなる可能性が出てくる。

この抗生物質はオキシテトラサイクリンで、人への副作用が強く主に家畜に用いられている。ただ、細胞壁を持たない細菌に似た微生物のリケッチアやマイコプラズマに人が感染したときには、その治療にも使われる。また、果物や野菜にも農薬（商品名：マイコシールド）として許可されている。

オキシテトラサイクリンを、農薬メーカーが和歌山県の業者に出荷した量は、一九九八農薬年度（九七年一〇月～九八年九月）で〇・三トン（純末）。それが、翌年度は八・九トンに激増し、和歌山県のシェアは、なんと七一％になったのである。

この農薬が激増した理由を、県の担当者に聞くと、「二〇〇一年に桃、二〇〇二年に梅の防除暦に採用したからではないか」という。

防除暦というのは、県や農協が、いつ、どの農薬を撒けばいいかを暦にしたもので、多くの農家は、これに従って農薬を使用している。

「農薬が増えたのは、防除暦に採用される前だ」と指摘すると、

「まず先進的な農家が、使っていいと認められている農薬を使ってみて、効果があると、防除暦に入れてほしいと要望が出る。そこで県が一年かけて防除暦への採用試験を行い、効果が認められたら防除暦に載る。農家の間で評判になると、防除暦に載る前に使用量は増えるから、それで九九年に増えたのではないか」とのことだった。

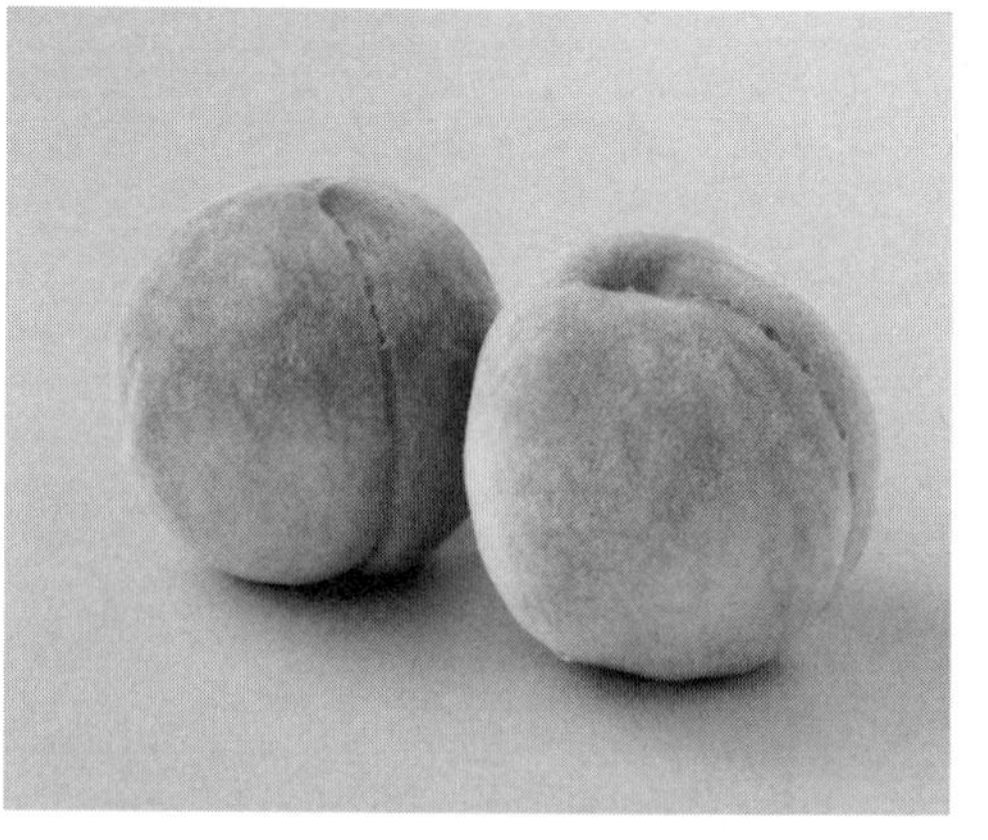

桃には、せん孔細菌《こうさいきん》病という病気があり、テトラサイクリンはその予防に用いられている。

和歌山県へのテトラサイクリン出荷量は、二〇〇三農薬年度には一一・八トンに増加している。それ以前からテトラサイクリンを桃に多用している福島県は四トンだから、和歌山県の突出が目立つ。

日本で農薬として用いられている抗生物質の量は、純末換算して年間約四〇〇トン。人に用いる抗生物質は年に五二〇トンで、そのうち病院の中で使っている量が約一〇〇トンだから、農薬としての使用はかなり多い。

そして、院内感染で耐性菌が問題になっているように、農業の現場でも耐性菌が出ている。福島県では以前から耐性菌に悩まされていたが、和歌山県でも、もう悩まされ始めている。よく効くのは最初だけなのである。

農業関係者は、農作物に農薬が効かなくなることだけを問題にしている。しかし、自然界には人の病原菌と仲間の菌もいて、抗生物質を使う場所では、それらも抗生物質に強くなる。

そんな菌のついた農作物が、お見舞い品として病院に届けられると大変なことになりかねない。病院では抗生物質が使われているから、耐性菌でないと生きのびれない。農薬で鍛えられた耐性遺伝子を持つ菌だけが生き残り、人の病原菌に耐性遺伝子を受け渡すと、人の耐性菌は抗生物質に対して、ますます強くなりかねない。

そんな耐性菌のついた桃を食べても、健康な人ならなにも問題はない。しかし、入院中に、抗生物質の点滴を受けていて、その抗生物質が効かなくなったら、命にかかわる可能性が出てくるわけである。

桃に使われる農薬は抗生物質だけではない。二～一〇月にかけて、病害虫駆除のためにさまざまな農薬が撒かれている。いつどのような農薬を使うかをまとめた防除暦に従うと、和歌山県や、最大産地の山梨県では、散布回数が最大で三〇回を超える。

桃には袋をかけるから、直接、農薬がかかっていないのでまだ安心だと思っている人がいるかもしれない。だがそれは甘すぎる。

収穫の一週間前に袋を取り除いて、太陽光線を当てて赤くし、それから出荷するのだが、その間に農薬の殺菌剤を撒いているからだ。それも、桃に農薬がかかるようにていねいに上から下までかけているのだ。広い場所では、スピードスプレーヤーと呼ばれる農薬散布車で撒く。その直後に桃畑に入ると、桃から農薬のしずくが垂れている。

だからこそ、長い流通に耐えられるので、違反ではないのだが、「桃を持っていると手が荒れるよ」と産地で立ち寄った農家の主婦にいわれたことがある。

桃の選び方

和歌山や福島の桃は、せめて病院には持ち込まないようにしよう。

リンゴ

外国産と国内産の決定的な違いはポストハーベスト農薬の残留

「皮のままパクッとかぶりつくと、気分はもうアメリカン！」

こんな宣伝とともに、アメリカからリンゴが入ってきた。

そんなことをしたら、農薬まるかじりになってしまうが、政府の弱腰がそんな状態を許したのだ。

たくさんの農薬を使わなければ生産できない果物の代表格がリンゴとナシだ。無農薬リンゴや無農薬ナシの生産者は日本にいないといわれる。

リンゴにはさまざまな農薬が残留しているが、事情は外国でも同じだ。

アメリカのリンゴにも同じように多く残留していて、一九九九年、アメリカで農薬問題に取り組む「環境保護グループ（ＥＷＧ）」は、危ない作物のワースト1として、リンゴを挙げている。

アメリカ産が日本産リンゴと決定的に違うのは、ポストハーベスト農薬が残留していることだ。

アメリカ産リンゴが上陸し、日本での販売が始まったのは、九五年一月九日の夕刻である。

全国販売が始まった一一日の朝、読売新聞に「米国産リンゴ〝上陸〟『収穫後の農薬』防げぬ恐れも・市民グループ警告」「『輸入分には無使用約束』厚生省は安全性力説」と、大きな見出しの記事が出た。

アメリカは国内向けリンゴにはポストハーベスト農薬を用いているが、日本へ輸出する分には用いないと約束していたのだ。

「警告」した市民グループは、食品と暮らしの安全基金である。

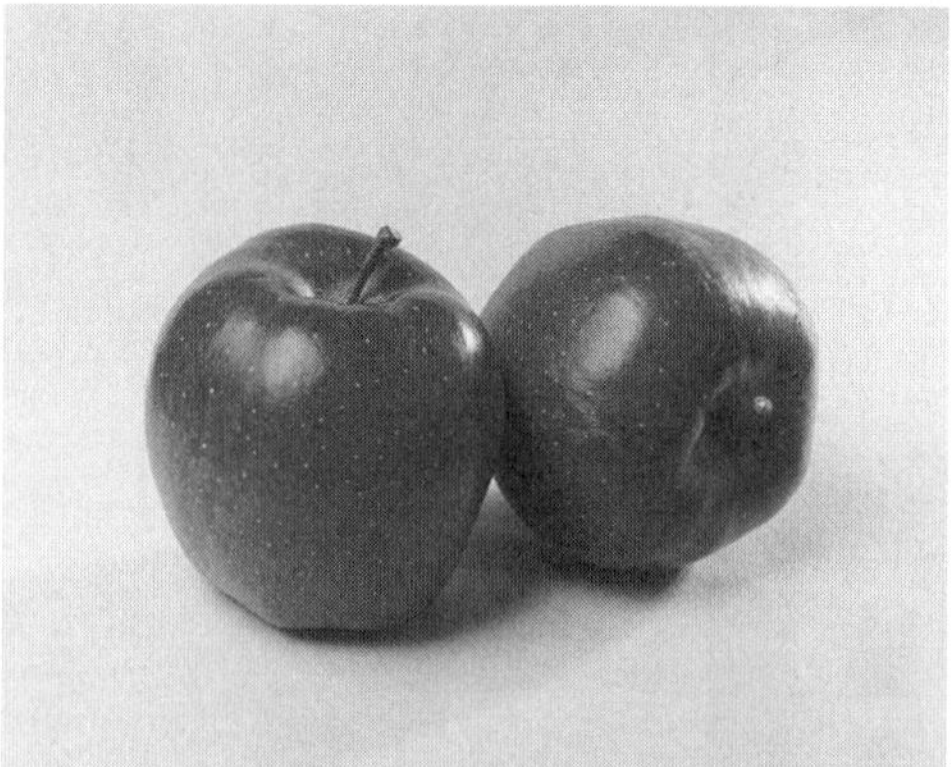

われわれのアメリカの仲間が、三年にわたる現地調査の結果、三ヵ月前に、初めてリンゴのポストハーベスト農薬の実情を明らかにしていたのだ。

だから、発売されるとすぐリンゴを買って、横浜国立大学の花井義道助手に検査を依頼した。

危惧《きぐ》したとおりだった。

催奇形性《さいきけいせい》のあるカビ防止剤TBZが検出されたのである。TBZは、アメリカでは収穫後のリンゴに使用が許可されているが、収穫前の使用は許可されていない。

ところが、日本では収穫後の使用は違法となる。柑橘類とバナナにしか許可されていないからだ。

TBZがリンゴから検出されると、どちらかの国で違反になるから、大問題になった。

スーパーには「当社で販売しているアメリカ産リンゴには、防カビ用農薬TBZは使用していません」と大きな表示が掲げられた。

しかし、ダイエーで買ったアメリカ産リンゴからはTBZが検出されていたので、ダイエーに電話してみた。すると驚くべきことに、ダイエーはそのことを知っていたのである。今なら、この偽装表示だけで、大問題になるだろう。

厚生省（当時）は、現地を見て、ポストハーベスト農薬は日本向けには使用しないと確信していた。それが間違っていたのは、処理場の内部しか見なかったからだ。

収穫したリンゴは、まず大きな駐車場の片隅にある洗車場のようなところに行く。そしてトラックに積んだままコンテナの上から農薬のシャワーが浴びせられる。

その後、トラックの車体だけを水洗いして、リンゴ処理場に併設されている貯蔵倉庫に運ばれ、貯蔵される。

日本から視察に行ったり、現地に駐在している役人は、肝心なところを見ていなかったから、だまされたのだ。

違反を見つけても、厚生省はアメリカと問題を起こさないことを最優先している。それで、別の果物の処理に使ったTBZがベルトコンベヤーに残っていてリンゴを汚染した、とウソで固めた発表をした。添加物ではなく汚染物質なので、合法としたわけである。

そこでわれわれはアメリカが台湾に輸出したリンゴを検査してみた。するとTBZのほかにOPPとジフェニルアミンも検出された。ポストハーベスト農薬が三種類も使われていたわけだが、重要なことが判明した。

それは何と、TBZの最低値が日本で検出した値より低かったのだ。

台湾はポストハーベスト農薬を禁止していないから、アメリカで収穫後に農薬が普通に使用されたリンゴを輸入している。つまり、日本で検出したTBZはアメリカの現地でリンゴにシャワーしたものだったのだ。

こうして農薬騒動が続いたうえ、アメリカ産リンゴは見掛けや味の評判も悪くて、一時輸入が途絶えた。

ところが、二〇〇〇年三月に「ふじ」という人気銘柄で再上陸した。買ってみると、表面に近い部分は白いのに、シンに近い方が傷んでいた。

検査すると、ジフェニルアミンが検出された。

この農薬には発ガン性があるが、そ

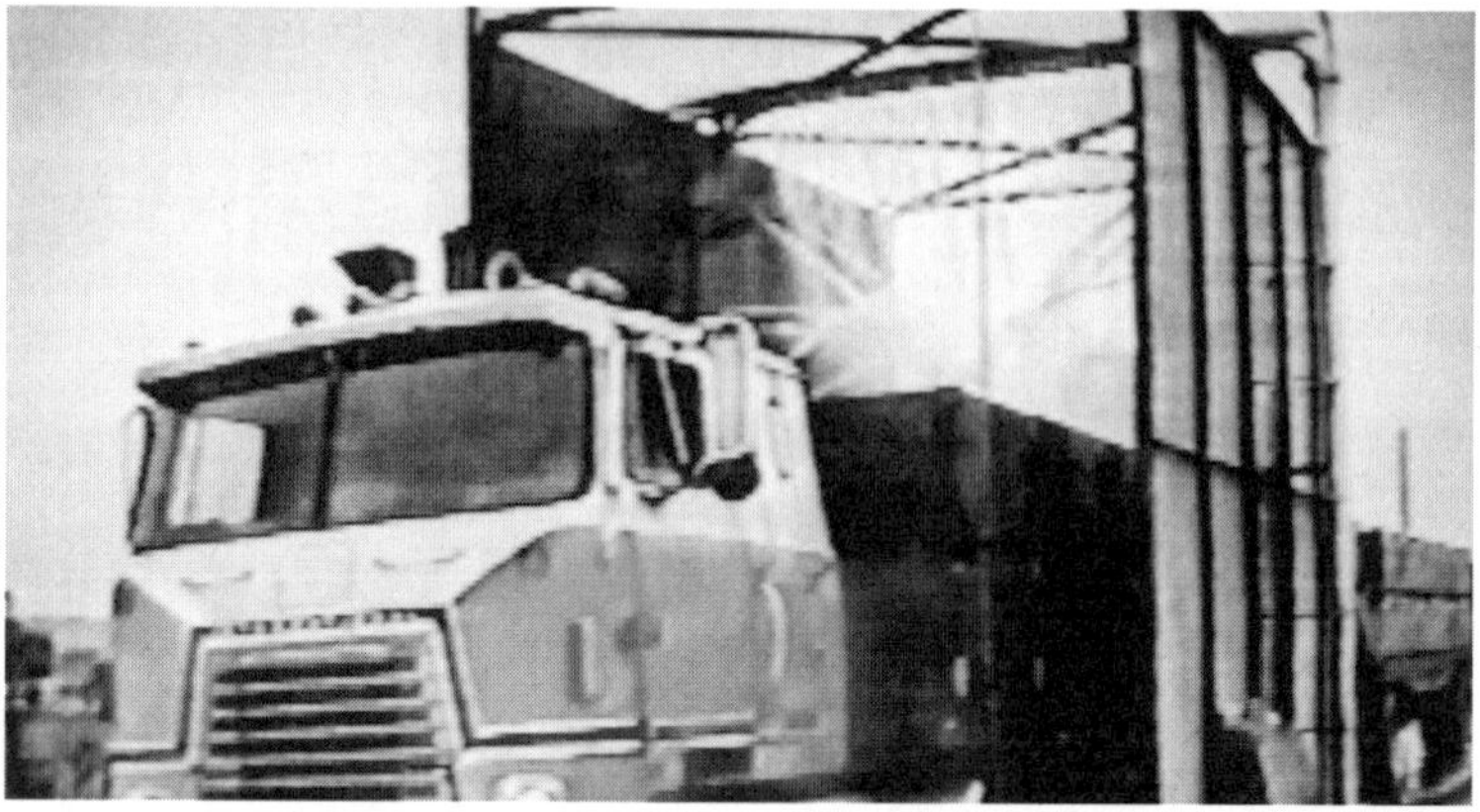
①リンゴの入ったコンテナの上から殺菌剤のシャワーをかける。

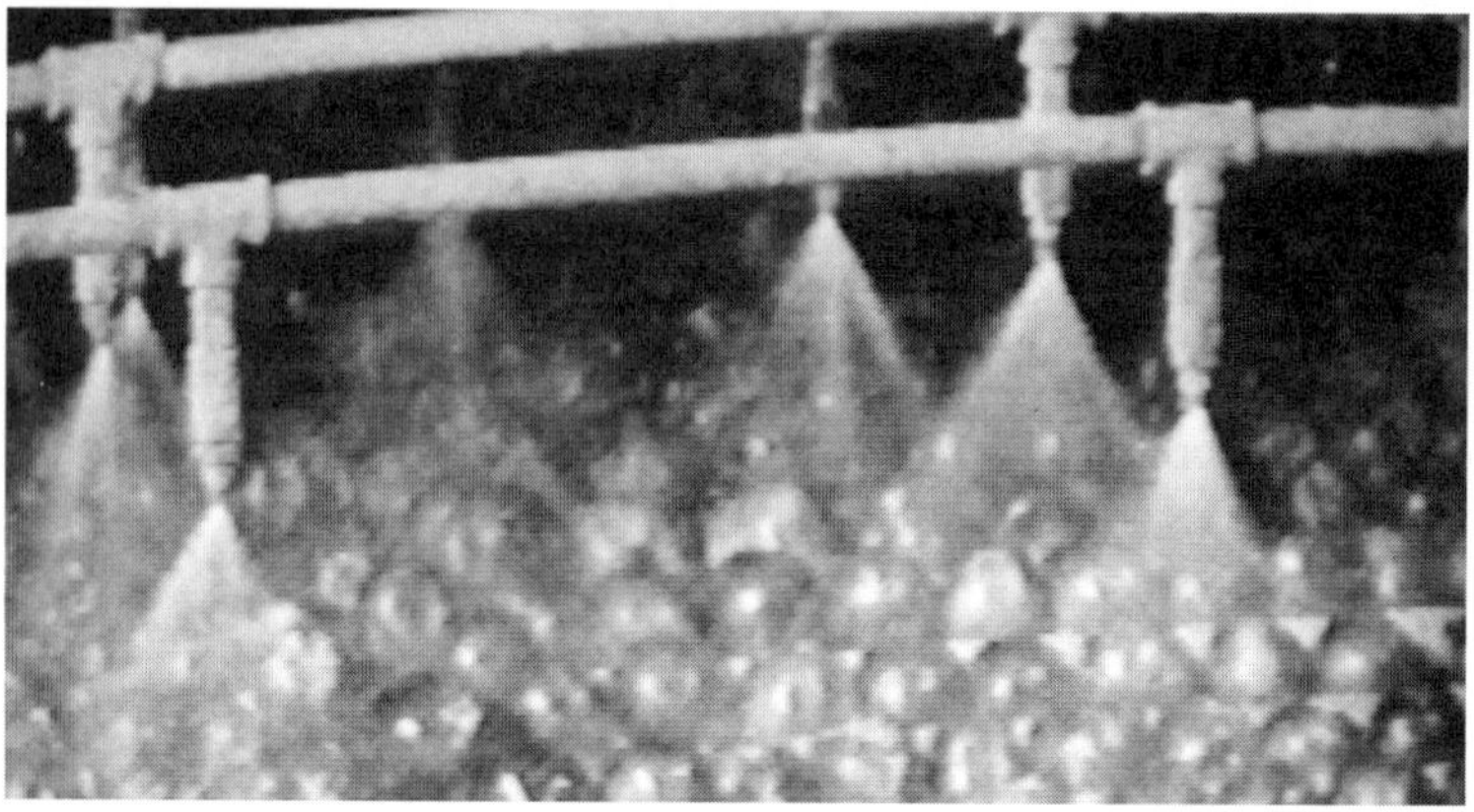
②貯蔵倉庫から出たリンゴに、まず防カビ剤のＴＢＺをスプレーする。

れでもアメリカでは、収穫後の使用が認可されている。

厚生省に取り締まるよう申し入れると、「仮に収穫後の散布であったとしても、現時点で違法性はない」。今度は、開き直ったのである。

そこで、違法添加物にならない根拠をしつこく聞いてみるとついに答えられなくなり、

「添加物の定義に該当するかどうかは、使用方法を含めて情報を収集中」というコメントに変わった。

こんな事件があったうえに、輸入リンゴはまずかったので、まったく売れず、輸入は止まってしまった。

ところがアメリカは、日本にない火傷《かしょうびょう》病というリンゴの病気の検疫制度が厳しすぎると、ＷＴＯに日本を提訴したのだ。

〇三年に日本の敗訴が確定し、日本は検疫制度を緩和した。ところが、この緩和は不十分としてアメリカはまた提訴。その結果、〇五年六月に日本は

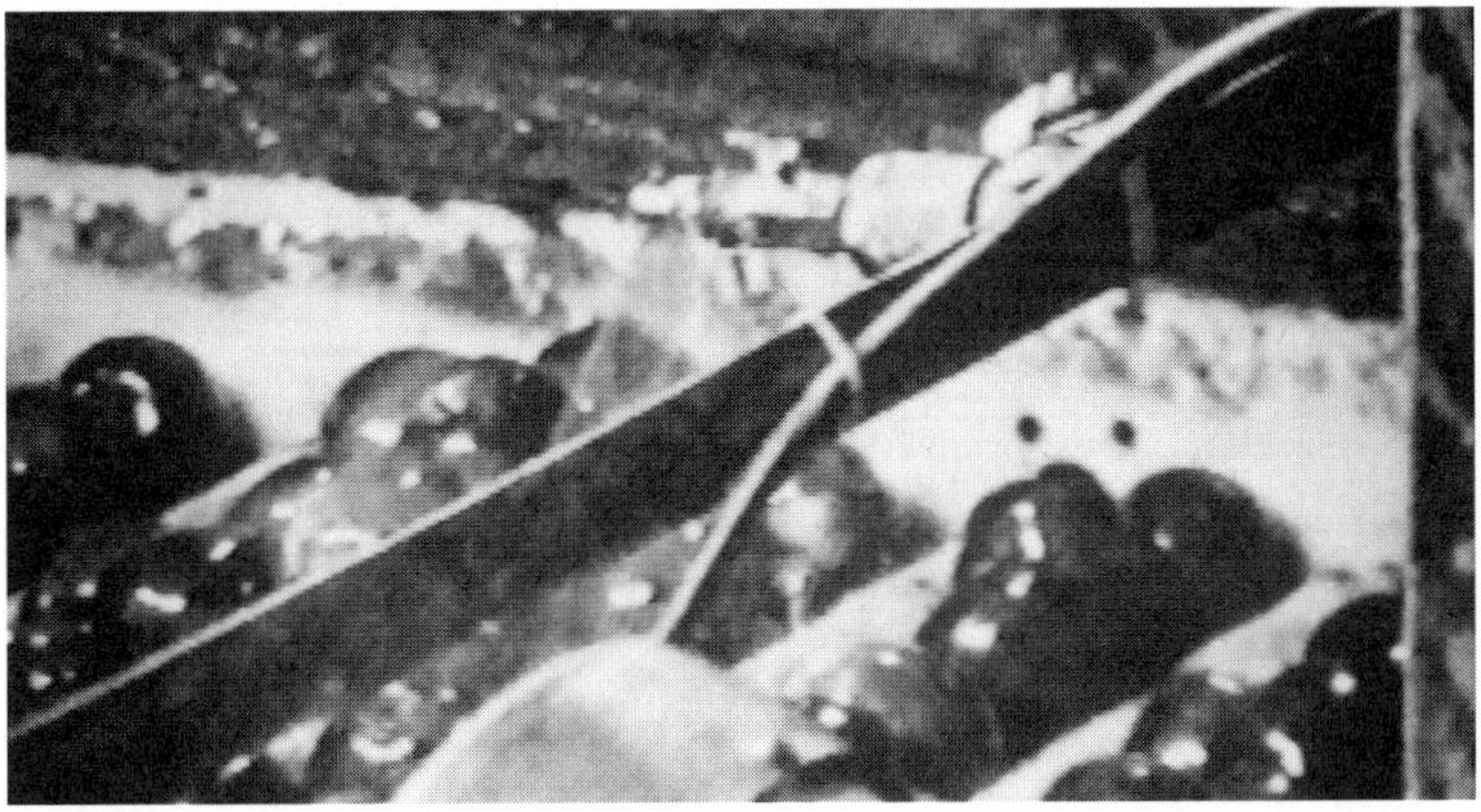

③ベルトコンベヤーの上でリンゴどうしがぶつかり合い、傷ができる。

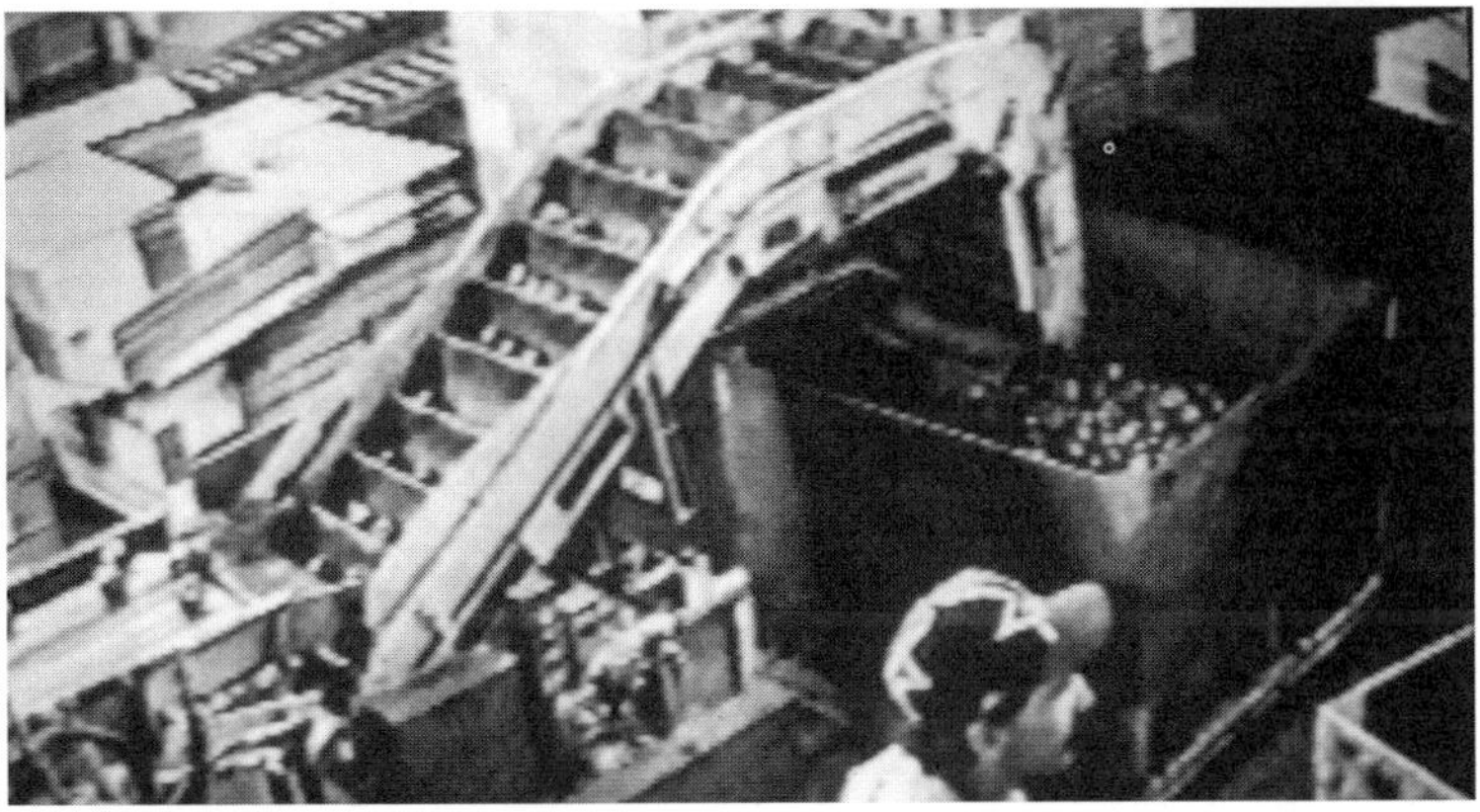

④加工用はコンテナの中に落とす。
（ビデオ『ポストハーベスト農薬汚染2』）


また敗訴し、もう一度、検疫制度は緩和されることになった。

これで、非関税障壁が低くなったので、アメリカはまた、おいしい「ふじ」で日本への再上陸を目指すことになる。「ふじ」はおそらく前回に輸入されたときより安い価格で売られると予想されている。

だが、今度もポストハーベスト農薬で処理されていて、問題になるだろう。その理由は、リンゴを転がして流しながら選別しているからで、リンゴどうしがぶつかって傷がつくので、殺菌剤をかけざるを得ないからだ。

リンゴの選び方

①輸入リンゴを見かけても、買わない方がいい。
②日本のリンゴにもたくさんの農薬が使用されているが、ポストハーベスト農薬は使用されていない。

★オススメの安全な商品★

松本農園の柿と梨

全国で初めて柿の有機ＪＡＳ認定を取得

柿の有機栽培に一九七八年から取り組んでいる生産者が、和歌山県にいる。松本農園の松本恭和《まつもとやすかず》さんである。

松本さんが代表を務める「かつらぎ町有機栽培実践グループ」の松本さんを含む五名のグループ員は、二〇〇〇年に、全国で初めて柿の有機ＪＡＳ認定を取得した。

有機栽培の始まりは、大阪愛農食品センターからの依頼で一部のミカンの有機栽培を始めたことによる。それ以外の園地では、誰よりも美しい果実を出荷したいと、人並み以上に農薬を使っていた。

しかし、七六年に農薬中毒になり、真っ直ぐ歩けなくなって寝込んでしまった。翌年には奥さんも農薬中毒になり、これをきっかけに全圃場《ほじょう》を有機栽培に切り替えた。

土が生き返るまでに時間がかかり、大変だといわれる有機栽培への転換だが、幸いにも、松本さんのお父さんが、化学肥料を使用していなかったため、比較的容易に有機栽培への転換ができた。

有機栽培に転換した当時、柿を扱ってくれるところは極めて少なく、四〇アール分の収穫のうち、一〇アール分しか売れなかったという。

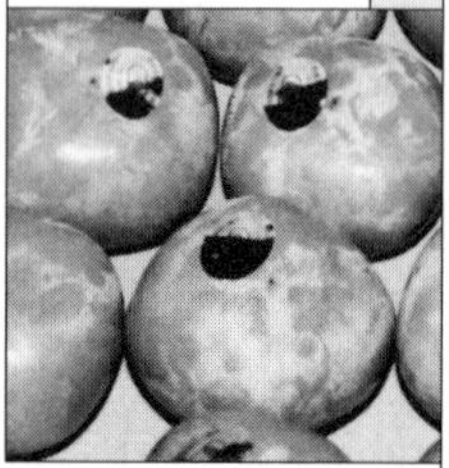

そんなこともあって、松本農園は、無添加の干し柿も作り、販売している。

一般の干し柿は、腐敗防止と漂白のため、亜硫酸ガスで処理しているが、松本農園の干し柿は無添加である。そのため、冷蔵貯蔵し、クール便で送っている。肉厚な半生で、柿の甘みが詰まった絶妙な美味しさを、ぜひ味わっていただきたい。

松本農園では、梨も特別栽培で栽培している。一般的に農薬を多く必要とする梨だが、松本さんは化学肥料を使わず、農薬も一般の五〇％減で栽培し、収穫前の三〇日以上は農薬を使っていない。

かつては、虫に悩まされ、まったく収穫ができない年もあったが、虫と闘い、なんとか出荷できるようになった。愛情たっぷりで育てられた梨は、安全で美味しい。

松本農園
㊢0736-22-2486
FAX0736-22-0260
和歌山県伊都郡かつらぎ町背ノ山268
《柿：5kg・1800円、10kg・3500円（送料別）》
＊注文はＦＡＸで。
＊そのほか、有機栽培でミカン・レモンを、特別栽培でプラムを栽培している。

★オススメの安全な商品★

順子のいちご園のイチゴ

化学農薬を使わず育てた観光イチゴのこだわり

一般的なイチゴには、収穫中の半年間に三〇回を超す農薬散布が行われている。もちろん収穫の前日に農薬を散布することもある。

そんなイチゴを、水洗いしただけで食べるのだから、イチゴには健康へのリスクがある。

農薬の危険がなく、本来の甘さとジューシーさを備えたイチゴを味わいたいと思うなら、ぜひ減農薬の観光イチゴ園を探して、イチゴ狩りに出かけていただきたい。

東京から電車で約一時間半。千葉県山武《さんぶ》郡の、成東《なるとう》町観光いちご組合二〇軒のイチゴ園はすべて県の「ちばエコ農業」の認定を受けている。認定を受けた農家は、農薬と化学肥料を一般の二分の一以下に削減しなければならない。

成東町は、本当に美味しいイチゴを作ろうという農家が土づくりに情熱を注いで、それぞれに個性のあるおいしいイチゴを競ってきたことで知られている。

なかでも「順子《じゅんこ》のいちご園」の二代目、中村隆幸さんは、収穫中の一二月から五月まで

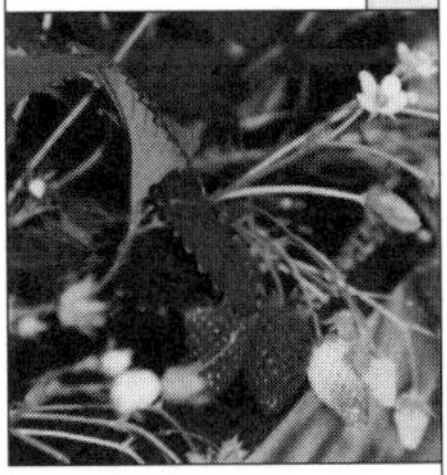

は化学農薬を使わず、ヒバオイルや漢方、ミネラルなどの安全性が高い天然系薬剤だけにしている。そういう薬剤を使った場合でも、二日間はお客さんを入れていない。

イチゴ狩りをすすめるのは、安全のためだけではない。もいで食べるフレッシュな味を知らないと、本当のイチゴの美味しさを知ることができないからだ。

スーパーに並んでいるイチゴのほとんどは、完全に実が赤くならないうちに収穫し、追熟させて色づかせている。だから甘味が少ない。イチゴ狩りで食べるイチゴは、スーパーのパックイチゴとは別の果物といっていいほどだ。

残念ながら成東のイチゴは市場流通していない。宅配便で送ってもらえるが、それも待たないと順番が回ってこないほど人気がある。

年に一度くらい、成東町で安心できる美味しいイチゴを思う存分に食べてはいかがだろうか。

順子のいちご園
TEL FAX 0475-82-5948
《イチゴ狩り：時期は１～５月、料金は小学生以上で1000～1500円（乳幼児は別料金）》
《直送：時期は12～２月、価格は１kg・2300～2500円（送料別）》
＊電話して様子を聞いてから注文を。中村隆幸さんのお母さんの順子さんが売り場を担当している。
＊成東町へのイチゴ狩りは、観光案内所（0475-82-2071）へ。

豊国園の桃

抗生物質を使わず、収穫前四〇日以上農薬無散布

たわわに実った桃に農薬をスプレーしているのを見ると、誰でも桃は食べたくなくなる。

特に驚かされたのは、桃にかぶせた白い袋を取り除いてから、車のようなスピードスプレイヤーで農薬をかけていたことだ。

収穫間際に、殺菌剤を使っているのである。

桃で農薬を不使用にしている農家はないので、食品と暮らしの安全基金は、抗生物質を使わないうえに、収穫の前四〇日以上農薬を散布しない桃の産直に取り組んだ。桃の実が小さいときから農薬を使わなければ、残留の心配が、なくなるからである。

山梨県のエコファーマーの資格を持つ豊国園《とよくにえん》の秋山晴英《あきやまはるひで》さんを訪ねて、秋山夫妻と話し合い、小さな桃畑をわれわれ専用にしてもらった。

二〇〇三年は天候不順で収穫期が少し遅れ、味に若干のばらつきも出たが、「非常に甘くて、おいしい」「とっても満足。感激です」「最高！」といった感想が多く寄せられた。

ただ、シーズン最後の桃は味が落ちるので、これをどうするかという課題が残っている。

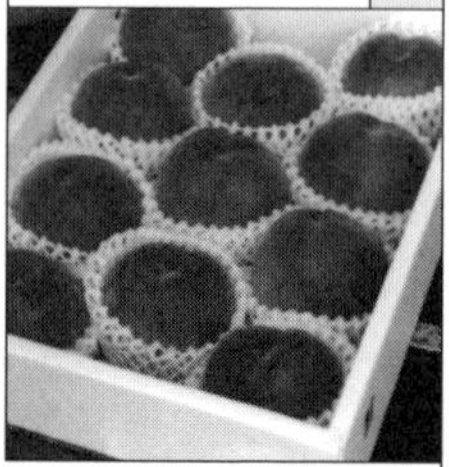

消費者の手元に届いてからの傷み具合も、あまり問題なかった。午後に収穫して翌日に発送したので、流通日数が短かったからである。

収穫前の四〇日以上、殺菌剤と殺虫剤を使用せず、春から木につるしている針金のような性フェロモン剤と、桃の実を覆う袋だけで、害虫に対応できることがわかったのだ。

病害虫では収量があまり落ちなかったが、味を良くするために収穫を遅らせたため、落下する桃が増え、収量が減った。そこで、翌〇四年は少し収穫を早めたところ、桃が硬すぎると苦情がきた。

このように、まだ試行錯誤が続いている。

しかし、抗生物質を一切使わないので、この畑の桃を病院に持ち込んでも、耐性遺伝子が病人に移って大変なことになる心配はない。

豊国園
TEL FAX 0553-22-0371
《桃：品種「嶺鳳」、時期は7月下旬～8月中旬、3kg・7000円（送料込）》
＊豊国園では、10年ほど前から無化学農薬、無化学肥料のキウイも栽培している。
＊注文は安全基金通販部へ（261ページ参照）。

若葉農園・神さんのリンゴ

有機リンゴの創始者が開園

「薬でつくれ」といわれるほど農薬が多く使われるリンゴ栽培で、一九七四年から農薬・化学肥料を一切使わずに取り組んだ生産者がいる。青森県西津軽《にしつがる》郡の故神辰雄《じんたつお》さん、有機リンゴの創始者である。

当初は、病害虫の被害によってリンゴが全滅することも続いたが、消費者グループが支援を続け、なんとか安定供給できるようになった。

現在は、息子の神茂芳《しげよし》さんが園主を務める。

一般のリンゴには、収穫まで一五回前後の農薬散布が行われる。一度に二、三種類の農薬が混ぜられることもあるため、品目別に数えれば三〇品目以上となる。

若葉農園は、有機ＪＡＳで使用が認められている石灰ボルドー液と、マシン油、玄米酢を用いて病害虫を防いでいる。

また、病害虫に強い果樹を育て、果実の味を向上させるために、米ぬかや籾殻《もみがら》、リンゴの滓《かす》で作った堆肥を使用し、化学肥料は一切使用していない。

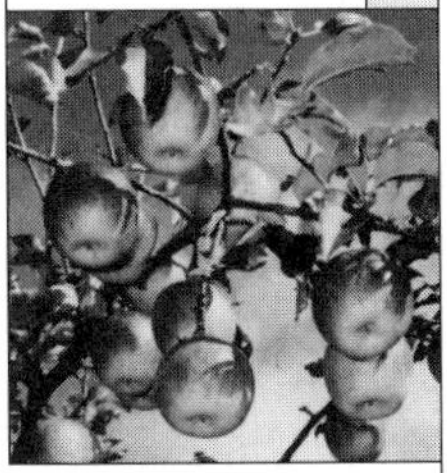

神さんが栽培するリンゴは、お盆前に収穫する「夏緑」に始まり、「さんさ」「つがる」「千秋」「紅玉」「ジョナゴールド」「王林」「ふじ」「金星」など、一〇種類以上にのぼる。

特有の芳香があり、果汁が多く甘みも強い「王林」や、ほどよい甘みと酸味を兼ね備えている「ふじ」など、安全なだけでなく、おいしい神さんのリンゴは、リピーターが多い。

食用に向かないリンゴを、若葉農園では、ジュースにしている。無添加・無加糖のストレート果汁一〇〇%ジュースで、おいしいと評判が高い。

天然の甘さで、すっきりとした味わいのリンゴジュースには、神さんのリンゴの味がしっかりと残っている。また、神さんが栽培したニンジンの入った、リンゴ・ニンジンジュースは、さっぱりとして飲みやすく、栄養たっぷりだ。後に残る甘さはなく、本物のリンゴジュースを味わえる。

若葉農園
TEL0173-72-3106
FAX0173-72-3836
青森県西津軽郡鰺ヶ沢町湯舟町若山3-19
《リンゴ1箱（10種類のリンゴから収穫時期によって14～25玉を詰め合わせ）・5250円（送料別）》

資料❸

最も毒性の強い食品添加物はどれ？

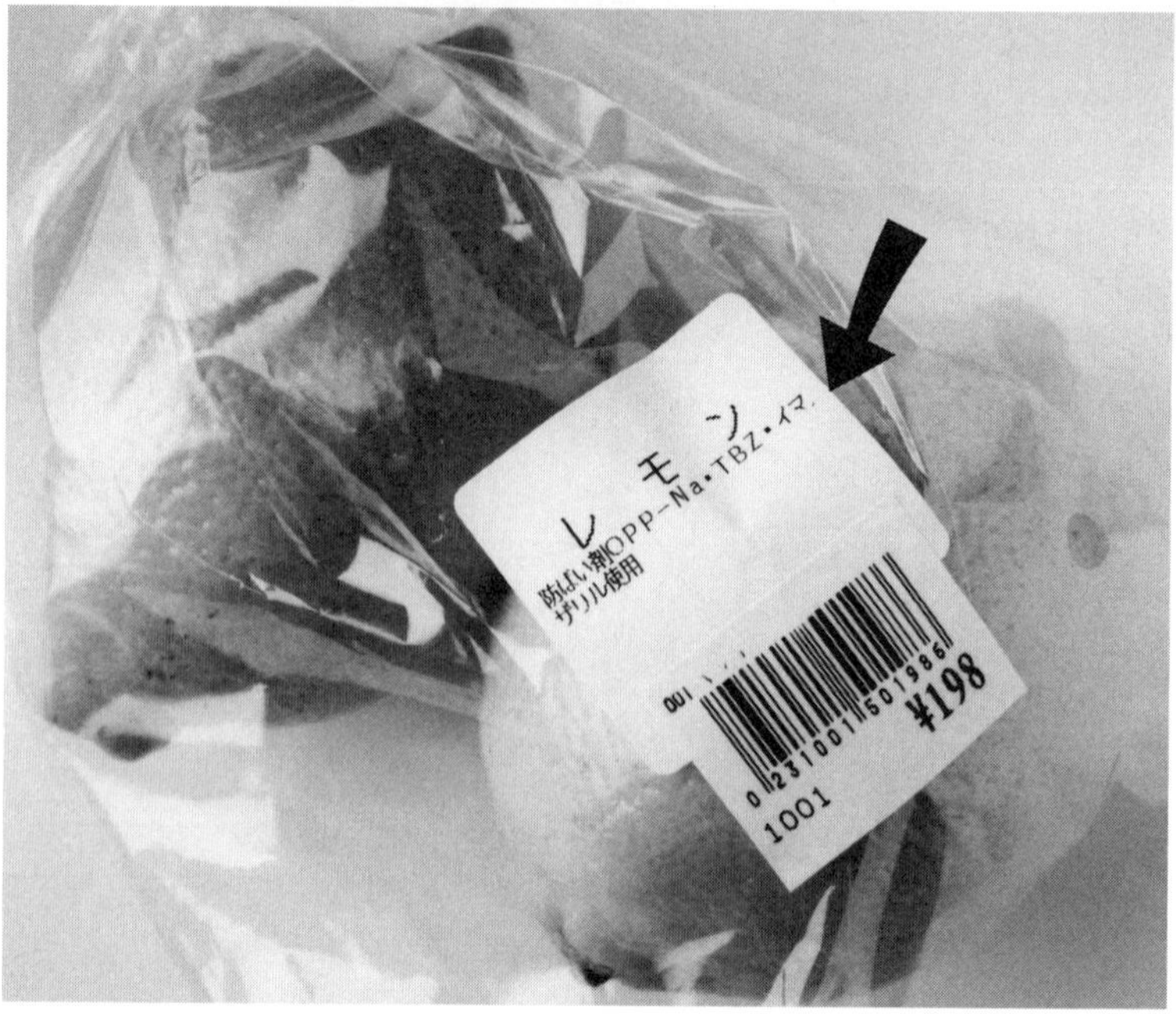
レモン
防ばい剤OPP-Na・TBZ・イマザリル使用
¥198

食品添加物と一口にいっても、いろいろある。

極力避けるべきワースト3はすべて、アメリカでポストハーベスト農薬として許可され、柑橘類《かんきつるい》の防カビ剤として使用されるOPP、TBZ、イマザリルである。これらは、普通の添加物より桁違いに毒性が強く、残留性が高い。

食用赤色二号（赤二）をはじめ、合成着色料にもいやな毒性がある。番号のついた合成着色料はすべて突然変異性（遺伝子に傷をつける作用）があり、発ガン性の疑いが指摘されているのだ。

また、避けるべき食品添加物としては、毒性が強い「保存料」の安息香酸《あんそくこうさん》ナトリウム、ソルビン酸Kとハムやソーセージに使用される亜硝酸《あしょうさん》ナトリウムなどの「発色剤」がある。ほかに、合成の甘味料には悪質な毒性があるので、避けた方がいい。

いずれも原材料表示欄に記載されているから、食品を購入するときは表示を確認すれば安全になる。

穀類

無洗米
パン
食パン
小麦粉
麺類
カップ麺
雑穀（アワ・キビ・ヒエ）

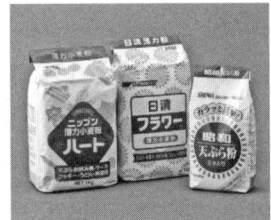

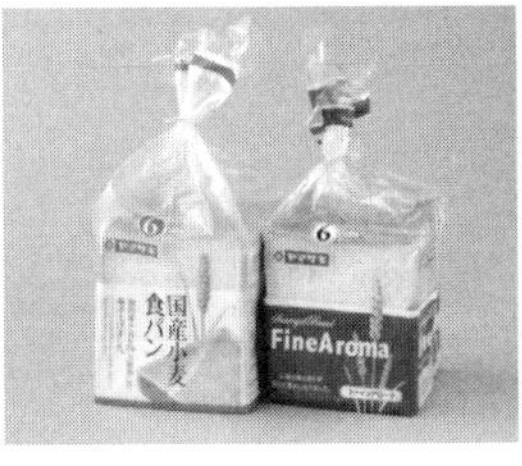

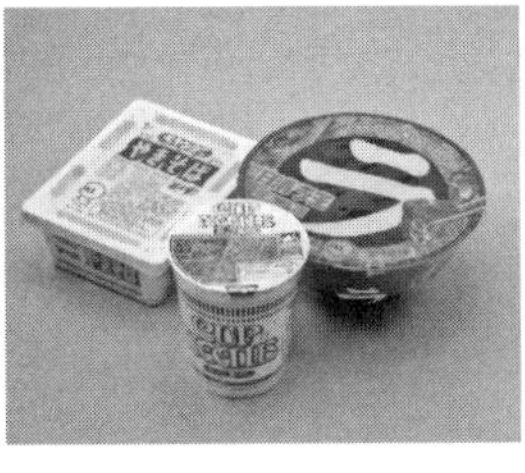

無洗米

とぎ汁が出ないから「環境にいい」は間違っている

家庭からでる環境汚染の最大の原因は米のとぎ汁であると宣伝しているのが、全国無洗米協会である。

無洗米からはとぎ汁が出ないから環境にやさしいというわけだが、これは大嘘だ。

ところが、大々的なテレビCMを展開し、年々売上げを伸ばした。そして、弁当屋などの外食産業だけでなく、家庭でも広く使われるようになってきている。

「洗わずに炊ける」ということは、時間短縮になり、だれが炊いても失敗なく、均一に仕上がるということだ。外食産業にとっては都合のいい米なのである。

全国無洗米協会がまとめた二〇〇三年度（〇三年四月～〇四年三月）の無洗米の推計生産量は、五二万三〇〇〇トンで対前年比で一〇四%になっている。

食べたことがない、食べたくないと思っている人でも、外食などで既に食べている可能性が高いのだ。

最近ではどんなスーパーにも必ず置いてある。

そんな一般消費者への無洗米の最大のセールスポイントは「便利で環境に優しい」である。

実際に無洗米を利用したことがある人へのアンケートでも、無洗米を選んだ理由として「簡便だから」を抑え「とぎ汁が出なくて環境にいい」がトップになっている（国民生活センター調べ）。

最大の汚染源はとぎ汁であるとしている根拠は、BODが高いことだ。

BODとは「生物化学的酸素要求量」のことである。

水中の微生物が水質の汚染原因物質を分解する時に必要とする酸素量のことで、数値が高いほど汚れているとされる。

しかし、米のとぎ汁を一番の汚染源とするのは、水の汚れに対する考え方

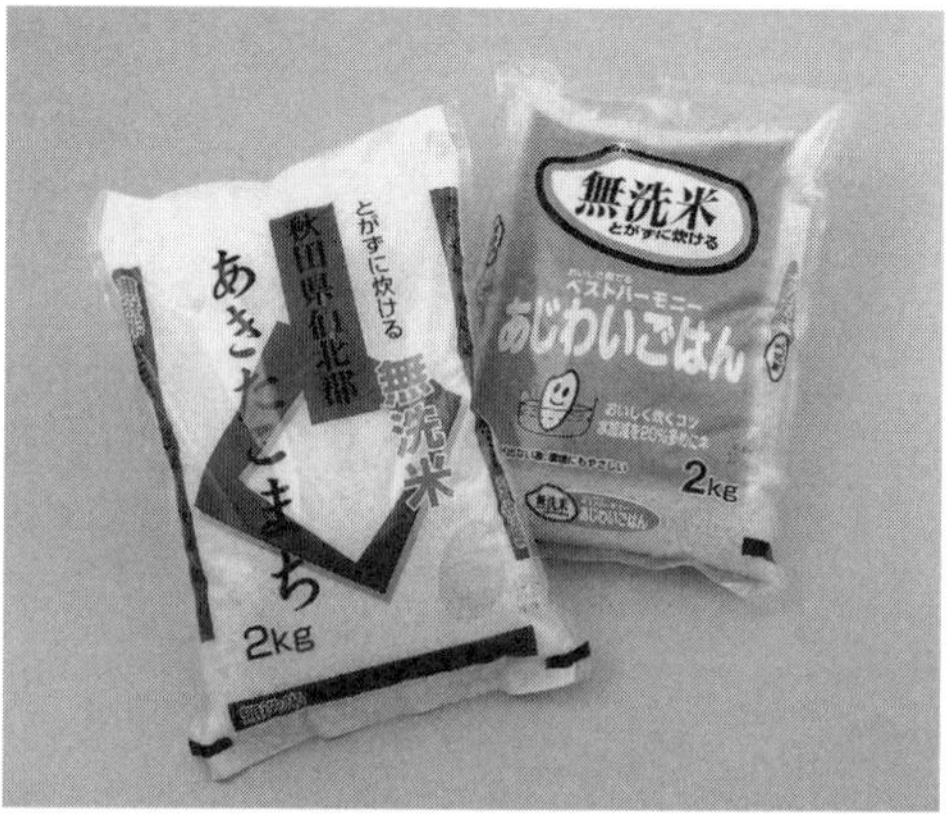

が基本的に間違っている。

とぎ汁に金魚を入れると姿は見えなくなるが、そのまま一昼夜置いても金魚は死なない。とぎ汁に毒性は全くないからだ。

BODを絶対視すると、魚や微生物が毒性で死ぬ合成洗剤よりも、米のとぎ汁の方が危険とされてしまう。

現代のように廃水処理施設が整っていなかった昔に、精米度合いの低い米を研《と》いで、今以上に米をたくさん食べていた。だが、川の水は今より昔の方が、ずっときれいだったのである。

ところが、一九六二年には一人当たり年間一一八キログラム食べていたのが、一九九九年には六五キログラムにまで減ってしまっている。それなのに泳げる川はほとんどなくなってしまったではないか。

生活廃水はとぎ汁だけではない。

有毒で分解しにくい合成洗剤やカビ取り剤を流す方がよほど問題だ。無洗米さえ選べば、河川を汚染しないという言い分は間違っている。

普通の米を買って洗うことに罪悪感は不要なのである。

ただ、とぎ汁をそのまま流してしまうよりは、庭の植木、鉢植えに与える方がよいということはいえる。とぎ汁に含まれるタンパク質、リンは、植物のよい肥料になる。

無洗米は、忙しい人には便利なものだろう。

しかし、無洗米は酸化が早く、味が落ちるのも早い。また品種による味の違いがはっきりしなくなる、ともいわれる。コシヒカリもササニシキも無名の米も、みな似たような味になるという感想があるのだ。

さらには、「新米だから水の量は少なめに」という季節感もなくなってしまう。

多種多様な米の味を取り去って均一な味の米を食べることになってしまっているわけである。

現在では、精米技術の発達によって、「何度も研がなければヌカくさくてまずい」ということはなくなった。

精米したての米は、一度ごく軽く洗う程度で十分においしい。つまり酸化していなければおいしいのである。

ほんの少しの手間を省かずに、ゆっくり味わって米を食べようではないか。

米の扱い方

①米は少量ずつ買い、夏は冷蔵庫で保存する。米びつは使わない。使うのであれば内側に古いヌカが残らないよう、こまめに掃除をする。

②産地からまとめて買っている方には、食品と暮らしの安全基金で開発・販売している「虫バイバイ」での保存をおすすめしたい。

酸素透過性のほとんどない袋に、脱酸素材と米を袋ごと入れ保存する。酸化しないので、夏を越しても新米のおいしさを味わえる。

パン

学校給食パンに神経毒性のある殺虫剤が大量に残留

大手パンメーカーが大量生産したパンと、店で焼いたちょっとグルメのパン。

大手スーパーでは、これら二種類を用意しているところが多い。消費者は二つのコーナーを使い分けている。

ところが、どちらのパンからも農薬が検出され、信じられないようなことが何度も起こっているのである。想像以上に深い闇があるのだ。

まず、農薬を含まない「はず」のパンから実情を紹介しよう。

大手スーパーで販売されていた大手パンメーカーの有機小麦粉を原料に用いた食パンから、神経毒性のある有機リン系殺虫剤クロルピリホスメチルが五・〇ppb（一〇億分の一）検出された。

この農薬は、小麦粉に含まれているので、普通の白いパンからは、平均一・八ppb検出されている。ところが、有機小麦粉が原料でありながら、その三倍近い値が検出されたのだ。

原料小麦粉はオーストラリア産で、ICS日本とオーストラリアBFAの、二つの有機認定団体から有機認定を受けていた。

ちょうどその頃、食品と暮らしの安全基金では、有機小麦粉の違反実態を調べるため、アメリカとオーストラリアでそれらを買い集めて検査していた。

すると、オーストラリアの有機小麦粉から、同じ殺虫剤が二四〇ppb検出されたのである。これを有機認定したのがBFAで、しかも、殺虫剤が検出されたパンの原料の有機小麦粉は、この有機小麦粉と同じ工場で製造されていたことが判明した。

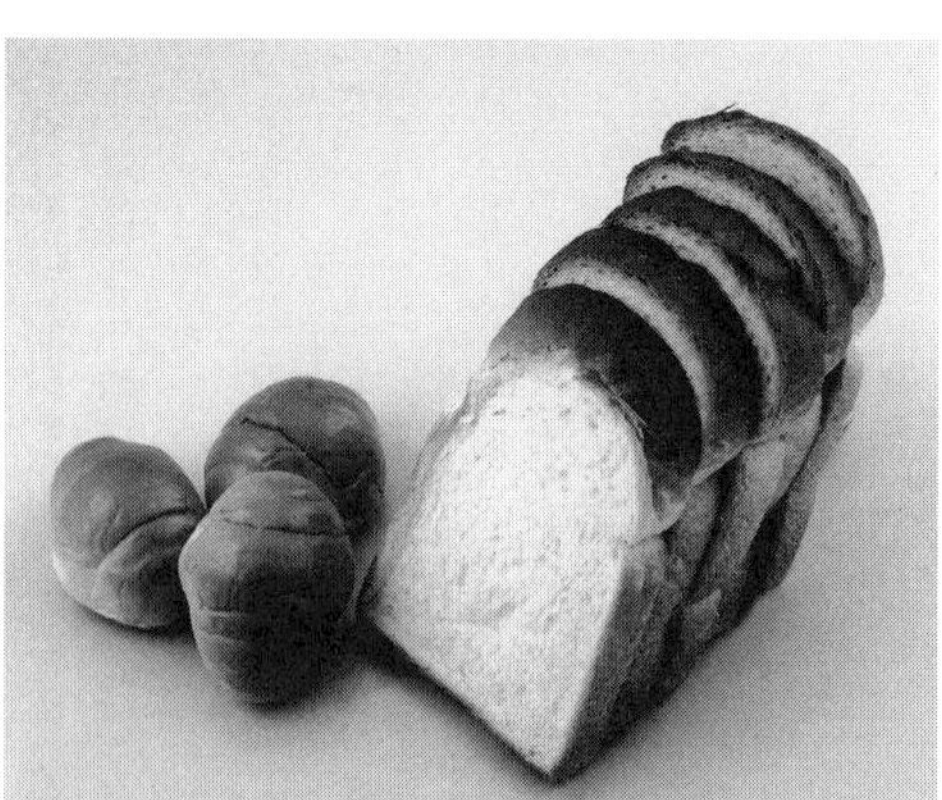

コンビニで販売していたパンでも、二〇〇〇年には同様なことがあった。

アメリカのOCIA（国際有機農産物改良協会）とOTCO（オレゴン・ティルス）の二団体が認証した有機小麦粉を使用したパン一五品目のうち、

一三品目から同じ殺虫剤が検出されたのだ。

検出平均値は四・一ｐｐｂで、普通のパンの二倍以上だから、有機の意味などまったくないパンだった。

同時に検査したのがスーパーで販売されているオーストラリア産「無農薬小麦使用食パン」である。

こちらも同じ殺虫剤が四・〇ｐｐｂ検出された。この小麦は、オーストラリア小麦庁の検査機関が「無農薬」を保証していた。

国際的な有機認定団体や、輸出国の政府機関が認定した有機・無農薬食品は、信頼性が高いと考えてきただけに、農薬が出たのは非常にショックだった。

日本の有機食品にニセモノが多いことは事実だが、外国で認定されている有機食品にもニセモノがあることは間違いない。

ここで、農薬の検出値が高い順に、食パンを並べておこう。驚かれるだろうが、最も危ないのは、

①学校給食パンで、続いて
②胚芽《はいが》や全粒のグルメパン
③輸入・有機・無農薬小麦使用パン
④普通の白いパンとなり、不検出が
⑤北海道小麦使用パン

である。

学校給食パンは、九三年と九五年に大規模な検査を行い、その後も二〇〇二年までの間に二度検査したが、どの年も高い値が出た。

比較のために二〇〇〇年を例にあげると、一〇品目の平均値が一〇・六ｐｐｂだった。スーパーで買う白いパンの六倍の多さである。

地方自治体の学校給食会が、一括して学校給食用に納めている小麦粉が最悪で、農薬が付着した小麦を少ししか削らずに粉にしているため、高濃度の農薬が検出され続けているのだ。

学校給食会を改善しない限り、学校給食パンの安全性は、高まりそうにない。

パンの選び方

①北海道に住んでいれば、北海道産小麦使用パンを比較的簡単に手に入れることができる。
②北海道以外の地域では、国産小麦を原料にしたパンは、そう簡単に手に入らない。国産小麦のほとんどはうどん用で、パン用小麦の生産量が少ないからである。
岩手産・南部小麦のタンパク分量を調整し、薄力粉と強力粉に分けた小麦粉が発売され、スーパーでも売られている。その強力粉を使って、自分でパンを焼くことを考えてみよう。
③国産小麦粉と天然酵母《こうぼ》でパンを焼いている自然食品店が全国にある。そういう店を探せば、おいしくて安全なパンを簡単に入手できる。
④スーパーで探すなら、カナダ・マニトバ産の最高級小麦を用いたパンを探してみるのも手だ。カナダの小麦は普通のものでも残留農薬が非常に少ないから、これも安心できるパンだ。

食パン

二〇年以上も前に発ガン性が確認された添加物を使用再開

「イーストフード不使用」を宣伝しているパンメーカーがある一方で、発ガン性が確認されたイーストフードに含まれる添加物をわざわざ復活させて使っているパンメーカーもある。

二〇年以上前に発ガン性が確認され、パンに残留しないよう厳しく使用制限が課されている食品添加物を、二〇〇四年から食パンに使い始めているのが、最大手の山崎製パンである。

「国産小麦食パン」と、「サンロイヤル　ファインアローマ」には、「本製品は品質の改善と風味の向上のため、臭素酸カリウムを使用しております」と表示されている。

この臭素酸カリウムは、パーマ液の第二剤と同じ物質である。

パーマは、まず第一剤でタンパクの分子結合を切り、次に第二剤で再結合させて、新たな髪の形を作る。

同じことをパンで行えば、少量の小麦粉で大きな食パンを作れるのだ。

臭素酸カリウムは、かつては食品に①小麦粉に品質改良剤として添加、②パンのイーストフードに添加、の二つの使われ方をしていた。

一九七七年に非常に強い突然変異性が判明したので、市民団体の「遺伝毒性を考える集い」が、小麦粉業界とパン業界に使用中止を要請した。

すると、小麦粉への添加はすぐに中止されたが、パン業界は、イーストフードへの添加をやめなかった。それどころか、添加された臭素酸カリウムは、パンを焼くときに分解され、臭化カリウムに変わるから安全だと頑強に抵抗し始めたのである。

当時は、発ガン性が見つかれば禁止される時代だったので、われわれは、発ガン物質と同じに位置づけて反対運動を行った。追放運動は全国に広がり、各地の学校給食パンや、中小のパンメーカーでは使用中止が相次いだ。

パンは大昔から臭素酸カリウムなしで焼かれていたから、その気になれば

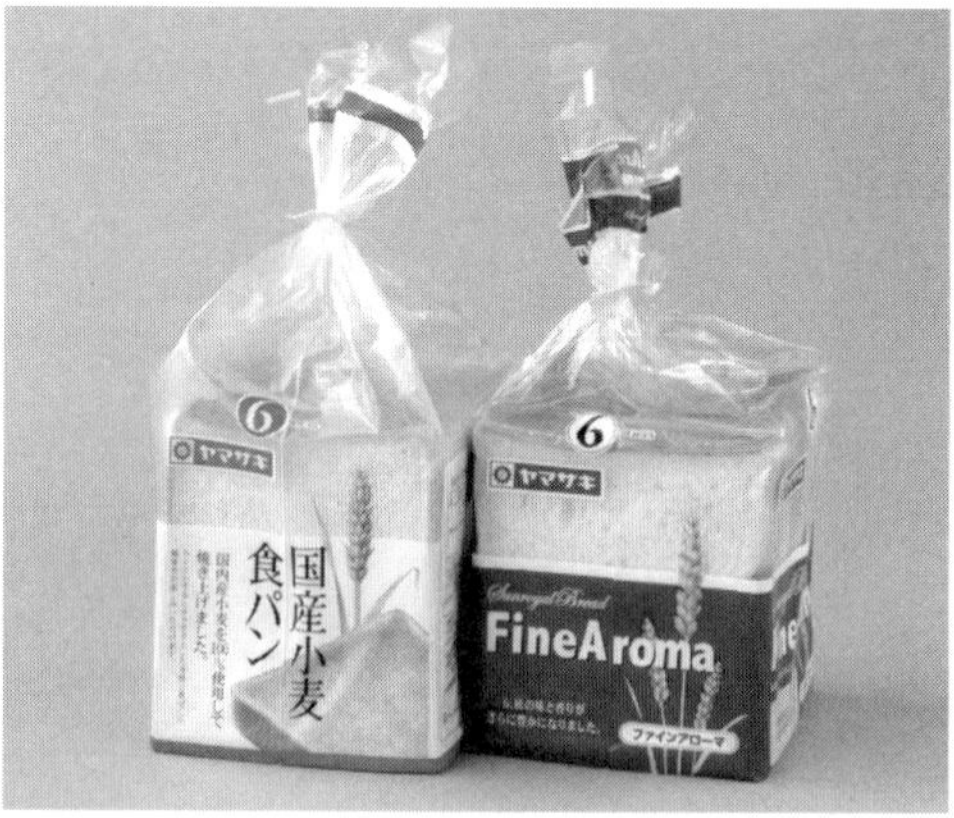

使わなくても生産できるのである。

最後に残ったのは大手パンメーカーだけになり、これも八〇年にはいっせいにビタミンCに切り替えた。

それから二年後、国立衛生試験所（当時）の研究で臭素酸カリウムに発ガン性が見つかったが、そのときは、もうどこも使っていなかった。

厚生省（当時）は、パンを焼き終えたときに臭素酸カリウムが検出されなければいいとして、使うことはできるが、残留を認めない基準を設定した。使用量を減らせば、残留量が少なくなって検出できなくなる。見つからなければいい、という規制である。

この規制が、臭素酸カリウムが復活する原因となった。大手パンメーカーの一部が、臭素酸カリウムが残留しないようにパンを焼く技術を開発し、その後、使用を再開したからだ。

ところが、九〇年にイギリスで臭素酸カリウムは使用を禁止され、それで厚生省が九二年に「小麦粉改良剤としての使用は不適当」と日本パン工業会に使用自粛を要請した。これで完全に使用は中止されたはずだった。

ところが、山崎製パンだけは厚生省の方針に従わず、従来の一〇分の一の低レベルで分析しても検出されない使用方法を開発したのである。それを日本パン工業会が安全と認め、その説明をパンに書いて、二種類の食パンを発売した。〇四年六月のことである。

パンから臭素酸カリウムが検出されたら違法となり、市場から撤去されるのだが、ごく微量の検査は非常に大変で、費用もかかるから、検査するところはない。

検査しないから臭素酸カリウムが見つかることはない。だから、違反になってパンが回収され、廃棄されるリスクは山崎製パンにはない。

しかし、厚生省が「使用は不適当」とした発ガン物質を、また使い始めることを大手食品メーカーが行うというのは、初めてのケースである。マーケティングの常識では起こりえないことが、現実に起こっているのだ。

もしごく微量の臭素酸カリウムが含まれていたとしても、ごく微量だから発ガンリスクは低い。だから、たいした問題ではないとはいえるかもしれないが、消費者はわざわざこんな食パンを買う必要があるのだろうか。

こういうパンを発売したメーカーも問題だが、そんな食パンを並べているスーパーも、安全への感覚がにぶいと思わざるを得ない。こんなスーパーの独自商品は安全かどうか、疑念がわいてくる。

食パンの選び方

①臭素酸カリウム使用と表示されたパンは買わない方がいい。

②「第一パン」や「神戸屋」は「イーストフード不使用」を宣伝している。これなら何も心配はないし、味も問題はない。安くてよい食パンはいくらでもある。

小麦粉

輸入ものは神経毒性と免疫毒性のある農薬が混入されている

料理の主役ではないにしろ、家庭料理に欠かせないのが小麦粉である。その小麦粉でさえ、危険が潜んでいる。

われわれの検査では、神経毒性のある二種類の殺虫剤が検出されている。なぜか。

収穫した小麦に、保存性を高めるため、ポストハーベスト農薬を使用しているからだ。そのため、殺虫剤が小麦の表面に付着しているわけだ。

小麦粉の種類は多い。

「薄力粉」の他に、「パン用」「うどん用」「北海道産」「国内産」、さらに「ダマにならない、粉が飛ばない」など、一〇種類を超えるたくさんの小麦粉が売られている。

われわれはさまざまな種類の小麦粉を検査してみた。すると薄力粉だけでなく、パン用強力粉、てんぷら粉、ホットケーキミックス、から揚げ粉から二種類の有機リン系殺虫剤が検出されたのである。

国や地方自治体の試験研究機関でも、うどん、ソバ、スパゲッティ、ビスケットなどから、有機リン系殺虫剤を検出していた。

この有機リン系殺虫剤は、神経に作用して虫を殺すので、人間にも、微量で頭痛、めまい、倦怠感《けんたいかん》、違和感、不安感、下痢、腹痛、嘔吐、視力減衰などの神経症状を起こす。

化学物質過敏症の人にはごく微量で症状が出て、喘息《ぜんそく》を起こすと死ぬこともある。

免疫毒性もあるから、抵抗力が落ちて、病気に罹《かか》りやすくなる。症状がひどくなると、歩行困難、言語障害なども起こす。

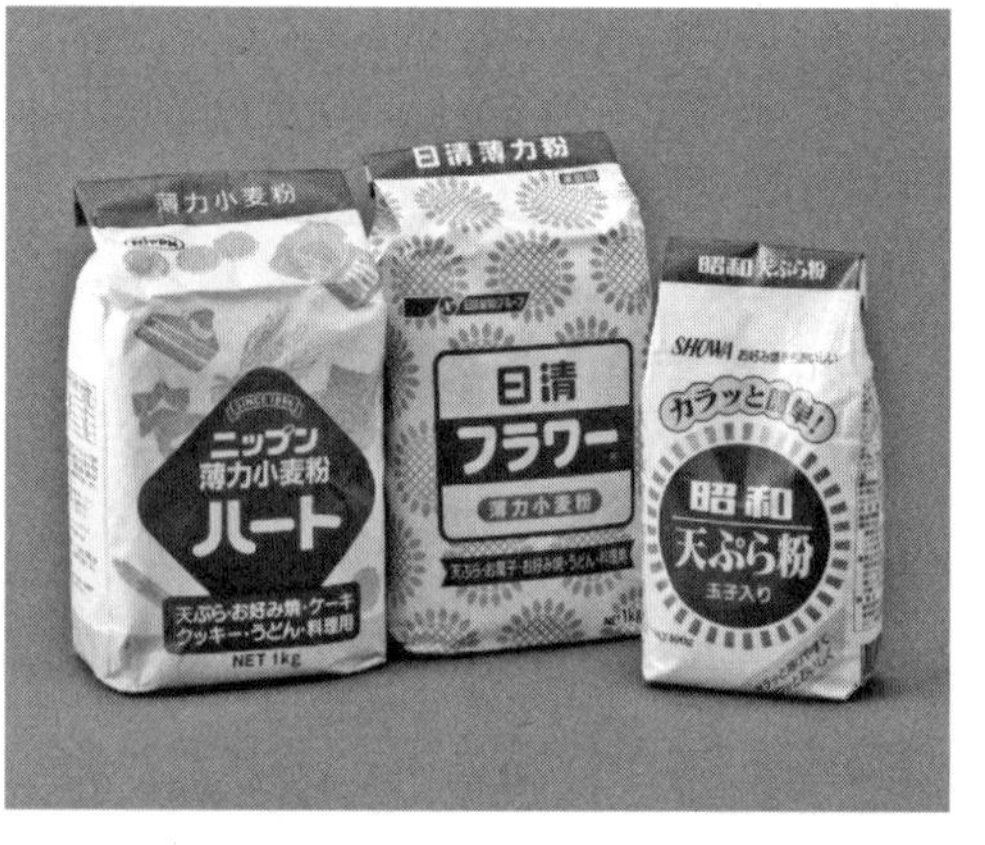

こんなひどい農薬が、小麦粉や小麦製品から検出されるのはゆゆしきことである。

そこで食品と暮らしの安全基金は、一九八七年から七年間、全力を挙げてポストハーベスト農薬の全容解明に取り組み、小麦への使用状況も明らかにした。

殺虫剤がよく検出されるのは、アメリカ産小麦を原料にした粉だ。アメリカでは二〇〜三〇軒に一軒の農家が、長期間、小麦を保管するために、自分の倉庫で殺虫剤を混入している。

農家が小麦を持ち込む大きな倉庫でも、虫が出たら殺虫剤を混入する。

それらが流通過程で他の小麦と混ざり、薄まってはいるが、どの小麦にも含まれるようになって日本に届いているのである。

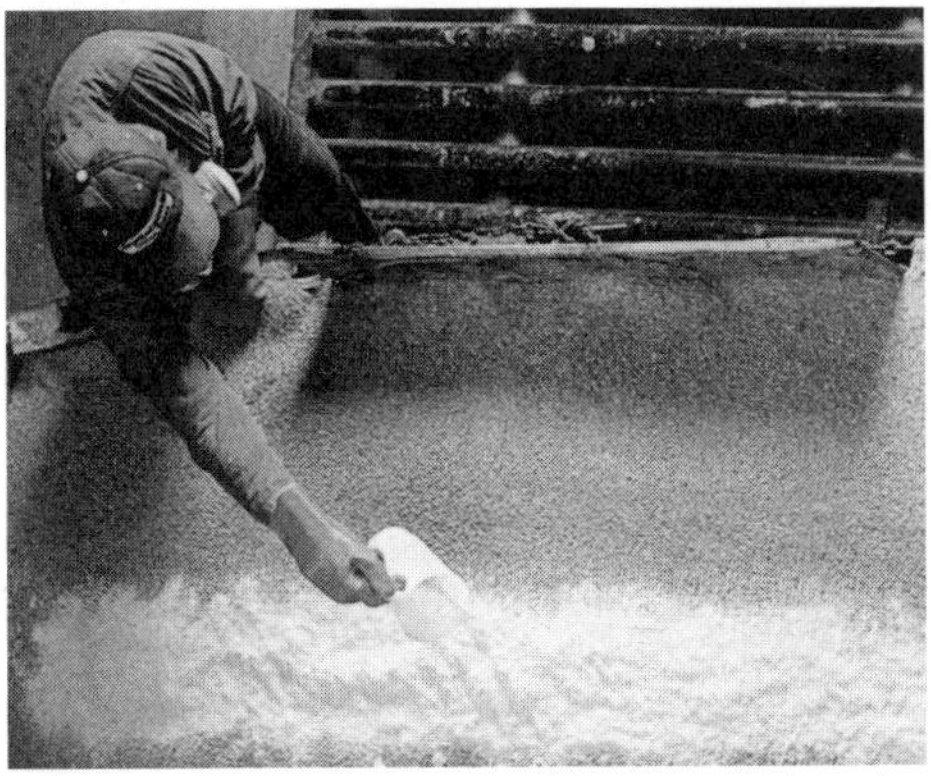
倉庫で小麦に殺虫剤を混入（商品カタログより）

オーストラリアは、かってはすべての小麦に混入していたが、私たちが九〇年に指摘すると、ポストハーベスト農薬の使用を激減させた。完全にやめたと言っているが、それはウソだ。まだときどき殺虫剤が検出されるので、少しは使っている。

カナダは寒いので、小麦にポストハーベスト農薬はほとんど使用されておらず、検出値はいつも低い。

ポストハーベスト農薬が検出されても、残留基準よりはるかに低い値なので問題ないとされている。

しかし、その基準にこそ問題がある。神経伝達を阻害《そがい》して、虫を殺す濃度なのに、ヒトには安全としている。ヒトも同じ神経伝達物質を持っているから、この基準では安心できない。

検出された殺虫剤の容器を手に入れてみると、「口に入れてはいけない」「吸い込んではいけない」と書きながら、「小麦への混入方法」が具体的に書かれている。

こんな殺虫剤を日本で小麦に混入すると違法になるが、厚生労働省は法律をねじ曲げて合法と解釈し、輸入小麦を取り締まっていない。

そのため、殺虫剤が混入した小麦が堂々と輸入され、小麦粉や小麦製品に加工されてスーパーに並んでいるのである。

小麦粉の選び方

①「北海道産」「岩手産・南部小麦」などの「国内産」を原料にした小麦粉を選ぼう。
②ホットケーキミックスなどの専用粉は、アメリカ産小麦を原料にしたものが多い。ポストハーベスト農薬が含まれているから使わない方がいい。専用粉を使うと少し苦いだけでなく、甘すぎたり、奇妙な軟らかさがあって、気持ちの悪い感触になる。国産小麦粉を自分で工夫して使う方がよい。

麺類

添加物と塩と残留農薬に注意

安全そうに見えるラーメンやソバも、決して安全ではない。

昼食を手軽にすませようと、ついつい麺類になりがちだが、ほどほどにした方がよい。

特に気をつけたいのが、添加物と塩と残留農薬だ。

麺類やつゆ・ソースに含まれる代表的な添加物は、つゆの化学調味料、生麺・ゆで麺の保水剤である。

つゆの味を化学調味料でつけると、グルタミン酸ナトリウムと塩が主成分になる。

つゆのミネラル分は、ラーメン店のだしを取ったつゆと比べると、入っていないに等しい。

だから、インスタント麺を食べ続けると、ミネラルが不足し、体調がすぐれない原因になる。

乾麺は、食品添加物の心配はないが、生麺は要注意である。

水が入っていないのに入っているように見せる石油系溶剤の保水剤ＰＧ（プロピレングリコール）が含まれている商品がよくある。

こんなものが五％も入った違反麺類すら出回ったことがある。表示を見てＰＧが入っているものは避けよう。

ゆで麺には、保水剤としてリン酸塩が含まれていることがある。これを添加すると麺は干からびず、みずみずしく見えるが、おいしくはなくなる。

この物質は、カルシウムと化合して、カルシウムが体に吸収されるのを妨害する。

だから、カルシウム摂取量が平均して不足している日本人には有害な添加物である。

また生麺やゆで麺で見落としやすいのが、食塩だ。麺のこしを強くするためだけでなく、防腐剤の役目を持たせて、多めに使われている。

ゆでる前に麺を一度かんでみるとよい。塩分を含むことがわかるし、かなり塩辛いものもある。塩分を控えてい

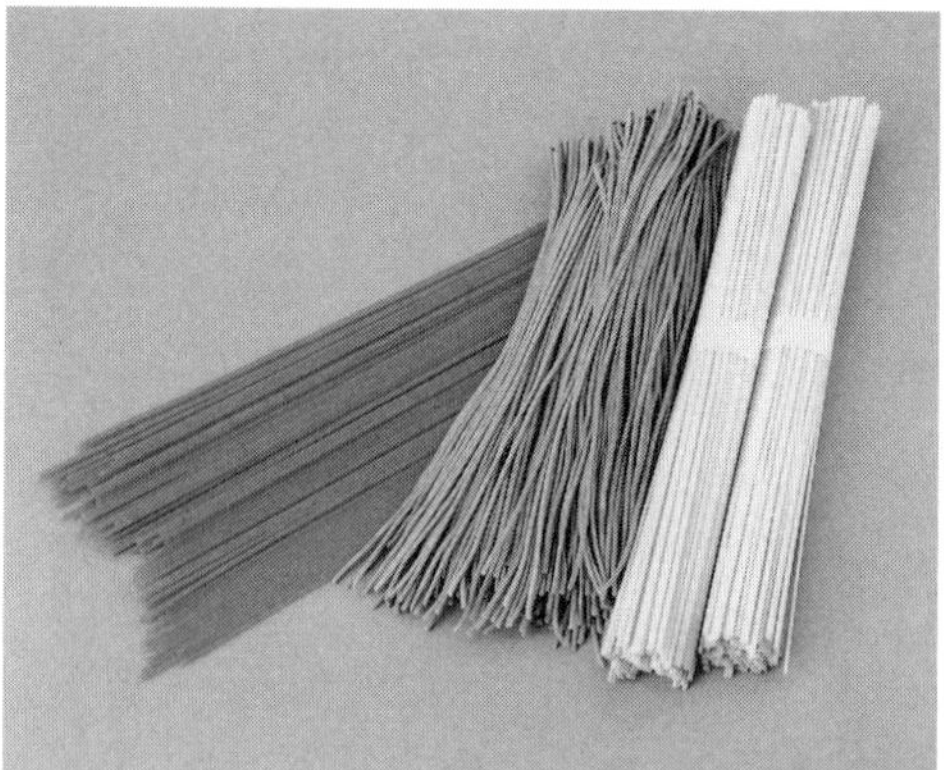

る人は、ゆで汁を多くして、塩分を十分溶け出させる方がよい。

　麺に含まれる化学物質で、最も毒性が強いのは小麦のポストハーベスト農薬である。

　神経を冒す三種類の有機リン系殺虫剤のどれかが小麦に混入され、残留していることが多い。

　いま最も多く使われているクロルピリホスメチル（商品名レルダン、一四九ページに使い方の写真）は、塩素（クロル）を含むので残留性が高い。収穫後に混入しておけば、三年たってもその小麦についた虫が死ぬ。

　マラソンとフェニトロチオンは、精子を減らすことも問題になっている。

　フェニトロチオンは、一九八〇年代までオーストラリアでは小麦にすべて混入されていた。

　しかし、われわれの反対で使用は激減している。

　殺虫剤の残留が多い順に小麦の産地をあげると、①アメリカとヨーロッパが断トツに多く、次が改善した②オーストラリアで、殺虫剤を混入しない③日本、④カナダは、残留量が非常に少ない。

　スパゲッティは、イタリア製品から高率で殺虫剤が検出される。国産メーカーのものは、カナダ産小麦を主原料に使っているので、安全性が高い。

　うどんの乾麺の原料は、オーストラリア産小麦が主体で、一部は国産小麦も使われている。オーストラリアがポストハーベスト農薬を改善したので、麺類で最も安全なのが、この種のうどんだ。

　ソバは、ポストハーベスト農薬を使わなくても保管できるので、殺虫剤を混入していない。しかし、原材料表示に「小麦粉、そば粉」と書かれていたら、たいてい七割が小麦粉だ。だから小麦粉にアメリカ産が用いられると、殺虫剤が検出されることになる。

　インスタントラーメンの多くは、麺に油が入っている。時間がたつと油が酸化して毒物に変化していく。酸化した油は遺伝子に傷をつけ、老化を促進させるから気をつけよう。

麺類の選び方

①麺類は、できるだけ乾麺を選ぶといい。それだけで、麺の添加物をほとんど避けることができる。
②ソバは、表示を見て、ソバ粉が小麦粉より先に書かれている商品を選ぼう。ソバガラで色を黒くしただけのソバや、茶蕎麦の多くは、うどんと栄養成分はあまり変わらない。
③添付のつゆには糖分と化学調味料が多く含まれている。だしは自分で作るのがよい。添付のつゆを使うなら、せめて半分にして、かつお節や自然塩を入れて、ミネラルを補おう。
④インスタントラーメンは原材料名を見て、「油揚げ麺」を避け、ノンフライで国産小麦使用の「味付け麺」を選び、買ったら早く食べるのがいい。

カップ麺

容器から環境ホルモン論争が行われた発ガン物質が溶け出す

相変わらず激しいシェア争いを展開しているのがカップ麺だ。

問題はその容器にある。容器の危険性をめぐって市民団体や研究者と、業界との熾烈《しれつ》な「戦い」があった。

「カップ麺の容器は、環境ホルモンなど出しません」という見出しの、全面意見広告が大手の新聞に掲載されたのは、一九九八年五月一五日のことだ。

意見広告で日本即席食品工業協会は、「熱湯をそそいだ際、『スチレンダイマー』『スチレントリマー』が溶け出すことはありません」と主張した。

どうして、広告を出したのか。

二ヵ月前の三月に、国立医薬品食品衛生研究所・河村葉子室長たちが、カップ麺容器を想定した溶出実験で、スチレン・ダイマー（分子二つ）、トリマー（分子三つ）の二物質が溶出することを確認し、その結果を、食品衛生調査会に提出していたのである。

全面広告の標的はこのデータで、「強制溶出させた」と批判したのである。溶出実験では溶媒《ようばい》を用いて検査していたからだ。

しかし、検査は、国が定めた公定法に基づいて行われたことに、その意見広告は触れていなかった。

国の研究者が、国が決めた標準検査法にそって検査するのは当然である。それなのに、新聞に全面広告を出して否定したのだ。

ちょうど九団体で設立を協議していた環境ホルモン全国市民団体テーブル（事務局長・小若順一）は、すぐに二物質が本当に溶出するかどうか確認する検査を行うことにした。

業界団体の会長を日清食品の社長がしていたので、「日清カップヌードル」、「日清ラ王」と、「ペヤングソースやきそば」のカップを検査に出した。

食用油に二物質が溶出するかどうかを調べたところ、もちろん溶出が確認された。当たり前の結果だが、論争中なのでニュースになった。

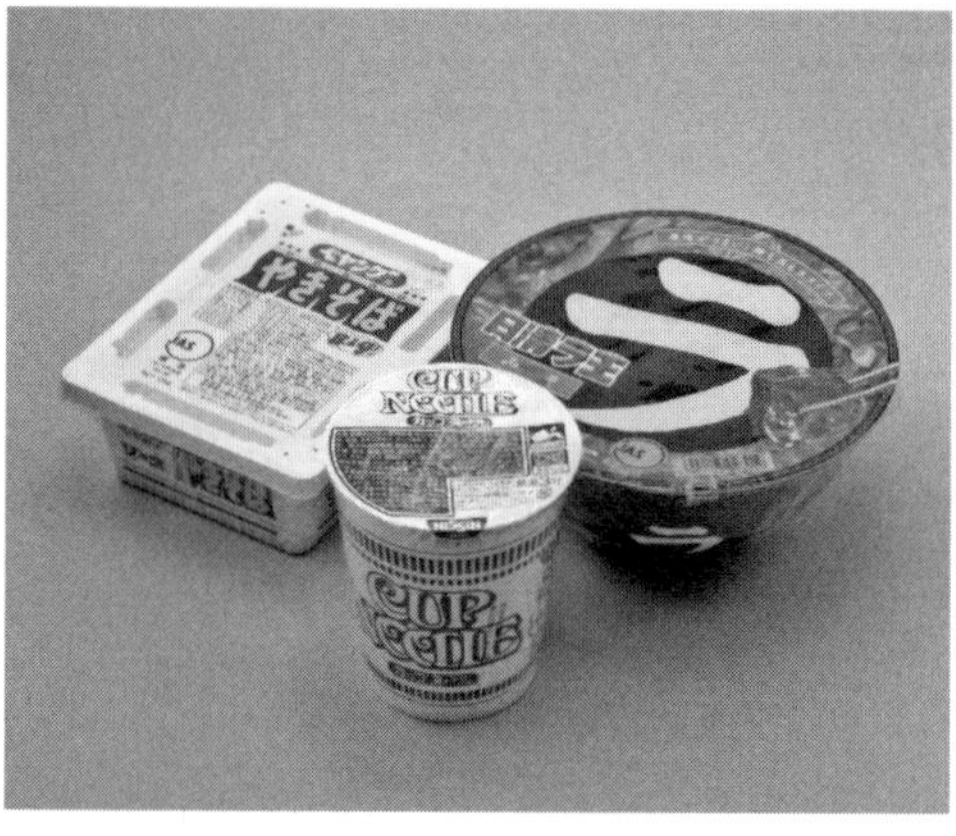

溶出データを全面広告で批判された河村室長らは、カップ麺を食べるときの条件にして、再び実験した。

すると、二物質は発泡スチロール容器からスープに溶出し、すみやかに麺に移行するという結果を得た。つまりカップ麺のスープは飲んでいいが、麺を食べると怖いよ、というわけだ。

この発表にもドラマがあった。

河村室長は、日本食品化学学会の国際シンポジウムで午後四時半から発表したが、なんと直前の午後三時に日本即席食品工業協会と日本スチレン工業会が別々に、スチレン・モノマー（分子一つ）、ダイマー、トリマーは環境ホルモン作用がない、と記者発表したのである。溶出論争での敗北は決定的であるとわかり、毒性がない、という主張にかえたのだ。

しかし、内容がひどかった。すでにシロと出ている実験条件で、企業内部の研究所でもう一度実験を行い、「安全宣言」を出したのが、日本即席食品工業協会である。

また、オランダに依頼した実験の速報で「安全宣言」を出したが、論文ができておらず、実験条件を説明できなかったのが日本スチレン工業会だ。

詳細は後日発表されたが、実験条件が不備で結論を出せない実験だった。

一連の騒動で消費者の不安が増し、カップ麺の売上げは前年同月比一五％減となった。この消費低迷を解消するため、各社は次々と紙カップの新商品を発売した。

縦型カップは、「日清カップヌードル」を除いて、大半が紙カップになった。しかし、どんぶり型は、エースコックの「スーパーカップ」を除いて、スチレン製のままである。

二〇〇〇年には、環境庁が環境ホルモンのリストからスチレンを削除した。ところが二〇〇一年に、スチレンは、じっとしていられない多動症を起こすことが、証明されたのである。

東海大学の研究チームが、妊娠中のラットの背中にスチレン入りチューブを埋め込み、生まれた子どもの行動を観察したところ、ラットの行動が活発になる夜に、多く投与した群の行動量が増加したのだ。

さらにスチレンの投与量と学習障害に関係があるということもわかった。

この実験結果は、学会と学会誌で発表された。しかし、それでも最近は、スチレンは環境ホルモンとはみなされなくなっている。

だが、国際がん研究機関で発ガン性が確認されている物質なのだから、スチレン容器に熱湯を入れて使うのは、やはりおかしい。

カップ麺の選び方

①資源の浪費という点からもカップ麺はすすめられない。できれば、袋に入ったものにしよう。

②紙製に変わったのは、縦型の容器が多い。どんぶりタイプもそうなるよう消費者が声を上げることも必要だ。

アレルギー治療食から殺虫剤が検出された

雑穀（アワ・キビ・ヒエ）

雑穀よ、お前もか。

健康食品の代名詞のような雑穀でさえ、安心して食べられないのが現在の食事情だ。

重い食品アレルギーで、米も麦も食べることができない人が、最後のよりどころとしているのが、アワ・キビ・ヒエなどの雑穀である。

それなのに、その三割から殺虫剤が検出されたのだ。

一九九六年に、雑穀とその粉末三五品目を買って横浜国立大学の花井義道助手に検査を依頼した。

すると、一〇品目から神経毒性のある有機リン系殺虫剤、マラソンが検出されたのである。基準値を下回っていたので違法ではない。

しかし、少量の殺虫剤でもアレルギーがひどくなる人にとっては、大問題である。

アレルギー治療食を出している会社の商品でさえ、殺虫剤が検出されるほどひどい実態だったのだ。

表示にも問題があった。

スーパー、自然食品店、生協で、「有機農法」「有機農産物」「オーガニック」「無農薬」「安全穀物」などと表示して売っていたが、すべて殺虫剤が検出され、虚偽表示だった。

一番ひどかったのは東京の自然食品販売店オーガニックジャパンの雑穀である。

「農薬とは一切無縁の契約栽培物」で「北海道茅部《かやべ》有機農業研究会」の雑穀と銘打ってあった。

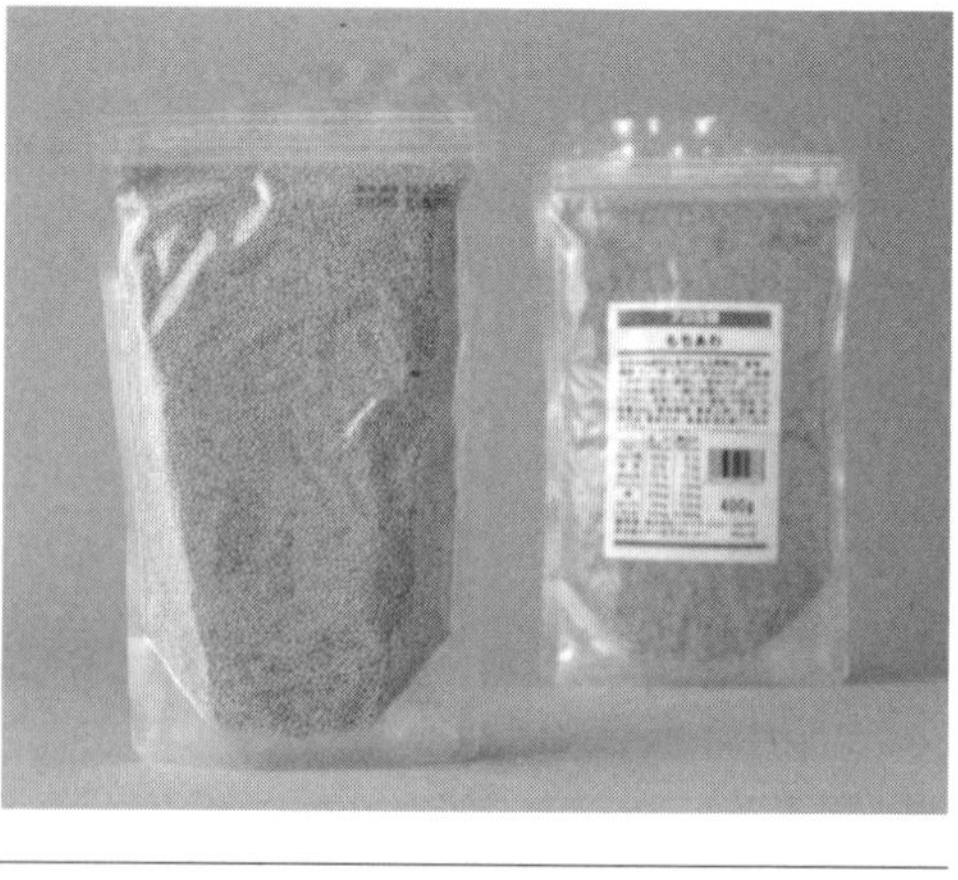

ところが、こういう団体など北海道の有機農業関係者は誰も知らなかったのだ。架空表示のニセ有機食品だったわけである。

ところが、われわれがデータを公表すると、すぐにラベルを作り替えたらしく、買った店に行ったら、もう商品のラベルが変わっていた。

オーガニックジャパンというのは店名で、この店を営業しているのは中田物産である。この会社の雑穀を用いたビスケットを食べた子どもが重篤《じゅうとく》なアレルギー症状を示したとして、厚生労働省は二〇〇四年にアレルギー表示違反で、回収命令を出している。

雑穀は、輸入品が国産品として偽って売られていることが多い。

われわれが検査した当時、国産雑穀の生産量は年間約四〇〇トン、そのほとんどが岩手県で生産されていた。この大部分が産直や学校給食に用いられたので、市販されたものは二〇トン程度といわれていたのである。

雑穀の消費量は一万トンだから、ほとんどは輸入品だったわけだ。

ところがスーパーや自然食品店で見かける雑穀は、ほとんど「国産」表示があったのだから、それらはほとんどニセモノだったわけである。

現在は国産雑穀の生産量は年五〇〇トンに増えている。輸入量は食用・飼料を合わせて一万二〇〇〇トン（〇三年）で、食用として消費される雑穀の五％が国産といわれている。

では検出された殺虫剤はいったいどのように使用されていたのか。

雑穀の大半は中国から輸入されている。その多くは飼料用で、中国の農薬使用の実情は、誰もよく把握していない。

一九九四年の米不足のときに輸入された中国米の二割から、同じ殺虫剤のマラソンが検出された。ポストハーベスト農薬を使用したアメリカの米にも同濃度のものがあったから、中国でも、米にポストハーベスト農薬を使用していることが判明したわけだ。

雑穀から検出されたマラソンも、収穫後に混入されたポストハーベスト農薬と考えられる。

雑穀は病害虫に強いので、使う農薬は除草剤だけで、栽培中に殺虫剤は使用しない。だから、国産雑穀から殺虫剤が検出されることはまずない。

「国産」表示もウソだったのだ。

岩手の有機認定団体エイサック（ASAC）が認定した国産の有機雑穀を食べると、たいへんおいしい。それは食用の雑穀だからだ。

雑穀は、キビ団子のような伝統的な食品に加えて、アレルギー対策のパン、麺類などに用いられている。

最近はアレルギー用のイメージを払拭する、おいしく、おしゃれな食品として、雑穀レストランができたり、レシピ本も売れている。

何とかして本物の食用雑穀を手に入れ、今まで味わったことのない驚きのおいしさを味わってみよう。

雑穀の選び方

①アレルギーや化学物質過敏症の人は、食事と体調の関係を自分の感性で慎重に探りながら食べるしかない。

②雑穀の生産は増加したといわれるが、国産雑穀の生産量は、スーパーに出回るほどの量ではない。

③今は、有機雑穀の信頼性は高くなっている。ただし、出回る量が少ない。

頼経啓次さんの「けいじどんの米」

吉井川の清冽な水で磨かれた農薬不使用の米

とびきりおいしい米が、岡山県津山《つやま》市の郊外で農薬不使用で作られている。

三〇〇年続く農家の長男として、家の手伝いをしながら育った頼経啓次《よりつねけいじ》さんは、煙草の臭いがダメ。ましてや農薬が近所で使われるだけで気分が悪くなる体質だ。今ではそれが「親からもらった一番の能力」で、ありがたく思っているという。

頼経さんは最初、酪農を始めたが、牛肉、乳製品の輸入自由化を見据え、徐々に主力を米に切り替えた。

田んぼは、津山盆地より五キロ入ったあたりに、三〇ヵ所点在しており、合わせて七ヘクタール余りある。

米作りに殺虫剤や殺菌剤を使うことは考えなかった。

酪農の牧草栽培による土作りで、想像以上に土が豊かになっていたので、三年目までは肥料を入れず、食味の高い米を収穫できた。

それ以降は米ヌカを入れるようになったが、それも最小限にしている。それは、肥料が過剰の不自然な土壌になるからだ。

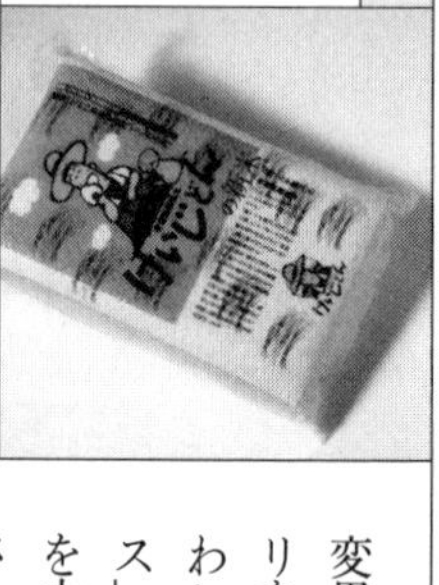

田植えをしながら、同時に段ボールの再生紙を敷きつめていく「紙マルチ」にして、雑草の成長を食い止めている。

こうするには専用の大型機が必要で、これが入らない一部の小さな田んぼは除草剤を一回だけ使用して、一般市場に出荷している。

頼経さんの米は安心なだけでなく、美味しいと評判だ。山間地の寒暖の激しい気候で鍛えられ、吉井川《よしいがわ》上流の清冽《せいれつ》な水で磨かれた米だから、味がよいのは当然である。

現在は、コシヒカリの突然変異種から生まれ、コシヒカリを超えた「魔法の米」といわれる「ミルキープリンセス」と「ミルキークイーン」を中心に栽培しているから、さらに美味しくなっている。

農薬不使用だから、虫の害で黒っぽい米も混じる。センサーでほとんどは取り除くが、よく調べれば茶色の米も混じっている。これは安全の証しと思って食べてほしい。

頼経啓次さん
TEL FAX 0868-27-0257
《ミルキークイーン：5kg×2・8180円、ミルキープリンセス：5kg×2・8380円（送料込）》
＊岡山県の産地品種銘柄になっていないので、表示欄に銘柄を書けないが、注文を受けた米は銘柄米100％のものを送っている。
＊昼間は作業で留守がちなので、注文はFAXで。

★オススメの安全な商品★

栢森農産の「秋田こまち」

合鴨農法と自家配合の肥料による力強い有機米

「うまい」と同時に「力強い味」の米が栢森農産《かやもりのうさん》のあきたこまちである。

同じ品種でも、産地によって味が違うが、実は、同じ産地でも、田んぼによってかなり味が違う。土質だけでなく、肥料や、稲の育て方で味が違ってくるのだ。

栢森一夫《かずお》さんが米作りを始めたのは、秋田県大潟《おおがた》村入植の二代目として、父親の後を継いでから。それを契機に、栢森農産は、「農薬を使わない米栽培」に切り替えた。

米作りに農薬を使うのはおかしいと本能的に思ったという。米を売るための「無農薬」ではない。使うのがイヤで農薬をやめたのだそうだ。

虫が出たら収量に影響するかもしれない。だから虫には神経質になるのが普通だが、栢森さんは農薬を使わないから、田んぼにいる虫には興味がない。

だが強くて丈夫な稲を育てることには意欲的だ。病気や草に負けない元気な稲作りのため肥料は自分で作る。肥料を与える時期などは気候、稲の育ち方で慎重に判断する。

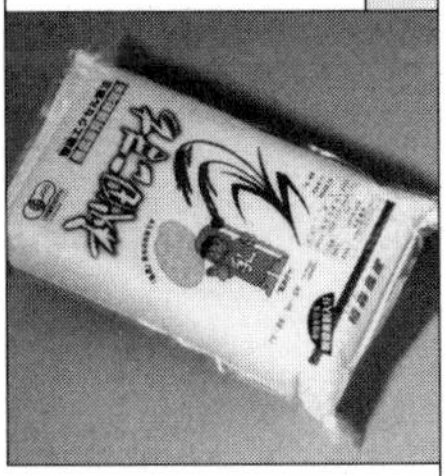

大潟村は八郎潟《はちろうがた》の干拓により一九六四年に誕生した村で、平地に広大な田んぼが広がる。栢森さんの田んぼも約一六ヘクタールと広い。

それだけの田で除草剤を使わないとなると、草取りも大変だ。草を生えさせないための工夫もいろいろある。

その一つとして「深水管理」をする。田植え後、稲の頭が少し出るくらいに水を入れると、草は水に没して生えにくくなるというわけだ。

いまは合鴨農法も取り入れている。田植えが終わると大急ぎで合鴨を守るネットを広大な田んぼに張り、除草と害虫駆除のために子鴨を放す。

機械も使うが、広い田んぼの除草機は人が乗って運転する大型のもの。その除草機を追って鴨が泳ぐ。

こんな季節ごとの風景を楽しみ、風物詩を綴《つづ》って、お米を買ってくれるお客さんに、「どじょっこだより」を毎月届けている。この手紙が楽しみという人も多い。

栢森農産
℡0185-45-2373
FAX0185-45-3155
秋田県南秋田郡大潟村東2-6
《秋田こまち：5kg・3600円（送料別）》

★オススメの安全な商品★

びーはっぴぃの天然酵母パン

卵や乳製品を使用せず、おいしい素材を吟味

　食物アレルギーの人でもおいしく食べられる、卵や乳製品不使用のパンやケーキで有名だが、食べてみるとアレルギーでない人にもとてもおいしいのが「びーはっぴぃ」の天然酵母パンだ。

　自然に囲まれた山梨県清里《きよさと》近くにある「びーはっぴぃ」は、ケーキ職人だった吉田夫妻が、お子さんのアトピーをきっかけに、横浜から移り住み、始めたパン屋さんである。

　天然酵母を使い、ポストハーベスト農薬の心配のない岩手県の南部小麦粉を使用、そして甘味は、てんさい糖や黒糖など、安全でおいしく、納得のできる素材を使ってパンを作っている。

　菓子パン一三種類、食事パン二〇種類ほどある天然酵母パンの中でも、特に人気が高いのが、玄米パンだ。一般に、玄米パンといえば、玄米粉を入れることが多いが、「びーはっぴぃ」の玄米パンは、炊いた玄米を生地の中に混ぜ込んである。玄米の甘味と、少しモチッとした食感が好評だ。

　雑穀バーガーも人気商品の一つ。お肉ではなく、炊いた雑穀を使ったハンバーグをパンの間にはさんである。

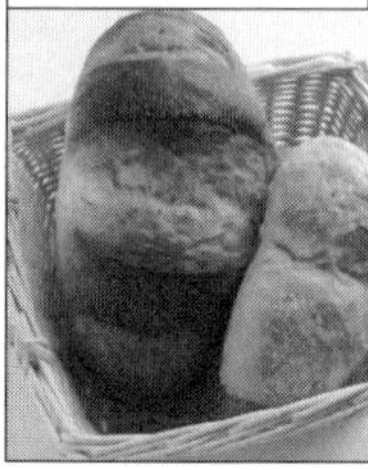

　玄米パンは二〇〇グラム二一〇円、小麦粉と塩、天然酵母だけで作られたシンプルな田舎パンは四〇〇グラム三三六円と、天然酵母パンとしては、値段は格安だ。

　吉田夫妻は、どんなにいいものでも、食べてもらえないと価値がないと考えているため、大手のパン屋と同じぐらいの値段設定にしている。素材のよさを知っている人は、なぜこんなに安いのか、と驚くという。値段設定の基準は、自分たちが買える値段かどうか。多くの人にいい素材のパンを食べてもらいたいためだ。

　当初は、卵や乳製品を一切使用せずにパンとケーキを作っていたが、今では、リクエストの多い、クリームパンやシュークリームも作っている。ドライフルーツやナッツを使い、素材の味を大切にした濃密な味のケーキやクッキーのファンも多い。

びーはっぴぃ
TEL FAX 0551-47-5139
山梨県北杜市高根町東井出1340-6
＊卵や乳製品不使用のパン・ケーキは、卵・乳製品を使用したものと同じ工場で作っているので、ごく微量の混入は避けられない。だから、残念ながら食べられない食物アレルギーの人もいる。
＊ご注文はFAXで。

★オススメの安全な商品★

桜井食品の無糖ホットケーキミックス

国産小麦一〇〇％ポストハーベスト農薬の残留なし

子どもが大好きなホットケーキ。安心して食べられるものを選びたいものだ。

ところが、一般的なホットケーキは、安い輸入物の小麦粉が使われているため、残留農薬が心配だ。

また、ホットケーキをふんわりさせるために入っているベーキングパウダーはアルミニウムを含んでいる。

アルミニウムは、アルツハイマーを引き起こす原因になるという説がある。どのくらいの量で影響が出るかなど詳細はわかっていないが、できれば避けたいものだ。

さらに砂糖がいっぱい入っていて、甘すぎるホットケーキミックスがほとんどだ。甘い生地にさらにメープルシロップをかけたら、砂糖のとり過ぎになってしまう。

このような心配をすべて解消したのが、桜井食品《さくらいしょくひん》のホットケーキミックスだ。

岐阜県産の小麦粉を一〇〇％使用しているため、ポストハーベスト農薬の心配はない。輸入小麦と比べて、安全性がはるかに高い。

膨張剤には、内モンゴル産の重曹を使っているので、アルミニウムの心配もない。

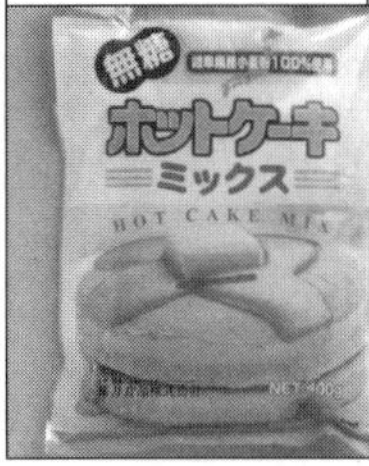

無糖なので、好みや健康状態に合わせて、自分で砂糖を入れることができる。

薄焼きのホットケーキにハムやチーズ、フルーツなどをはさんだり、蒸しパンやドーナッツを作るのにも便利だ。

乳製品や卵も入っていないので、牛乳・卵アレルギーの人も、豆乳などを入れれば、簡単にホットケーキが食べられる。

このホットケーキミックスを作っている桜井食品は、岩手県の約二万坪の有機農場で小麦などの栽培をし、有機農業の推進に努め、有機食品の製造・加工も行っている。「食卓に安心と安全を」がモットーの会社だ。

この岐阜県産小麦のシリーズは、他にも「お好み焼き粉」がある。山いも粉、昆布、シイタケなども国産のものを使い、安全性が高いうえに、手軽においしいお好み焼きを作ることができておすすめだ。

自然食ショップわらべ村
℡0574-54-1355
0120-54-1495（24時間受付）
岐阜県美濃加茂市加茂野町鷹之巣342
http://www.warabe.co.jp/
＊直送のほか、全国の自然食品店（アニューなど）でも販売している。

桜井食品
℡0574-54-2251
FAX0574-54-2253

資料❹

虫が死ぬアメリカ産の米。新たに検出された毒物の正体

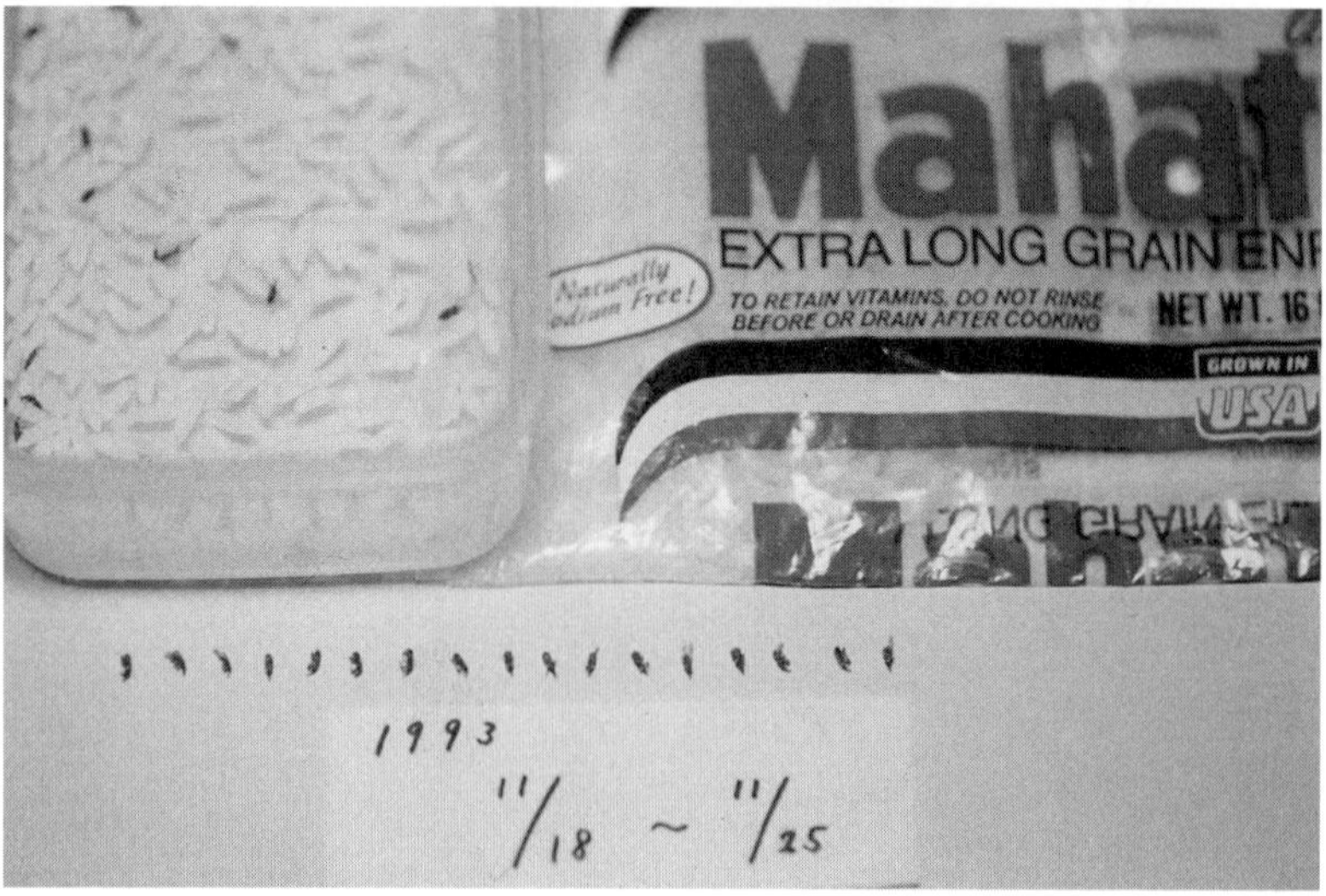

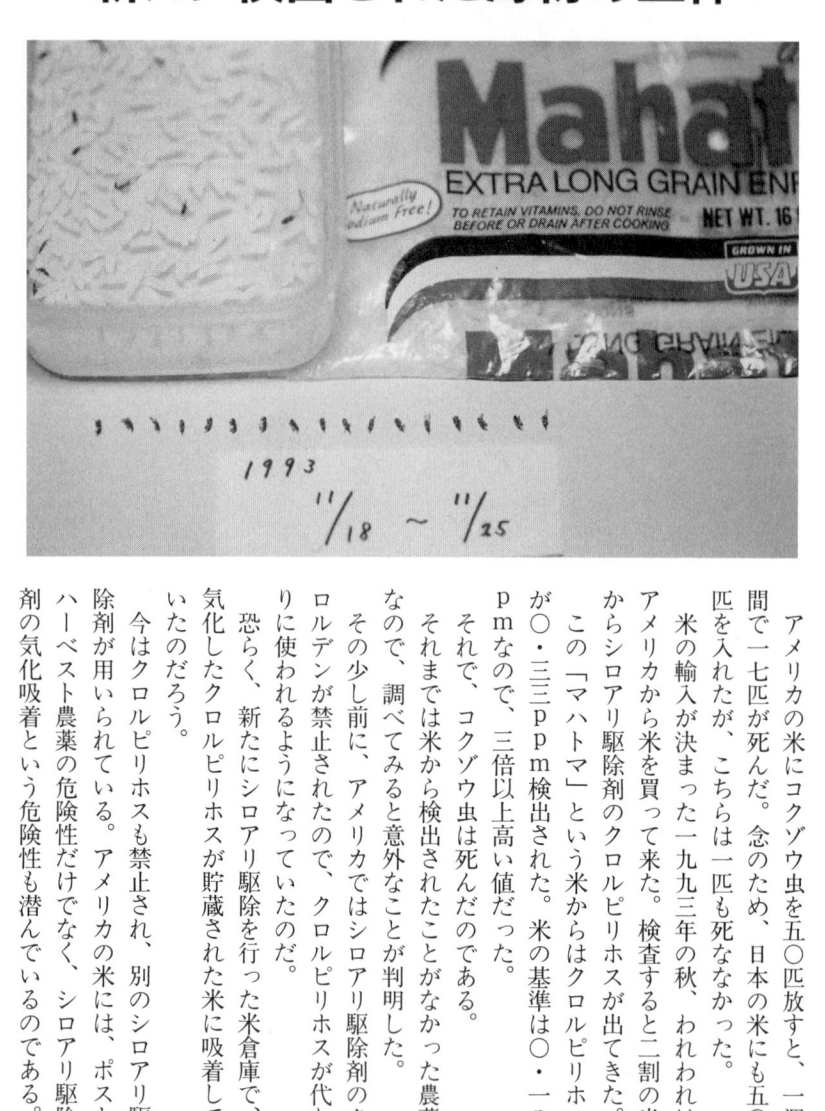

アメリカの米にコクゾウ虫を五〇匹放すと、一週間で一七匹が死んだ。念のため、日本の米にも五〇匹を入れたが、こちらは一匹も死ななかった。

米の輸入が決まった一九九三年の秋、われわれはアメリカから米を買って来た。検査すると二割の米からシロアリ駆除剤のクロルピリホスが出てきた。

この「マハトマ」という米からはクロルピリホスが〇・三三ｐｐｍ検出された。米の基準は〇・一ｐｐｍなので、三倍以上高い値だった。

それで、コクゾウ虫は死んだのである。

それまでは米から検出されたことがなかった農薬なので、調べてみると意外なことが判明した。

その少し前に、アメリカではシロアリ駆除剤のクロルデンが禁止されたので、クロルピリホスが代わりに使われるようになっていたのだ。

恐らく、新たにシロアリ駆除を行った米倉庫で、気化したクロルピリホスが貯蔵された米に吸着していたのだろう。

今はクロルピリホスも禁止され、別のシロアリ駆除剤が用いられている。アメリカの米には、ポストハーベスト農薬の危険性だけでなく、シロアリ駆除剤の気化吸着という危険性も潜んでいるのである。

加工食品

フライドポテト
レトルトカレー
弁当
ハチミツ
ジャム

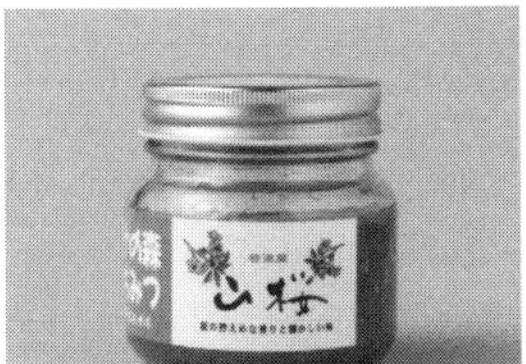

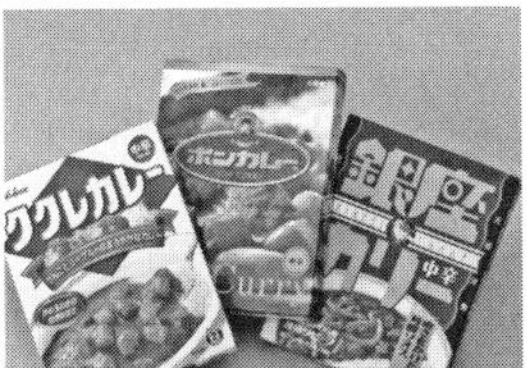

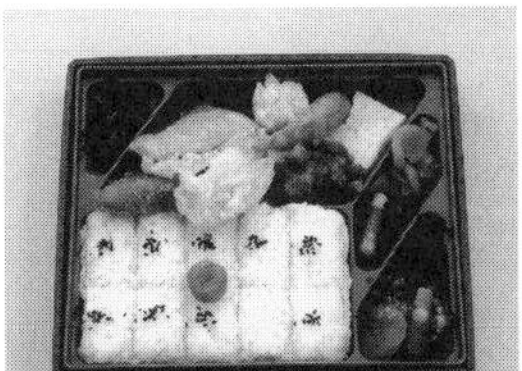

フライドポテト

農薬残留、遺伝子操作、有害物質など問題が発覚

　ハンバーガーショップで、誰でも気軽に食べているフライドポテト。この日常的な食品に、有害な物質や違反品が含まれていることが一五年ほどの間に次々と四回も発覚した。

　第一は、収穫後に使用されるポストハーベスト農薬で、ジャガイモには除草剤が用いられている。

　一九九四年と九九年にわれわれが行ったフライドポテトの検査では、発ガン性の疑惑があるＩＰＣ（クロルプロファム）が検出された。

　産地は長期的に安定してジャガイモを出荷したいので、収穫後に除草剤で発芽を止める処置が世界中で行われている。そのジャガイモの加工品を輸入しているから、大手ハンバーガーチェーン、大手ファミリーレストランチェーンの製品に残留していたのである。

　ポストハーベスト農薬問題は、九〇年代の後半から報道されなくなっているが、いまも実態は変わっていない。

　第二は、違反遺伝子操作ジャガイモである。二〇〇一年にスナック菓子から日本で未承認の遺伝子操作ジャガイモが発見され、大回収事件となった。

　食品メーカーは遺伝子操作していないという証明書を持っていたが、それはただの紙切れになったのである。

　あきれたのは、その後の展開だ。

　食品メーカーが回収を終え、アメリカ以外のジャガイモを原材料にして新製品を発売した直後だった。厚生労働省は、未承認だったニューリーフプラスとニューリーフＹという遺伝子操作ジャガイモを認可したのである。

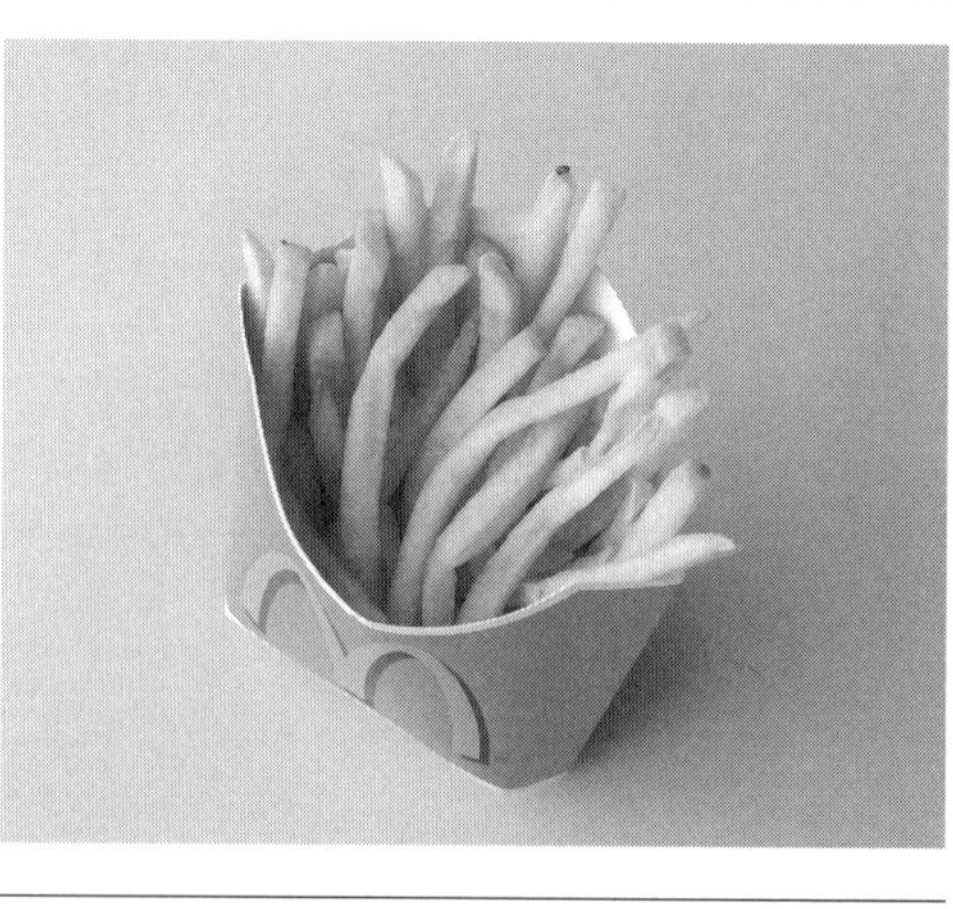

　違法だった遺伝子操作ジャガイモは、この時点で合法になり、大手食品メーカーが大損害を出しただけで、問題は消えてしまった。
　ただ、他の遺伝子操作作物でも未承認の遺伝子操作が問題になっているから、ジャガイモ特有の問題ではなくなった。
　第三は、二〇〇二年四月にスウェー

デンで判明した有毒物質である。

ジャガイモのようにデンプンを多く含む食材を高温で加熱すると、遺伝毒性や発ガン性が懸念《けねん》されているアクリルアミドが生成されるというのだ。

アクリルアミドは、劇物に指定されているほど毒性が強い。ところが、この物質を多数つなげてポリアクリルアミドにすると、毒性はほとんどなくなる。そこで、樹脂や繊維の改質、接着剤、塗料、土壌改良剤の原料などにアクリルアミドは使用されている。

この毒性の強いアクリルアミドが食品に生成しているというのだから、世界の衛生研究者は驚いた。それで研究が進み、どんな食品にどの程度生成されているのかが明らかになり、ドイツでは行動基準値が作られた。

日本でも食品安全委員会が、①果実・野菜を含む様々な食品をバランスよく取り、揚げ物や脂肪が多い食品の過度な摂取を控える。②炭水化物の多い食品を焼いたり、揚げたりする場合には、長時間、高温で加熱しない。③冷蔵庫に保存した生のジャガイモは、揚げ物などの高温加熱を避ける、と対応方法を明らかにしている。

③にジャガイモが出てくるのは、油で揚げるとアクリルアミドが桁違《けたちが》いに多く生成するからだ。食品中のアクリルアミド含有量はフライドポテトがもっとも多く、次がポテトチップスなのである。

第四は、フライドポテトの揚げ油に有害物質が含まれていたことだ。

自然な植物油には含まれていないトランス脂肪酸が、フライドポテトから多量に検出されている。

トランス脂肪酸のことはマーガリンの項目（一八四ページ）を見ていただきたいが、この脂肪酸を食べていると、細胞膜が弱くなり、免疫機能が低下するといわれている。

こんな物質だから、アメリカでマクドナルドは「トランス脂肪酸を四三％減らす」と公約していた。ところが実現できなかったので、二〇〇五年二月、消費者団体に八五〇万ドル（約九億円）を支払うことになったのである。

それでも「マックフライポテト」はかなり改善しているだろうと思って、日本で検査してみると、意外にも多く検出された。Mサイズを食べると、一食あたりの摂取量はマーガリンをパンにつける場合の六倍以上になって、日本でのトランス脂肪酸含有のワースト食品になるのである。

フライドポテトの選び方

①ポストハーベスト農薬が心配なら、国産ジャガイモを食べよう。

②アクリルアミドは調理方法の問題なので、飲み屋ではフライドポテトをやめ、ジャガバターを選ぼう。

③トランス脂肪酸への対策は、モスバーガーのフライドポテトにすればいい。Lサイズでもマクドナルドの一〇分の一以下になる。

胸焼けや胃もたれの原因は家庭で使わない豚脂・牛脂にある

レトルトカレー

レトルトカレーは、胃腸での消化が悪く、ゲップが出るのに人気を保っている。量は、若い男性にとってはものたりないほど少ない。それなのに、なぜか胃にもたれてゲップが出たり、胸焼けする人が多いのである。

しかも、昼食にレトルトカレーを食べると、夕方の五時過ぎになっても、カレー味の胃液が上がってきて不快感を覚える。いろいろな人に聞いてみると、半数近くが似たような体験をしている。

それにしても、なぜ、胃腸が少々おかしくなるのか。

カレーそのものの特質なのだろうか。しかし、家庭で作ったカレーは、つい食べすぎてしまうほどだが、それでも、ゲップが出るようなことはあまりない。

原因はいったい何なのか。

まず頭に浮かぶのは、食品添加物である。

しかし、表示欄を見ても原因らしい食品添加物は見当たらない。同じ添加物が同じブランドのカレールーに入っているのに、家庭のルーで作ったカレーでは胸焼けしないから、食品添加物が原因ではないようだ。

では、レトルトパックの複合フィルムから、何かが溶出しているのか。

環境ホルモン作用が問題になったビスフェノールA化合物の溶出検査を東京都立衛生研究所（斉藤和夫氏ほか）が行い、レトルトパックから溶出することが確認されている。複合フィルムの最も内側のフィルムにはビスフェノールA化合物は使用されていなかったので、接着剤として用いられた化合物がフィルムを通過して食品に移行したようである。

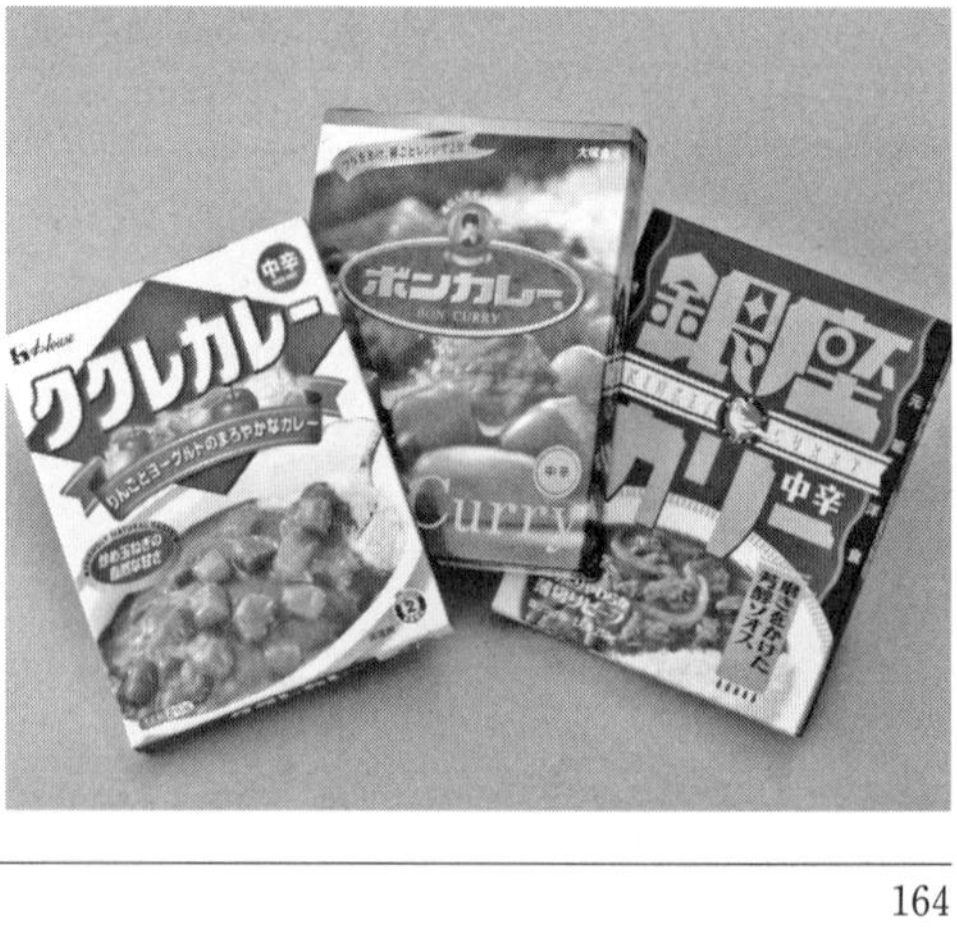

環境ホルモンは、業界でも大きな話題になった。このため、ビスフェノールAを接着剤に使うのをやめ、ビスフェノールFを使うようになっている。

ところが、この物質も溶け出したか

ら、本当に安全性が高まったのかどうかは誰もわからない。

これらの溶出物が問題になっているのは、微量でも胎児に危険性を示すからだ。ｐｐｍ（一〇〇万分の一）レベルの混入で食べた本人にゲップが出るようだったら、ものすごく強い作用ということになる。

しかし、そんな強い作用をもつものが食品用プラスチックに使われる可能性はまずない。したがって、レトルトパックの溶出物はゲップの原因ではないと思われる。

消化が悪くてゲップが出た可能性もある。そうなら、油脂が原因かもしれない。

だが、今どき品質の悪い油脂が入っている人気商品などあるだろうか。

実は、ゲップがほとんど出ないレトルトカレーがある。オリーブオイルなどの植物油だけを使っているレトルトカレーだ。味もさっぱりしていて、健康に良さそうに仕上がっている。


レトルトカレーを食べると胸焼けや胃もたれする六人に、ラード（豚脂）とヘット（ヘッド、牛脂）を含まないレトルトカレーを食べてもらった。すると、一人にほんの少し症状が出ただけで、五人は何も症状が出なかった。

レトルトカレーが苦手という人が食べてこの結果だから、胃腸にやさしいカレーといえる。

ほとんどのレトルトカレーには、ラードとヘットが用いられている。「食用油脂」や「混合油脂」とも表示されているが、この油脂で、レトルトカレー独特のコッテリしたコクがでているのである。これらは家庭ではまず使わない油脂だ。

ルーにもラードとヘットは入っている。だが、ごく少量なので、あまり気にならない。

普段食べなれていない動物油脂がたくさん入っていることによって、ゲップが出たり、胸焼けしたりしている可能性が高い。こんな症状が気になっている人や、胃腸の弱い人は、レトルトカレーを買うとき、表示を見て「食用油脂」「混合油脂」「ラード」「ヘット」が使われているものを避け、「オリーブ油」などの植物油だけを用いたカレーを選んでみよう。

レトルトカレーの選び方

①ラードやヘットを用いていないレトルトカレーは、数は多くないが、各メーカーが発売している。スーパーによっては一種類しか置いていないこともある。よく表示を見て探してみよう。オリーブ油などの植物油を使っているから軽い味だが、十分においしい。
②幼児用カレーは、半分くらいが動物油脂を用いていないから、選びやすい。永谷園の「ポケモンお弁当カレー」はサラダ油、丸美屋の「クレヨンしんちゃんカレー」は大豆油、S&Bの「カレーの王子さま」「カレーのお姫さま」はヒマワリ油を用いている。

弁当

あったかいお弁当には発ガン物質が溶け出している

弁当は容器に問題がある。

弁当にはチェーン店弁当、コンビニ弁当、スーパーの弁当、などがある。

コンビニ弁当とスーパーの弁当は、見た目は同じだが、コンビニ弁当はすべてできあがったものが車で配送されてくるのに対し、スーパーでは、奥の調理場で作ったものも、同じコーナーで売られている。

トンカツ、コロッケ、てんぷらや寿司などは奥で作っているので、スーパーにはできたてに近い弁当がある。

もっとも、「できたて」だけを競うなら弁当チェーン店に軍配が上がる。

しかし、弁当チェーン店では、原価を限界以上に削りこんでいるので、まがい物の原材料がしばしば用いられている。

「箸《はし》で切れる」トンカツを売り物にしているトンカツ弁当の有名チェーンがある。

「ヒレ・トンカツ」と称していても、くず肉に結着剤と増量剤を混ぜた成型肉を用いたものだ。肉がまずいので、大きな容器のトンカツソースを付けて、それを隠している。

このソースには、砂糖が半分ほど入っているから、量が多いことを喜んではいけない。糖尿病の人は、トンカツソースだけで一日の糖分の限度を超えてしまう。

スーパーの奥で作った弁当はお買い得なものが多い。

理由の一つは、売れ残りの食材、たとえば豚肉を用いることができるからだ。売れ残りといっても、肉をまとめ

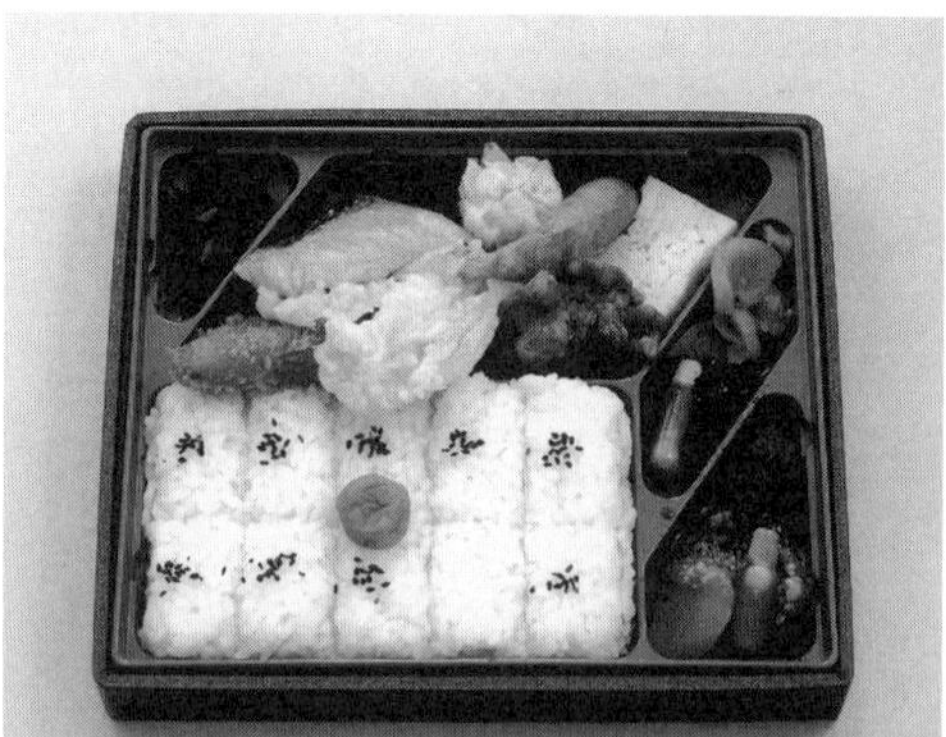

て買って数日後に家庭で食べるのと鮮度は違わない。だから、トンカツ弁当やカツ丼はお買い得のものが多いわけである。

竹の葉のばらんをまねした緑色のプラスチックの仕切り。これには抗菌剤が入っている。油と接触すると、抗菌剤が溶け出す。だから、化学物質に過敏な人は、緑の仕切りが見えたら、そ

の弁当は買わないほうが賢明だ。

「弁当」にはいくつかの問題点があるが、おそらく九九％に共通しているのは、容器の素材である。

ほとんどがスチレン樹脂を発泡させた発泡スチロール製だ。樹脂原料のスチレンには、発ガン性と子どもへの学習障害作用があるから、これは避けたいプラスチックである。

カップ麺の容器に熱湯を入れるとスチレン類が溶出し、油があると溶出量が急に多くなることがわかっている。冷たいものなら溶出しないが、温かいご飯を入れたら溶出することになる。

弁当のご飯には、つやを良くするために植物油が添加されている。だから、家庭のご飯は飽きないのに、弁当やおにぎりのご飯は、続けて食べると嫌になるのだ。しかし、嫌になるだけなら問題はない。

温かいご飯に植物油をつけていると、発泡スチロール容器からスチレン類が溶出されやすい。そこが問題なのである。

せめて、子どもや妊娠中の女性は、発泡スチロールに入った弁当は食べない方がいい。

コンビニのａｍｐｍでは冷凍した弁当を電子レンジで温めて売っている。この容器はスチレン製ではない。このように、安全性の高いプラスチックに、弁当容器が変わっていくことを望みたい。

見逃されがちなのは、おにぎりを包むラップである。このラップに、環境省が認めた環境ホルモンのノニルフェノールが溶出する塩ビラップを使っているところがある。

大手のスーパーやコンビニでは、すべて非塩ビ製ラップに切り替えたが、中小の多くはまだ塩ビラップを使っている。

「無添加」を売り物にしている弁当チェーンで、おにぎりを塩ビラップに包んで売っているところがある。これでは本当の「無添加」とはいえない。

大手コンビニは、毒性のある合成保存料をほとんど追放した。ところが、まだ使っているスーパーや弁当チェーンがある。

スーパーと同じ系列のコンビニで、幕の内弁当を買って比較してみると、スーパーの弁当にはソルビン酸が使用されていたが、コンビニ弁当には使用されていなかった。

スーパーの弁当は、安全性の面で、まだ改善すべき余地があるようだ。

弁当の選び方

①スーパーで弁当を買うなら、奥の調理場で作ったものを選ぼう。

②「無添加」を標榜《ひょうぼう》していない限り、弁当に入っている漬物や、昆布の佃煮《つくだに》は食べない方がいい。たいていは添加物が入っている。

③スーパーで買う弁当を家で食べるときは、醤油やソースの味が甘かったら、自宅のものを使おう。

ハチミツ

抗生物質に汚染された天然食品

健康食品の代表として女性を中心に人気の高いハチミツ。ビタミン、ミネラルなどの栄養素が豊富なうえ、花の種類によってさまざまな香りや色合いを楽しめることもあり、食品だけでなく、石けんや化粧品などにも用いられている。

だが、驚くべきことに、現在のハチミツは、「天然」「純粋」といったイメージとかけ離れているのだ。

二〇〇四年、食品と暮らしの安全基金では五社の国産ハチミツを取り寄せ、抗生物質残留検査を実施した。その結果、一社からマクロライド系抗生物質のミロサマイシンが検出されたのである。

この抗生物質はハチミツに残留してはならないもので、当然のことながら食品衛生法違反である。

そもそも、なぜハチミツに抗生物質が残留しているのだろうか。

ミツバチには、「腐《ふ》そ病」という幼虫が腐ってしまう病気がある。伝染力が強く、感染した場合は巣箱ごと焼却しなければならない。この病気が発生した地域では、その予防のために抗生物質が使用されているのだ。

ミロサマイシンもその一つで、腐そ病予防での使用が許可されており、正しく使えば残留しない。だから、検出されたハチミツには、不適切に投与されていたことになる。

この結果は氷山の一角にすぎない。養蜂家に聞くと、無許可の抗生物質や、使ってはいけない農薬までもがしばしば使われているというのだ。

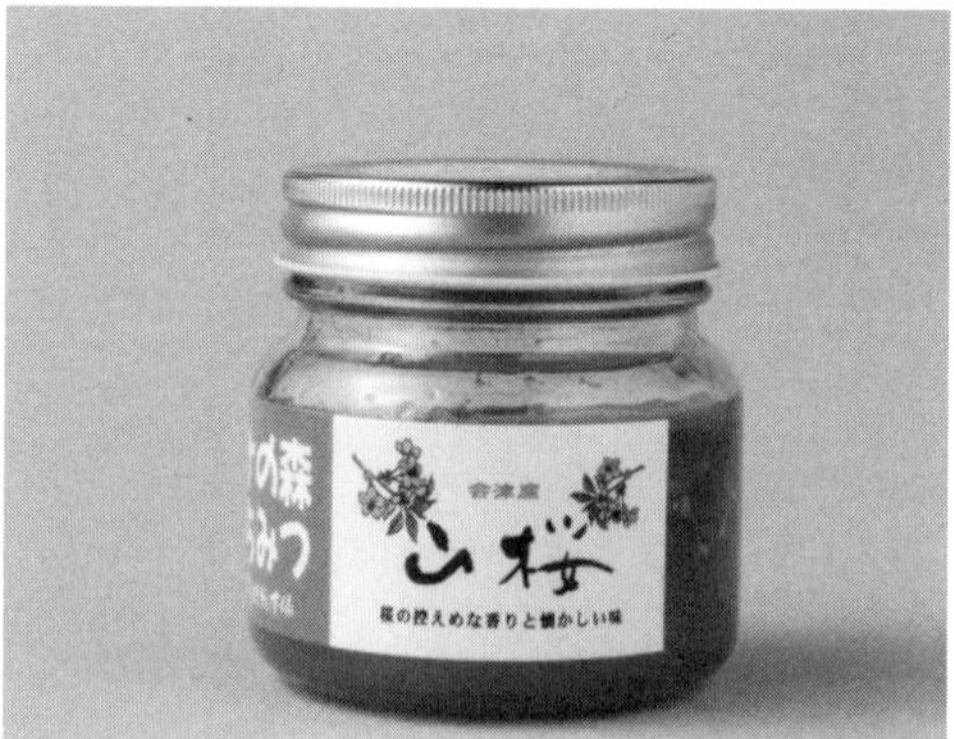

一方、輸入ハチミツも決して安全とはいえない。

日本のハチミツ自給率はわずか五・四%（二〇〇二年）。年間消費量の八割以上を中国からの輸入に頼っている。しかし、中国産のハチミツからは毎年のように残留抗生物質が検出されている。

さらに、ロイヤルゼリーやプロポリ

スなど、ハチミツ以外のミツバチ生産物の抗生物質汚染も心配だ。

特にプロポリスは、抗菌作用に優れていることから、「天然の抗生物質」とも呼ばれている。化学合成物質とは違い、副作用の心配がないことが売りにされ、民間療法としてガン患者などに服用されるケースも少なくない。もし、抗生物質に汚染されたプロポリスが市場に出回っているとしたら、患者への悪影響が懸念《けねん》される。

残念ながら、消費者には抗生物質が残留しているか否かは判別できない。国産、輸入を問わず、行政による的確な防止対策が期待される。

問題はそれだけにとどまらない。抗生物質が残留していなくても粗悪品が多いのが、日本のハチミツ市場の実態である。

ハチミツといえば、当然のように人の手が加えられていない「一〇〇%の純粋もの」を思い浮かべるかもしれない。だが実際には、異性化糖などを加えた「加糖ハチミツ」や、脱色脱臭した「精製ハチミツ」なども流通している。

しかし、コーデックス（国際食品規格）では、なにかを加えたり取り除いたものを、ハチミツとして認めていない。つまり、国際的にはハチミツと呼べないものも、日本では表示規約を守れば「ハチミツ」として販売できるのだ。

そのうえ、結晶しないように花粉を除去したり、加熱処理されているものが多い。

加工食品に使う場合は、ハチミツに含まれる酵素が製品の質を変えてしまうので、あえて加工したハチミツが使われることもある。

購入する際は、それぞれの違いを理解したうえで、ラベルで種類を確認してから選ぼう。

また、天然のハチミツには、まれにボツリヌス菌が含まれているため、抵抗力の弱い一歳未満の乳児には与えないように注意しよう。

ハチミツの選び方

①ニュージーランド産は一〇〇%純粋なハチミツがほとんどで、まがいものが非常に少なく、安心でおいしいと評価が高い。

②白く結晶しないハチミツは、異性化糖や水あめなどの他の糖類が加えられている可能性がある。冬場でも結晶しないハチミツは純粋でないかもしれないので要注意。結晶した場合は、四五度以下で湯せんする。

③「非加熱処理」表示のある「純粋ハチミツ」を選ぼう。ハチミツは四〇度以上で加熱すると、色や香りが変化し、六〇度以上になると酵素や栄養成分が壊れてしまう。

④ハチミツを買ったときに疑問がわいたら、メーカーに問い合わせて、信頼できるかどうか確認しよう。

メーカーによって果実含有量に大きな差が
ジャム

ジャムには果実が一〇〇％入っていると思ったら大間違いである。メーカーによって差があるが、せいぜい半分しか入っていない。

といっても、果実が多く入っていると、果実に残留している農薬が心配になる。

この点は、痛し痒《かゆ》しの面がある。

ところで、ジャムを買うとき、果実がどれくらい入っているのか、あなたは気にしたことがあるだろうか。

たとえば、イチゴジャムやブルーベリージャムなどには、いったい果実がどれくらい含まれているのか。

その謎を解明するため、主要原材料の使用割合をパーセントで表示しているタイに行き、ジャムを購入した。その表示を翻訳してもらった結果、次のようなことが判明した。

キユーピーから出ている「ストロベリージャム」にはイチゴが六〇％、アメリカSmucker'sの「ストロベリープリザーブス」には五一％含まれていた。

ブルーベリージャムでは、Smucker's「ブルーベリープリザーブス」がブルーベリー約五〇％、キユーピーが四一％である。

これらのデータを手元に置いて、国産メーカーにジャムの果実含有量を尋《たず》ねてみた。

四社五製品のイチゴジャムでは、高級感のある明治屋「マイジャム ストロベリー」（一六〇グラム）に一番多くのイチゴが使われていて、五五％である。次がアヲハタ「甘さの少ないイチゴジャム」（一七〇グラム）で約五〇％だった。量が多くて値段の安いスドー「ストロベリージャム」（四四〇グラム）はイチゴ四五％。

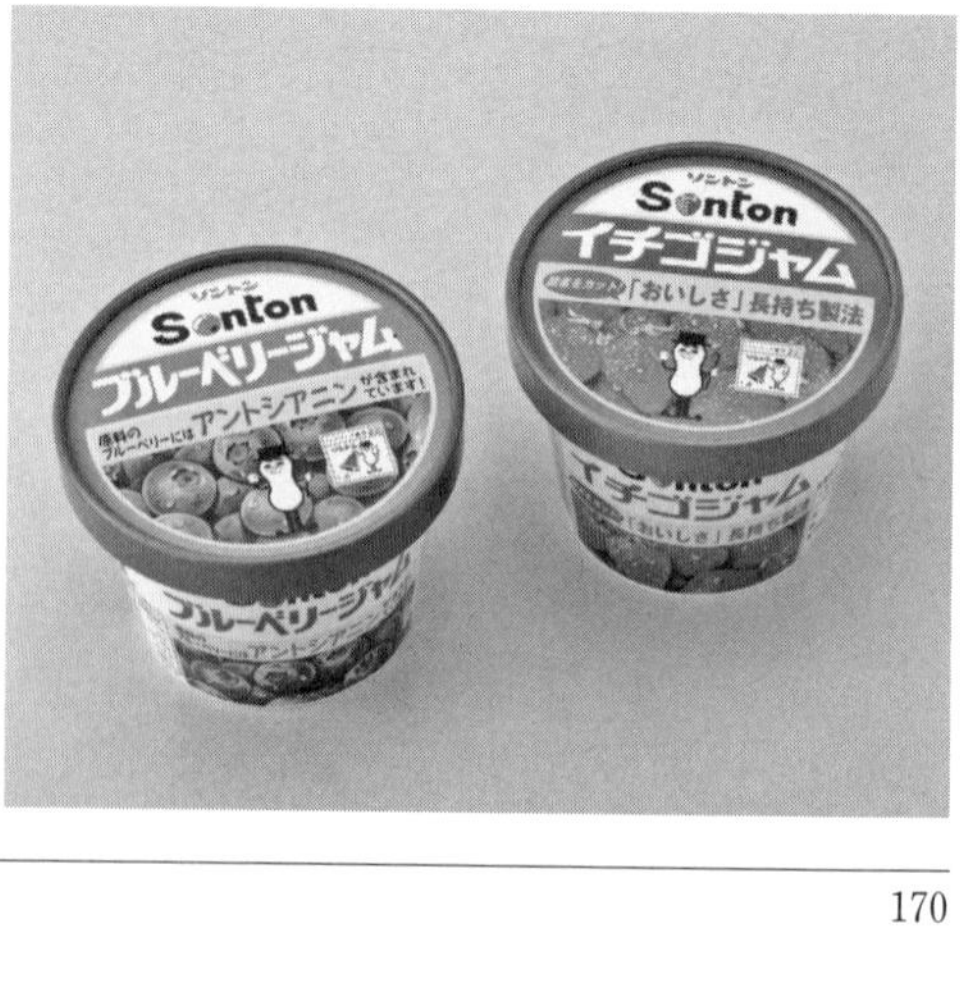

紙容器の低価格ジャムは、果実割合が低く、スドー「イチゴジャム」（一五〇グラム）が三五％、ソントン「イチゴジャム」（一五〇グラム）が三三～四〇％の範囲で含まれている。

ブルーベリージャムでは、四社四製

品中、アヲハタ「甘さの少ないブルーベリージャム」(一七〇グラム)がトップで、ブルーベリーが五〇%入っていた。次が明治屋「マイジャム　ブルーベリー」(一六〇グラム)で四〇%である。

こちらも紙容器のものは果実が少なく、スドー「ブルーベリージャム」(一五〇グラム)が二八%、ソントン「ブルーベリージャム」(一五〇グラム)が二六〜三三%程度である。

このように、同じ種類のジャムでも、果実の量は全く異なっている。

これら以外のジャムの果実量を見分ける大雑把《おおざっぱ》な目安は、JASマークである。

果実量の多いジャムを選びたいときには、特級JASマークがついているものを選べばよい。

ところで、ジャムの安全性はどうだろうか。

ジャムにはペクチンが使われている。これは、リンゴの搾《しぼ》りかすや、柑橘類の果皮を、精製して作られている。また増粘多糖類は、海藻や植物由来の成分から作られている。

これらは精製されているので、安全性の問題はまずない。

安全性の判断には、果実の残留農薬、糖分の過剰摂取、合成保存料の三つの点に注意すればいい。

果皮が多くなれば、そのぶん農薬も多く含まれている。果実にポストハーベスト農薬が使われていると、含有量は桁違いに多くなって、無視できない量を摂取することになる。

果実を多く含むものが必ずしもいいわけではないのだ。

果皮を多く含むマーマレードは、特に残留農薬が多いから、有機認定されたものを選ぶ方がいい。

「砂糖不使用」「ノンシュガー」と表示したジャムもある。これはリンゴジュースなどを濃縮して甘みを出しているので、糖分の多さは特に変わらない。

糖分の多いジャムは、ヨーグルトソースにするにはいいが、糖分の過剰摂取で肥満となり、高血圧や糖尿病といった問題につながるかもしれない。

果実が多いものを選ぶか、糖分を選ぶか。それは当人の体質や食生活をもとに考えるしかないであろう。

合成保存料は、紙容器に入ったジャムの一部にまだ使われているが、今はあまり使われなくなっている。だから避けるのは簡単だ。

安全性に問題はないが、もうひとつ気をつけるべきは、香料である。

どんなに良い香りがしても、原材料に香料と書かれていたら、それはまやかしの香りである。香料の入っていないジャムを選ぼう。

ジャムの選び方

①特級JASマークのついているものは、果実含有量が多い。
②マーマレードは特に有機認定されたものを選ぶ。
③香料が入っていないものを選ぶ。

★オススメの安全な商品★

内海産かねだの海苔

塩素や消泡剤を使わない自然食品本来の品質を保つ

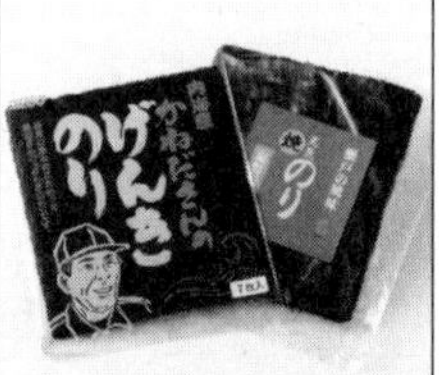

海苔は自然食品の代表格だが、生産するときに、ひどい環境汚染を起こしている。

川や海の汚染がひどくなって、海苔の生長を妨げるケイ藻や病原菌、雑菌が発生したのが、そもそもの発端だ。

そこで雑菌を殺すため、塩酸や硫酸などによる酸処理が行われるようになった。

水産庁は、酸処理剤は、天然の食品中にも含まれるクエン酸やリンゴ酸などの有機酸を使うよう通達を出したが、あまり改善されていない。

海苔を収穫すると、まずタンクに入れ、海水で二回ほど洗浄する。それから細かく刻んで真水で洗い、異物を取り除く。次に、海苔と水を調合槽に入れ、攪拌《かくはん》してスキ機の上の型に流し込み、軽くプレスして乾燥し、製品にする。

添加物は、調合槽の泡を消すための消泡剤と、スキ機にケイ藻が付着するのを防ぐための塩素が用いられている。

塩素で処理すると、微生物が死ぬため、排水溝に出た有機物は分解されずに、腐敗してヘドロになる。それが海に流れると、海はますます汚れて、海苔の品質を悪くさせるという悪循環が生まれているのだ。

広島県尾道《おのみち》市に近い内海《うつみ》町で一シーズンに一〇〇〇万枚も生産する大規模生産者の兼《かね》田功《だいさお》さんは、一九九七年から加工場でＥＭ（有用微生物群）を活用して、自然食品と呼ぶにふさわしい海苔の生産を行っている。

有用微生物が定着するのに二年かかったが、今では、製造工程のすべてに微生物が定着して、あちこちで良い香りがするようになっている。

もちろん兼田さんの海苔も品質が向上し、色が黒々として、味がまろやかになった。

すごいと評判なのは、加工場の処理水が流れる排水溝に二メートル近くたまっていたヘドロが見事に消えたことだ。溝の壁に黒い色が少し残っているが、流れる水は透明になり、近くの海域でもヘドロがなくなって、アサリが復活し、魚介類が増えているのだ。

＊「ムソー」を通して全国の自然食品店などで「かねださんのげんきのり」の名称で販売している。
＊前田海苔でも「瀬戸の風味元気のり」の名称で販売している。

前田海苔
℡0848-20-2741
FAX0848-20-2529
広島県尾道市東尾道6-20

調味料

醤油
焼肉のたれ・ドレッシング
高級サラダオイル
食用油
マーガリン
ソース

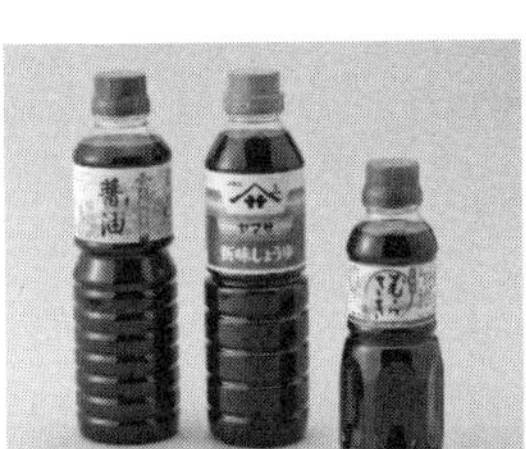

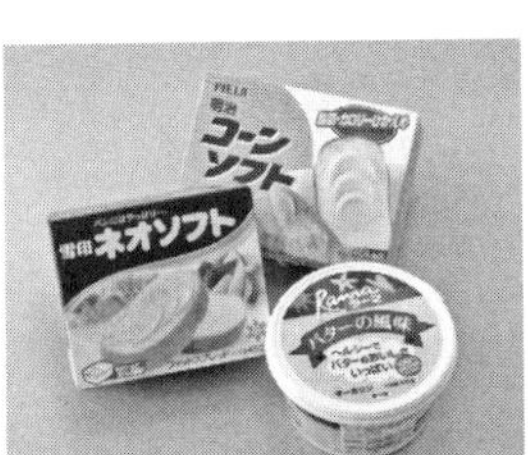

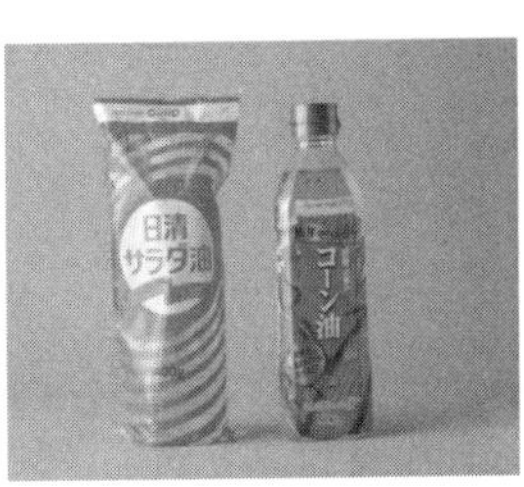

醤油

塩水で薄めたり、甘味料を加えたものが出回っている

醤油がうまいとすべての料理がおいしくなるのに、ほとんどの醤油は、旨みを減らして商品化されている。

多くの日本人が美味の「隣」で食事をしているのだ。

醤油の旨みは、麹菌《こうじきん》の酵素が大豆や小麦のタンパク質を分解して作る多種のアミノ酸が基になっている。その数は二〇種類ともいわれ、醤油は本来、旨みの詰まった調味料なのだ。

アミノ酸は窒素を含んでいるので、JAS規格では旨味成分を、全窒素分と表現して基準を定めている。

例えばこいくち醤油の特級なら、全窒素分は一・五％以上、標準なら一・二％以上となっている。

ところが、「これ未満ではいけない」はずの基準が、実際は、「これだけあればいい」基準となっている。

基準のぎりぎりまで塩水で薄め、製品の「醤油」を増量するのが、メーカーの常識となってしまい、市販の醤油は旨みを減らしている。

逆に「旨み」を強調するため、植物性タンパクから化学的に作られたアミノ酸液などの旨味成分を加えた醤油もある。少ない原料で、効率的に醤油ができる。

当然、醤油本来の深い味わいはないが、「混合しょうゆ」「旨みしょうゆ」などの名前で売られている。持ち帰り寿司や弁当に付く醤油に用いられることも多い。

他に、サッカリンなどの甘味料を加えた醤油もある。

これらは、原材料表示を見ればわかる。

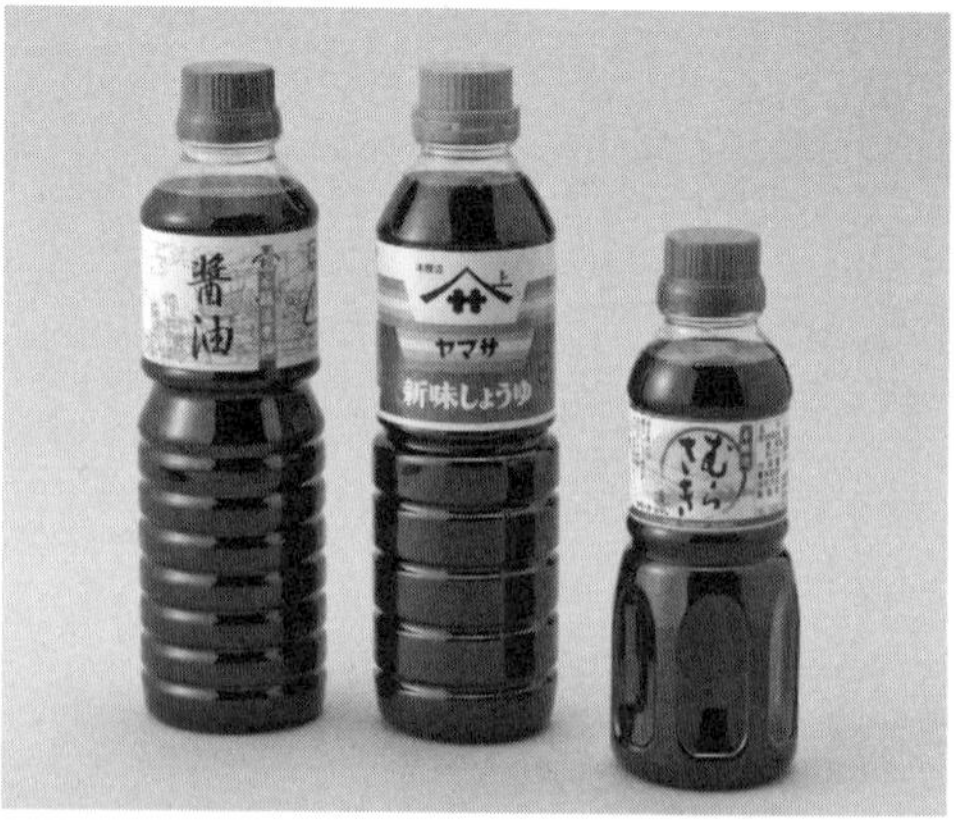

原材料表示に、「脱脂加工大豆」と表示された醤油が多い。これは食用油を搾った後の大豆を使用している。戦後の大豆不足の時期に代替品として使われていたが、そのまま現在に至っているのは、原料費が安くすむからだ。

だが、大豆の油脂成分は、まろやかな風味や香りを醸《かも》すのに大切な働きを

している。「大豆」や「丸大豆」と表示した醤油を選んだ方がおいしい。

まったく見逃されていたのは、加熱処理が旨みを減らすことだ。

醤油の旨味成分の一つであるグルタミン酸は、分子が一つのときに旨みを発揮するが、加熱して分子が二つくっつくと、ほとんど旨みがなくなる。

ところが、発酵《はっこう》が終わった醤油は「火入れ」と呼ばれる加熱処理をされる。火入れをすることで、生醤油の中のさまざまな微生物を殺菌し、それから容器に詰め、出荷されている。

醤油メーカーは、この加熱処理で醤油の大事な香りができると説明しているが、旨みを減らしていることはいわない。

本書の一八八ページで取り上げた弓《ゆ》削《げ》多《た》醤油で、発酵が終わった「もろみ」を絞って出てきた生の醤油をすくって味見をした。すると、これが醤油かと、びっくりするほどおいしい。

そこで、発酵が進まない寒い一二月に、生の醤油を限定販売してみた。

すると、最初の一ヵ月に一〇〇〇本を超える注文があった。

送料もかかるので市販の安い醤油の価格の五倍もするのに、一度味を知った人は、ほとんどがファンとなって再注文していた。しかも、「一滴、一滴が貴重」で、「大事に使っている」というような礼状が何通も届いたのだ。醤油がおいしいと、食事が楽しくなるからである。

一〇年くらい前から、醤油の売り場に「生」醤油が、さまざまなメーカーから販売されている。これらの醤油はしぼりたての旨みを残そうとして、加熱しないで製品化されたものだ。しかし、常温流通なので発酵を止めるために、フィルターで菌を濾過《ろか》している。

フィルターで濾過すると、まろやかな味の成分、グリセリンまでが減る。生醤油は絞ったままがおいしいのに、手間をかけて味を減らしていることになる。

醤油は発酵食品なのだから、生きた菌が残っている方が、体に良い働きをする。例えば、腸管免疫系を刺激して病気への抵抗力を高めることも期待できる。

だが、一般流通している醤油は、味も健康へのいい影響も減らしたものばかりとなっている。

醤油の選び方

①冷蔵流通の「生」醤油を見つけたらぜひ味を見てみよう。
②一般の「生」醤油はフィルター濾過のものだが普通の醤油よりおいしい。
③醤油の原料は、大豆、小麦、食塩、水。水の表示はないが、原材料にこれ以外のものが入っていたら避ける。
④「遺伝子組み換えでない」表示を選んだ方が、遺伝子操作した大豆の混入率は低くなる。
⑤国産丸大豆一〇〇%使用なら安心でよりおいしい。

焼肉のたれ・ドレッシング

甘すぎるのは当たり前。砂糖や水あめが大量に含まれる

「たれが甘すぎる」

焼肉を食べるときに、ときどきこう感じる人は多いようだが、では、いったいどのくらい糖分が入っているのか。

「リンゴ、もも、パイナップル果汁でたれの味を引き立て」と書かれた晩餐《ばんさん》館《かん》の「焼肉のたれ甘口」には、原材料欄に「ぶどう糖果糖液糖」「醤油」「りんご果汁」とある。重量割合の多い順に原材料が書かれているから、果物は「味を引き立てる」だけで、甘さの主体はぶどう糖と果糖だったわけである。

「甘口」だから、糖分が一番多くてもこれはまあ仕方ないかもしれない。

では「中辛」の焼肉のたれはどうだろうか。

牛角《ぎゅうかく》の「中辛だれ」は「甘さひかえめ」と書かれている。ところが、原材料表示は「砂糖」「醤油」「還元水あめ」の順である。やはり砂糖が一番多いのだ。いったいどこが「甘さひかえめ」なのだろうか。

では「塩だれ」はどうか。

「レモン果汁ですっきり」と書かれたエバラ「焼肉塩だれ」の原材料は「還元水あめ」「レモン果汁」「食塩」の順である。やはり糖類が最も多い。

焼肉にレモンと塩をかけて食べるとき、砂糖をかけるだろうか。

もし、さしの入った牛肉を焼いて、これらの砂糖入りのたれをつけて食べたら、肉とケーキを一緒に食べるようなものだ。焼肉好きに太った人が多いのは、糖分を多く摂っていることも原因の一つといえるかもしれない。

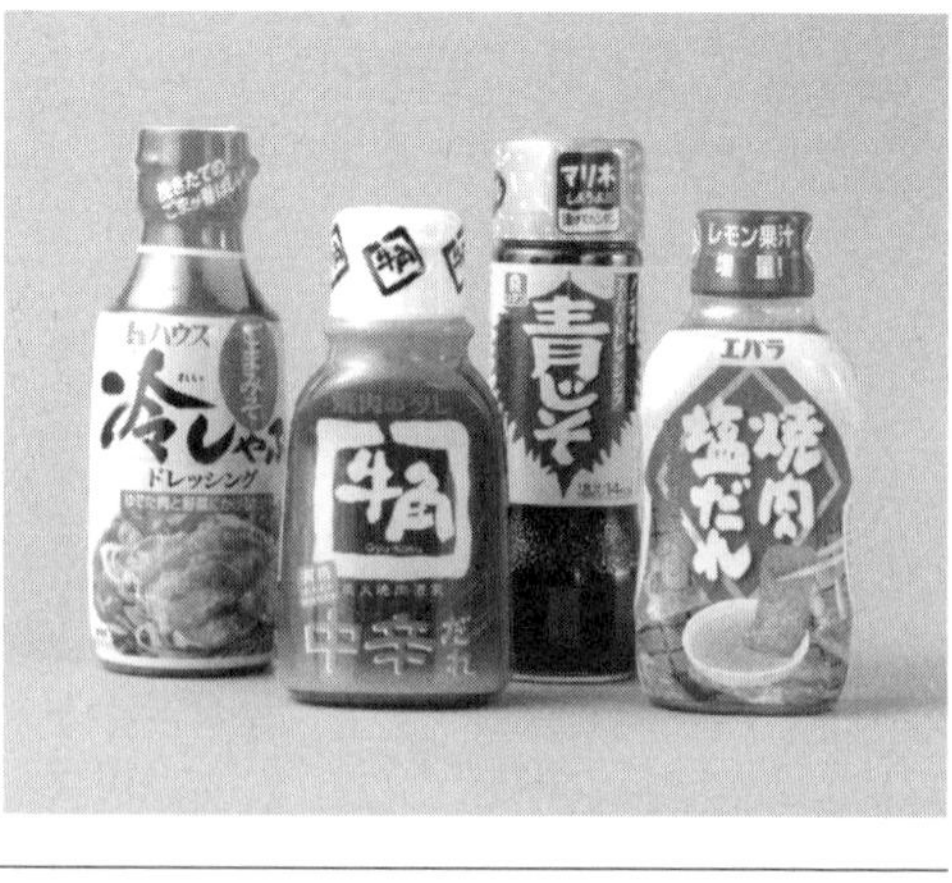

こんなたれを使っていたら、成人病へまっしぐらになる。

こんなにたれが甘くなったのは、肉がまずくなったこととも関係している。

日本人は脂のさしがはいった軟らかい肉が好きだ。そこで、出荷前に運動させずに穀物を食べさせつづけ、牛や

豚を太らせて肉に脂肪をつけると、肉が軟らかくなる。けれども、それだけではなく、密飼いによって糞から発生した悪臭がしみ込んでしまう。だから、塩・コショウだけでは、まずくて食べられないのである。

　それをおいしく食べられるようにするのが「焼肉のたれ」だ。糖分が肉の味の薄さを補い、香辛料で悪臭をわからなくしているわけである。

　麺類のつゆも、甘すぎると思ったことはないだろうか。

　市販の麺つゆの、原材料表示を見ると、たいていは「醬油」「風味調味料」に続いて、「糖類」が書かれている。なかには糖類が二番目に書かれているものもある。焼肉のたれほどではないが、やはり甘すぎる傾向がある。

　最近まで、最もよく売れたドレッシングはリケンの「ノンオイルスーパードレッシング青じそ」だった。油を使わないからヘルシーで、さっぱりしていて食べやすいと大ヒットした。

　だが、このドレッシングの最も多い原材料は「果糖ぶどう糖液糖」なのである。油を使わないことで生じる物足りなさを、糖類でカバーしているわけだが、これではサラダに砂糖をかけて甘い菓子のようにして食べていることになる。こんなサラダは「ノンヘルシー」ではないか。

　ノンオイル・ブームが去って、今は「ごま風味」がよく売れている。消費者が、しゃぶしゃぶなどの肉と組み合わせて野菜を食べるようになったので、肉に負けない味と香りが好まれるようになったからだ。

　では、ゴマや、ゴマ油を使っていれば、糖分は加えられていないのか。

「ゆでた肉と野菜にかけるだけ！」のハウス「冷しゃぶドレッシングごまみそ」の原材料表示は「糖類（還元水あめ、砂糖）」「みそ」「しょう油」「食用植物油脂（ごま油、なたね油）」「醸造酢」「ごま」である。

　エバラの「ごま搾り香りのドレッシング」も、「果糖ぶどう糖液糖」「ごま油」と続く。やはり、糖類が最も多い商品があるのだ。

　今、最もよく売れているキユーピーの「深煎りごまドレッシング」は、砂糖味を抑えている。原材料は「食用植物油脂」「しょうゆ」「醸造酢」「砂糖」「ごま」の順である。

　消費者が甘みの少ないドレッシングを選び始めたのは、健康のためにはいいことだ。しかし、まだ甘すぎる。

焼肉のたれ・ドレッシングの選び方

①表示を見て最初の方に「糖類」が書いてあるものは避けよう。

②ドレッシングには、オリーブオイルを使ってみよう。空ビンに、酢、塩、コショウ、それに好みでゴマなどを入れ、そこに良質のオリーブオイルを少しずつ入れながらシェイクし、味を調整していけば、すばらしくおいしい自家製のドレッシングが出来あがる。

原料作物の収穫直前に大量の除草剤を散布

高級サラダオイル

「うまい油」の高級サラダオイルとして贈答品などに用いる綿実油《めんじつゆ》。

健康に良いとされるオレイン酸を多く含むヒマワリ油。

両方ともイメージのいい植物油である。まさか、こういう油が環境に悪いと想像する人は少ないだろう。

ところが、意外や意外。

あなたの手に入る綿実油やヒマワリ油の原料となる種は、収穫直前に、ひどい環境汚染を引き起こしているのである。

この最も健康的なイメージの農作物が、なぜ環境汚染を引き起こすのだろうか。

それは、収穫直前に、毒性の強い除草剤を散布しているからだ。

では、作物を育てる途中ではなく、収穫直前になって除草剤を用いるのはなぜだろうか。

その理由は、収穫を楽にするためと、商品価値を高め、収益をアップさせるためである。

綿は、収穫のときに綿花と葉が混ざると、まっ白い綿花に葉の色がついて価格が下がる。

だから、大規模な機械で収穫しようとすると、除草剤をまいて綿を枯らし、葉を落としてから収穫するのが合理的な方法なのである。

これを落葉処理（ディフォーリエント）という。

これに対して、オーガニックコットンは、除草剤を散布してはいけないので、葉が自然に枯れるまで待って収穫する。

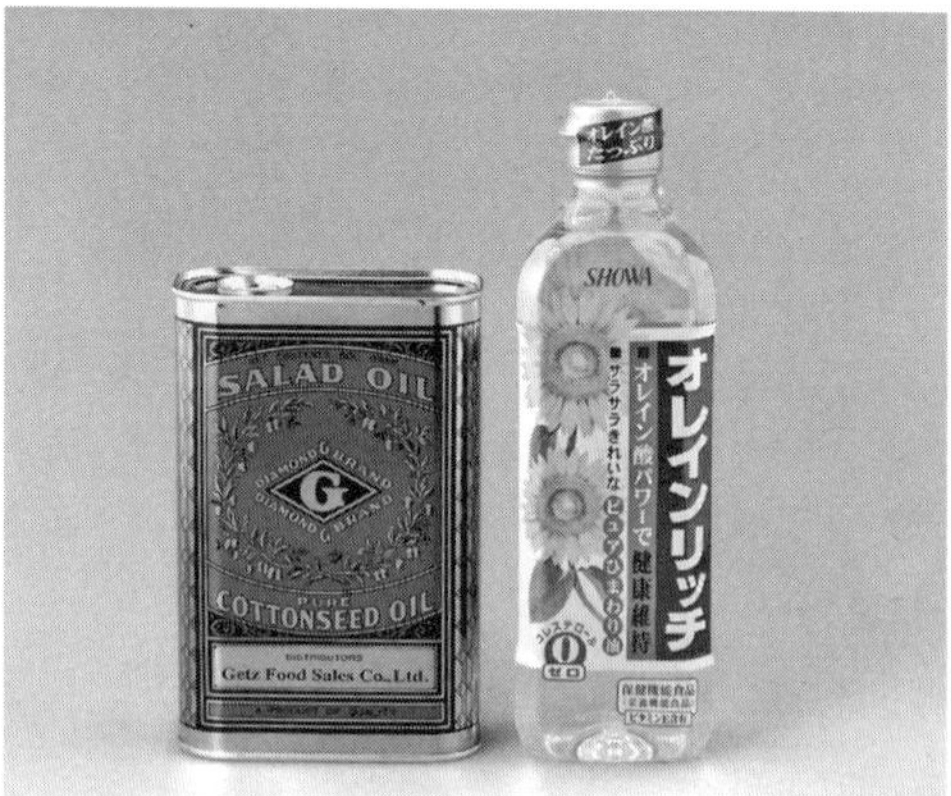

完全に枯れるには時間がかかるので、葉が綿花に付いて真っ白な綿にはならない。

そこで、綿花が茶色の品種を選んで栽培しているのである。

真っ白いオーガニックコットンが少ないのは、そのためだ。

綿実油のつくり方はこうである。

一つの綿花の中に丸い綿実(種)が

三〜四粒入っている。綿花から繊維を取り出し、糸を作るが、その工程で種が除かれる。

　その種を搾って綿実油を作るのだ。

　もちろん直前に散布された除草剤は、綿花にも種にも付いている。だから、天然の優しい繊維のはずの綿でアレルギーを起こし、オーガニックコットンしか着られない人がいるのだ。

　落葉処理には、劇物や毒物に指定されているような毒性の強い除草剤が使われる。ただ枯れさせるだけでいいのだから、それがもっとも安上がりというわけだ。

　大量の除草剤を飛行機で散布するので、畑と畑の境界にある木は枯れ、まわりの木も弱る。

　オーストラリアでは、幹線道路の脇に植えた木が、綿畑にそったところだけ枯れかかっていた。

　人体にやさしいはずの綿が、綿自体が農薬汚染されるだけでなく、環境へも悪影響を与えているわけである。


綿は、最も遺伝子操作された割合が高い作物である。

　繊維になった綿は、虫が付きにくい。ところが、白い綿花がはじけて出てくる前の、つぼみのときは、害虫に食べられやすい。

　親指大のつぼみに虫が入って、綿はそっくり食べられてしまうのだ。

　その害虫を殺すため、土壌微生物のＢＴが利用された。害虫は、ＢＴを食べると死ぬので、ＢＴからＢＴ毒素遺伝子を取り出して、綿の遺伝子に入れたのである。

　そして、ＢＴ綿が開発され、九〇年代の半ばから、アメリカ、オーストラリアなどで栽培が始まった。

　アメリカでは二〇〇五年に、八割がＢＴ綿になっている。

　綿の栽培には、農薬がたくさん使われるが、ＢＴ綿の導入で、殺虫剤の使用は減った。綿にも、葉にも茎にも、殺虫剤の毒素が含まれているので、それは当然である。

　しかし、もうすでにＢＴ綿を食べる害虫が増えてきているので、殺虫剤をまくか、新たな毒素遺伝子を綿に導入するか、対策を迫られている。

　それはともかく、綿実にもＢＴ毒素が含まれているから、綿実油も、遺伝子操作とは無縁ではなくなっている。

　ＢＴを使用していた農園労働者にアレルギーが多発した報告があるので、急性毒性はなくても、私たちはＢＴ毒素を口にしない方がいい。

　綿実から油を搾るとき、ＢＴ毒素の大半はカスの方に残る。だから、油には一部しか入っていないが、このＢＴ毒素を、精製工程で除去しようとすると、新たな問題が生じる。それは、次のヒマワリと、一緒に考えよう。

　ヒマワリは、太陽をさんさんと浴びていかにも健康的である。

　ところが、このヒマワリも、収穫前に落葉処理を行う。

　こちらは、収穫の効率を上げ、収量を最大にするためだ。

① BT綿。見た目は普通の綿花と変わらないが、害虫はほとんどいない。

② 綿花が開いた時期に、綿畑の上から、小型機で一気に除草剤を空中散布。

カリフォルニアで、黄色く咲き誇って健康そのものだったヒマワリの畑が、一〇日後に茶色く乾いた死の世界に変わっているのを見ると誰でも驚愕するに違いない。

ヒマワリを除草剤の空中散布でいっせいに枯れさせ、種が落ち始めないうちにいっきに収穫するため、こんなことが行われているのである。

しかし、カリフォルニアの乾いた大地を、さらに砂漠化し、除草剤で汚染していくことは、どう見ても環境によくないとしかいえない。

ヒマワリの種は綿実より直接的に除草剤がかかっているので、さらに農薬が残留しやすい。

油脂メーカーは、植物油を精製するとき、農薬は取り除かれていると言っている。

そうかもしれない。

しかし、そうであれば、むしろ栄養成分やミネラルなどの人体に必要な成分まで取り除かれていることになる。

180

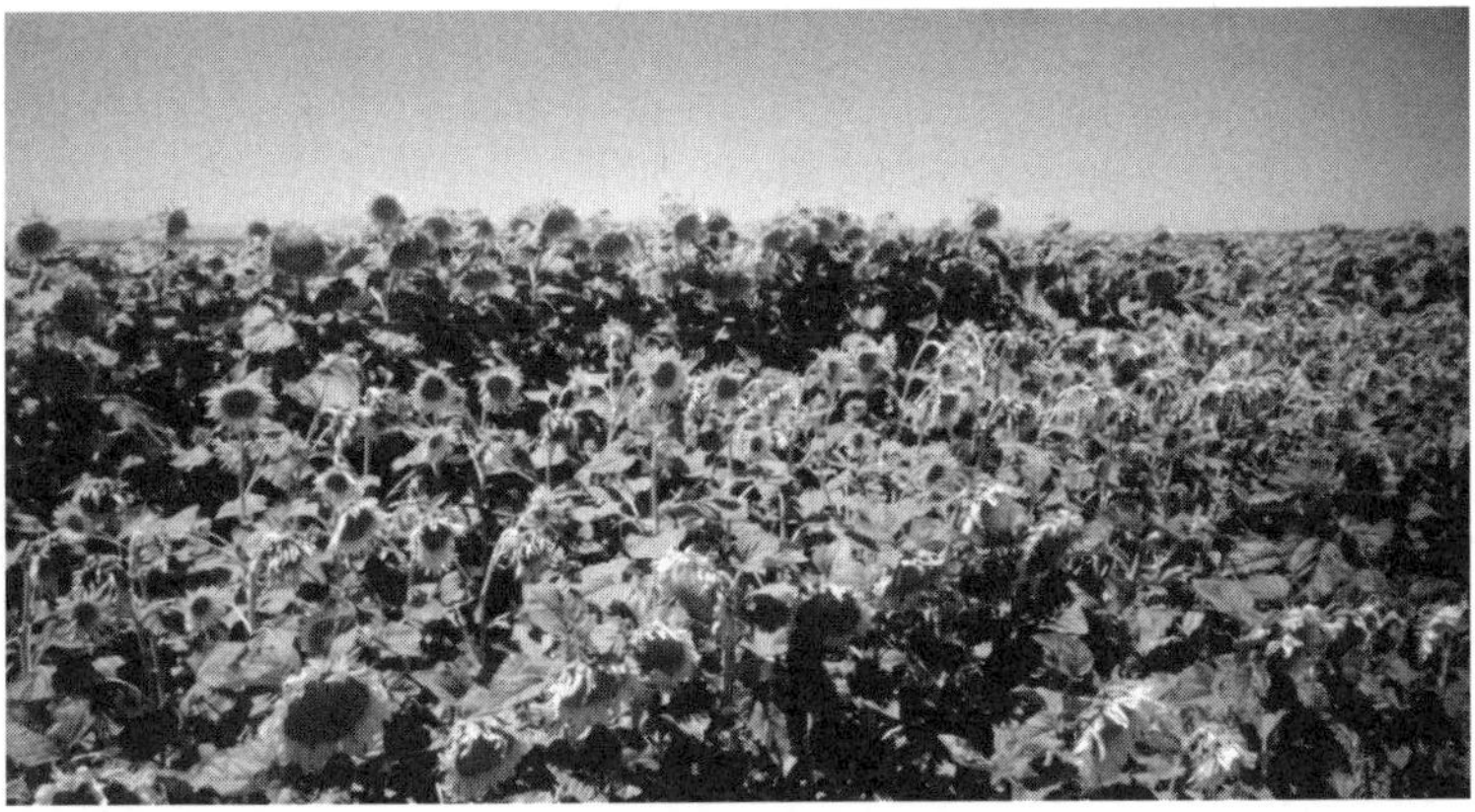

③健康的に咲き誇っていたカリフォルニアのヒマワリの畑。

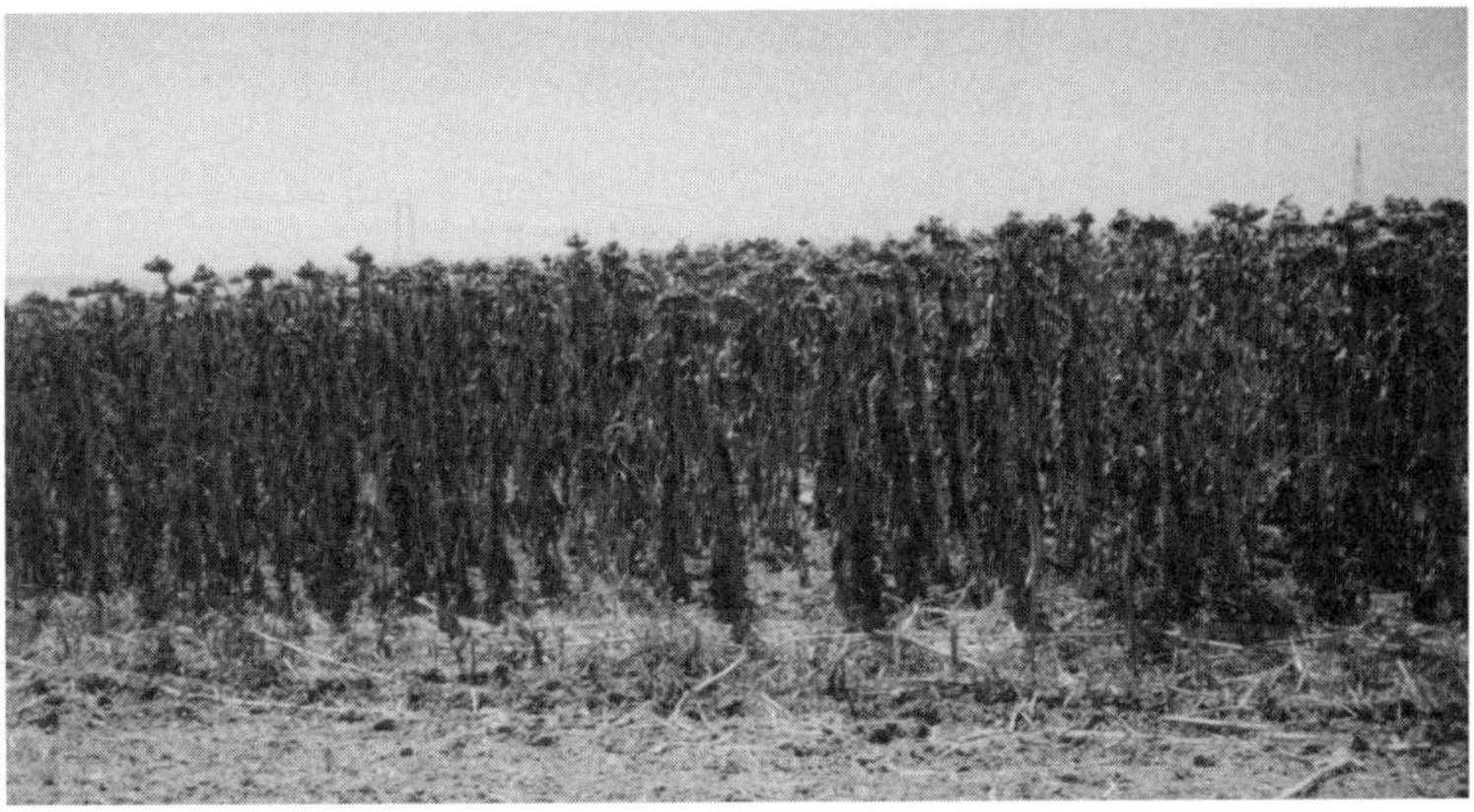

④除草剤を撒いた一〇日後には、無残に枯れた畑に変わった。

高級サラダオイルは単なる油分だけになっているわけである。

精製しすぎた油を用いていると、栄養バランスを損ないかねない。こんな油は健康的ではないのだ。

高級サラダオイルの選び方

①無農薬の綿実油は、日本では売られていない。私たちが衣類に対する価値観を少し変え、オーガニックコットンを選べば、農薬による環境汚染を減らせるだけでなく、安全な綿実油を手に入れる条件整備ができることになる。

②無農薬でおいしいヒマワリ油も、われわれは見たことがない。

日本には、おすすめできる綿実油もヒマワリ油もないというのが現実である。

③安全な植物油を求めるなら、有機のエクストラバージン・オリーブオイルがいい。

食用油

遺伝子操作原料が使われているのに表示がされていない

どの食用油を使うかは経済性や好みの問題が大きいが、油を選ぶときにぜひ加えてほしい観点が二つある。

一つは「遺伝子操作」、もう一つは「つくりかた」である。

二〇〇一年四月、大豆、トウモロコシ、ナタネ、綿実とこれらを主な原料とする加工食品に、「遺伝子組み換え」表示が義務付けられた。

しかし、重要な加工食品なのに、高オレイン酸大豆油以外の油については、表示が免除されたのである。

日本は油脂作物の自給率が低いので、ほとんどを遺伝子操作作物の栽培が盛んなアメリカやカナダからの輸入に頼っている。当然、害虫抵抗性や除草剤耐性の大豆、トウモロコシ、ナタネ、綿実が、油の原料になっているはずである。

しかし、当時は「最終製品に遺伝子操作の痕跡が残らない」ということで、表示しなくてもよいことになった。

輸入農産物では、ポストハーベスト農薬の残留も心配である。

知っておきたいのは、収穫後に農薬が使用される輸入農産物は、遺伝子操作農産物と重なるということだ。つまり、遺伝子操作作物を避ければ、残留農薬の心配も減るのである。

しかし、表示されないのでは知る由もないから、大豆、ナタネ、トウモロコシ、綿実が原料の油自体を避けるしかない。

次に「つくりかた」であるが、「油は搾ってつくるもの」と思っていないだろうか。

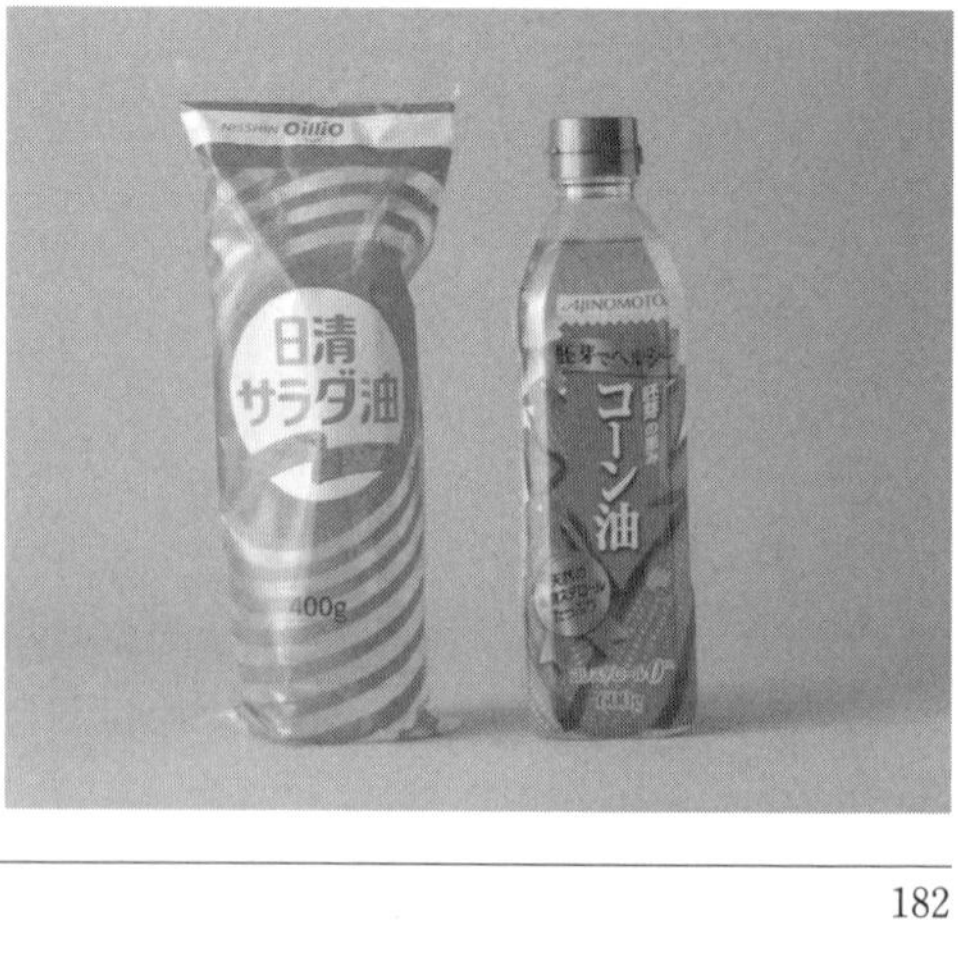

確かに昔はすべて押しつぶして搾りとる「圧搾法《あっさくほう》」でつくられた。今でも、オリーブ、ゴマ、ナタネ、ベニ花、トウモロコシ胚芽など油分の多い原料はまず圧搾する。

ここでとれた油が「一番搾り」といわれるものである。搾りきれずに残った油を、昔は二番搾り、三番搾りと搾っていった。

ところで、大豆は含まれる油分が少なく、「圧搾法」では効率よく油を搾れない。そこで溶剤による「抽出法」が主流となった。

「抽出法」では、石油からつくられる揮発《きはつ》性の高いヘキサンを溶剤として使う。この中に油を溶け出させ、ヘキサンを揮発させれば残りが油というわけで、非常に効率よく油を抽《ひ》き出すことができる。

ナタネなどの二番搾りも今はこの方法で行われ、抽出した油を一番搾りと混ぜてナタネ油、コーン油などとするのが一般的である。

圧搾にしろ抽出にしろ、搾ったままの油は多くの不純物を含み、そのままでは食用とならない。

その不純物を取り除くのが精製工程で、ここでも苛性《かせい》ソーダ・シュウ酸・リン酸・シリコーン・活性白土などが使われる。

これらの薬品は、食品添加物として国が認めたもので、最終食品には残存しない加工助剤として、表示しなくてもよいことになっている。

もちろん、製造過程で化学薬品が使われるからといって食用油が危険な食品というわけではない。

しかし、「薬品に頼る製油のあり方は疑問だ」として、頑固に圧搾だけで油を搾り、薬品を使わずに精製し、油をつくり続けている製油業者もいる。

そういう油はあまりスーパーには売られていないのが残念だ。

ところで近頃、「コレステロールを下げる」などを売りにした食用油が人気だが、なんでもない人が予防効果を狙って食べるようなものだろうか。

コレステロール低下作用があるのは、成分として「植物ステロール」を多く含ませる加工をしてあるからだが、この物質の作用はそれだけとは限らない。特定の物質を多量に摂取した場合には、未知の生理活性が発現する可能性がある。

食べるなら、血中コレステロール値が高いのに、油の摂りすぎをやめられないという人だけに限るべきだ。特に妊婦や子どもは食べない方がよい。

また、「体に良い」というイメージで盛んに宣伝されている食用油も、「遺伝子操作」や「つくりかた」では一般のものと変わらない。

それらを考えて食用油を選び、油を摂り過ぎないようにする方が、健康のためになるのである。

食用油の選び方

①遺伝子操作が進んでいる大豆、トウモロコシ、ナタネ、綿実が原料の油は避ける。
②スーパーのプライベートブランドで、遺伝子操作していないナタネを用いた一番搾りのサラダ油がある。イオンのトップバリュ「一番搾りキャノーラ油」（一五〇〇g）である。

マーガリン

心疾患の危険を増やすトランス脂肪酸が多量に含まれている

マーガリンのパッケージを見ていると、「脂肪・カロリーひかえめ」「ヘルシー」などと、体にさも良さそうな文言が並んでいる。このような宣伝にのせられ、パンにたっぷりつけて食べたら、健康に良くない。

マーガリンを使う人は、たいていがコレステロールを気にして、動物性のバターより健康にいいと信じている。確かにマーガリンの原料は、植物油。しかし、パーム油のような固形油を除くと、ほとんどの植物油は液体だ。液体の油を、マーガリンに加工するためには、常温で固体を保てるように化学処理しなければならない。

その化学処理は「水素添加」と呼ばれる方法で、これによってできた常温でも固体の油脂は、健康にいいとされる植物油が原料で、酸化しにくく、保存性も高く、使いやすいことなどから、「理想の油」といわれたこともあった。

ところが、プラスチックそっくりの安定した構造を持つようになり、水素添加する製造法の過程で、「トランス型脂肪酸」と呼ばれる脂肪酸ができている。

動物油には、牛などの胃の微生物によって生成されるトランス脂肪酸が少し含まれている。しかし、植物油の場合は、トランス脂肪酸はもともと含まれていない。それが、水素添加した油には多量に含まれてしまうのだ。

このトランス脂肪酸が、体に有害なことがわかってきた。

害が最初に指摘されたのはドイツである。水素添加マーガリンの発売開始時期・地域と、クローン病（腸の慢性炎症性疾患）患者の出現時期と地域が一致したことがきっかけだった。

最近の研究によると、トランス脂肪酸は悪玉コレステロールを増加させるだけでなく、善玉コレステロールを減少させてしまう働きもあることが、わかってきた。

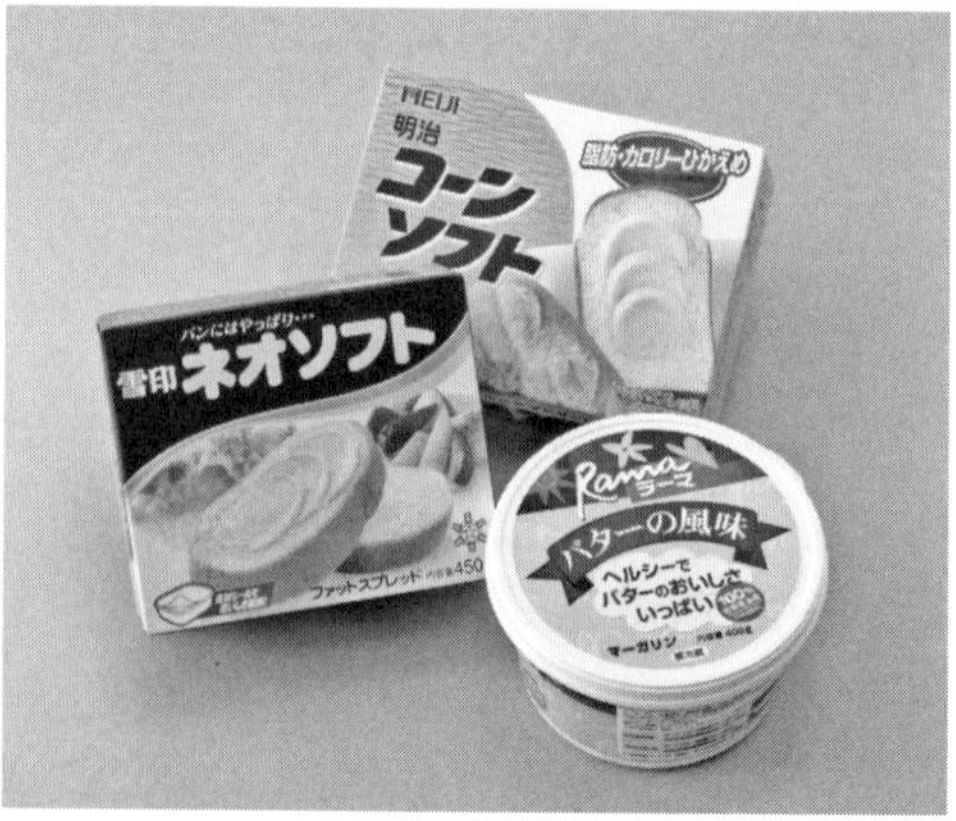

そのため、心臓病などの疾患を引き起こす要因になるとして、トランス脂肪酸を規制する国が増えている。

アメリカでは、二〇〇六年から食品中のトランス脂肪酸の含有量の表示を義務付けた。

規制の進んでいるデンマークでは、動物性油脂に含まれる天然に存在する物は規制外として、すべての食品に含まれる脂肪中、トランス脂肪酸は二％以下としている。

では、日本の食品はどうなのか、われわれは、大手企業のマーガリン類を検査したところ、製品に対する含有量の結果は次の通りだった。

明治コーンソフト　九・〇四％
ラーマ　バターの風味　八・一〇％
雪印ネオソフト　四・一八％
小岩井マーガリン　一・四七％

比較のために検査した雪印北海道バターは一・七四％、日清のショートニングは一四・七〇％だった。

小岩井乳業のマーガリンはデンマークの基準でも合格だった。日本のマーガリン類はすべて不合格ではないかと考えていたので、選ぶことのできるマーガリンがあるのはうれしいことだ。

では、他の企業は、改善の意向があるのだろうか。トランス脂肪酸が多かったマーガリン類三社の見解は、次の通りだ。

雪印乳業：「通常の食生活において、トランス酸の過剰摂取によるリスクを心配する必要は全くないものと考えている」

ユニリーバ・ジャパン（旧・日本リーバ）：「現在の日本人の食生活においてはなんら問題がないと思われる。日本人の摂取エネルギーの変化や、脂質栄養の研究、さらに国際的な規制等の動向について引き続き注視し対応していく」

明治乳業：「重要なことと認識しているが、今はまだ対応できていない。食品安全委員会の動向には注目している」。明治乳業の商品が対応しにくい理由は、コーンソフト、べに花ハーフと使用油脂名が商品名になっているかららで、これらの油脂を原料とすると水素添加する製造法しかない、ということだ。

健康を考え選んだつもりで、逆に、トランス脂肪酸のリスクを高めることのないように気をつけよう。

マーガリンの選び方

①バターを少量使うのがいい。少量でも、おいしいから満足度がある。
②マーガリンを使いたい人は「小岩井マーガリン」を選ぶといい。
③質のいいオリーブオイルが手に入れば、塩とコショウを混ぜバターやマーガリン代わりにパンにつけるのもいい。

オリーブオイルの成分に心臓病を予防する効果があることをアメリカ食品医薬品局（ＦＤＡ）が認めている。オリーブオイルを上手に取り入れれば、心臓病のリスクが減らせそうだ。

ソース

砂糖が全体の三分の一も含まれていた業界ぐるみの表示違反

「野菜たっぷり」「野菜のうまみが活きている」

スーパーの棚に並ぶソースには、こんな表示が当たり前のようについている。これらの表示を見て、ソースの甘さは野菜の甘さ、と信じたとしても無理はない。

ところが、ソースの甘さは、野菜の甘さでも果物の甘さでもなかった。大量の砂糖を使うことで加えられた甘さだったのである。

「ブルドックソース」には全体の三分の一以上、「キッコーマンデリシャスソース」でも四分の一以上もの砂糖が含まれている。つまり、コロッケやとんかつ、お好み焼き、焼きそばなどにたっぷりとソースをかけると、同時に大量の砂糖も摂取しているわけだ。

これでは、ダイエットのためせっかくおやつを控えても、夕飯のキャベツの千切りにかけたソースで、知らないうちに砂糖を摂ってしまう。

ソースの原材料はかつて、どの製品も野菜・果実、醸造酢、糖類、食塩、香辛料の順で書かれていた。全体の重量に占める割合が多い順に原材料を表示している食品がほとんどだが、ソースに関しては事情が違ったのだ。

日本ソース工業会は一九七四年に、野菜・果実、醸造酢、糖類、食塩、香辛料を使用量の多さにかかわらず、この順に記載する、と申し合わせた。

そのため、実際には砂糖が一番多く含まれているにもかかわらず、ほとんどのソースが中身に関係なく、この順に表記していたのである。

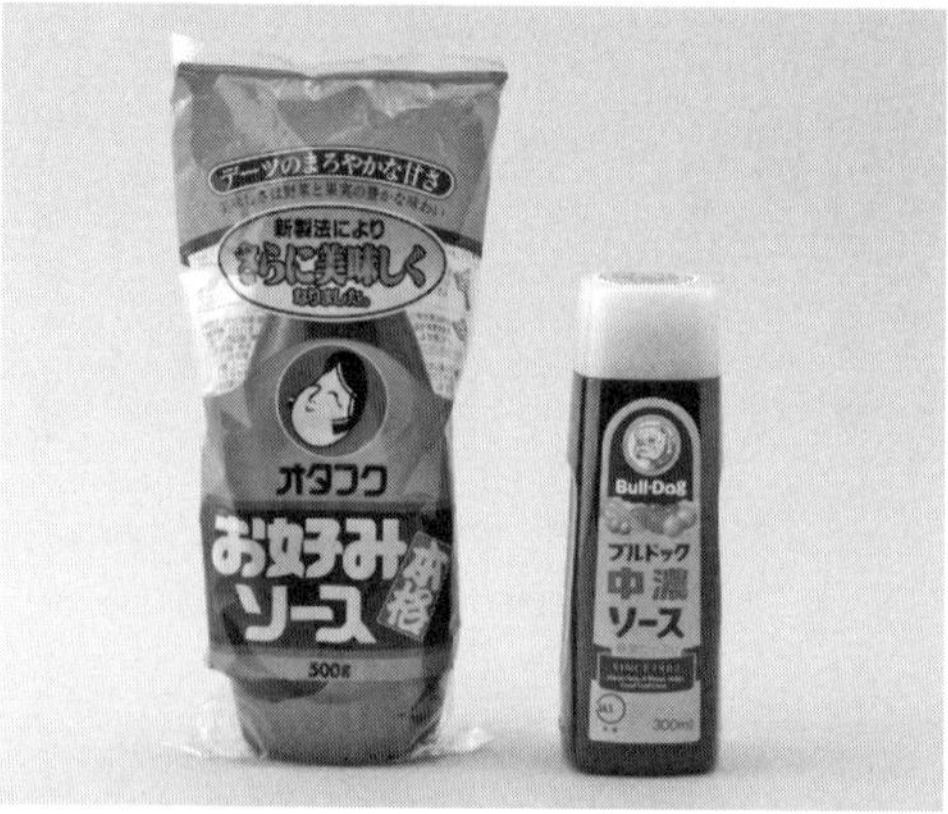

日本ソース工業会がこのような取り決めをした背景には、酢の濃度が関係しているという。

同一銘柄、同一品質のソースであっても、酸度の異なる酢を使用した場合、原材料に占める酢の比重が異なるため、複数のラベルを用意しなければならない。その手間を省くため、工業会では前出のような取り決めをした、というのである。

しかし、この取り決めは、JAS法に定められた「原材料に占める重量の割合の多いものから順に、次に定めるところにより記載すること」という基準に違反することが明らかになった。

表示違反発覚後、ソースメーカーは商品の表示を訂正するよう農林水産省から指示され、商品の原材料表示を訂正することになった。現在では、糖類が醸造酢より先に書かれているソースなども売られている。

これら一連の事件は、タイの画期的《かっき》な食品表示制度により明らかになった。タイでは一九七九年から、加工食品の主要原材料の使用割合をパーセントで表示しなければならない、と定めている。

そのため、日本から輸出される商品にも、主要原材料およびその割合が表示されている。原材料の使用割合まで表示するよう義務化しているのは、世界中でタイだけである。


そこで、タイで売られていた日本製ソースのタイ語の原材料表示を見ると、砂糖または糖類が全体量の二五〜五〇％以上含まれると記載されていた。

この点について、ソースメーカー各社、日本ソース工業会、農水省などに問い合わせるうちに、表示違反が明らかになったのである。

しかし、正しい原材料表示がされるようになっても、ソースに砂糖が多く含まれている事実は変わらない。

とんかつ弁当やコロッケ弁当などには、二〇グラム入りのパックソースがついてくることが多い。このソースを一パックまるごと使用すると、それだけで砂糖を五〜六グラム以上も摂取してしまうことになる。

糖尿病患者の食事療法のために発行されている『食品交換表』（日本糖尿病学会編）では、ソースよりもエネルギー、糖質ともに低いケチャップについては摂取量を指導している。ところが、ソースのエネルギー量は無視できるとして何も指導していない。

ソースにたっぷり砂糖が入っていることを知らなかったのだろうが、これはおかしいので、二〇〇二年八月に、日本糖尿病学会へ手紙を出した。ところが、丸三年たっても何の動きもない。

ソースの選び方

①ソースの三分の一から四分の一は砂糖または糖類なので、使用量には十分注意する。
②ダイエット中など、特に砂糖摂取に気を配っているときには、ソースは避けて醤油、塩などを使うとよい。
③ソース好きの糖尿病の人は、オタフク「お好みソースカロリーハーフ」を、カロリーに気をつけながら使えばいい。

★オススメの安全な商品★

弓削多醤油の「吟醸純生しょうゆ」

驚きの旨さ、しぼりたての生醤油を発見

この旨さは何だ！　豊かな香りとふくよかな旨みが混じり合って、口の中に広がっていく……醤油のイメージをはるかに超えた初めての味。

この驚きから、われわれと弓削《ゆげ》多《た》の生醤油との付き合いが始まった。

弓削多醤油は、江戸時代からある蔵元を引き継いだ埼玉県の醤油屋だ。こだわりの醤油屋といっていい。まず大豆と小麦にこだわる。

「やっぱり国産大豆はおいしいですよ」と弓削多洋一《よういち》社長。

原料は、地元・埼玉産や、青森や北海道で有機栽培する大豆と小麦を使用している。

桶《おけ》にもこだわる。有機醤油の醸造には、明治以降使い続けられてきた杉の桶を使う。

創業以来、ここに多くの醸造菌が棲みついてきた。これも旨さを作り出す。

自然な醸造にもこだわる。温度管理をせず、杉桶に仕込んだ有機醤油を自然のままにじっくりと、一年以上かけて熟成させるのだ。

人工的な温度管理をしないから、櫂入れをていねいに適切に行うよう心がける。

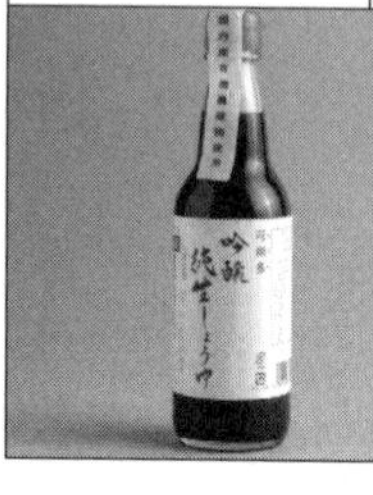

したがって、もともと弓削多はおいしい醤油といわれてきたのだが、この有機醤油の生は、旨味成分が多いうえに、なめらかさ、まろやかさが加わって飛びぬけた美味しさになっている。

こんなに美味しい醤油が、店頭に出回っていないのは、傷みやすいからだ。

そこで弓削多社長に頼み込んで、クール便を使って『食品と暮らしの安全』の読者に「生しょうゆ」を販売してもらったら、大反響をよんだ。

これにより商品として販売することになったが、冷蔵施設がないという壁があった。

半年ほどかかったが、弓削多醤油には大きな冷蔵庫が設置され、ようやく、いつでも「吟醸純生しょうゆ」を楽しめるようになった。

この生醤油を気に入った安《あん》童《どう》夕《ゆう》馬《ま》さん（政治漫画『クニミツの政』原作者）が、「吟醸純生しょうゆ」と名前をつけてくれ、しぼったままの生醤油が、初めて世に出た。

弓削多醤油
㈹049-286-0811
㈷049-286-0828
《吟醸純生しょうゆ：360mℓ×２本入・1900円、360mℓ×６本入・3900円（クール便送料込、離島を除く）》
＊「生（なま）しょうゆ」と言って注文を。

★オススメの安全な商品★

イル・プルー・シュル・ラ・セーヌのオリーブオイル

スペインの気候風土と有機栽培が作り出した最高級品

身体によい油としてよく知られているオリーブオイル。心臓病を引き起こすトランス脂肪酸を含まず、遺伝子操作も心配がないので、おすすめの油だ。

しかし、どうも、油臭いと思っている人が多い。これは、酸化しているオリーブオイルが多いせいだ。

スペインのヴェア社のオリーブオイルを味わうと、今までのオリーブオイルのイメージが一瞬にして変わる。

かすかに緑がかった金色のオリーブオイルは、甘くマイルドな味わいがあり、辛味がわずかに感じられる。ローストしたナッツのような香りと、風味、まろやかなコクがある。

スペインでは絞りたてのオリーブオイルをジュースのように飲む人もいるという。このオリーブオイルを味わうと、飲みたくなる気持ちもわかる。

このオリーブは、スペインのカタルーニャ地方のレリダで、化学合成農薬・化学肥料などを栽培中に使わない、有機農法で作られている。

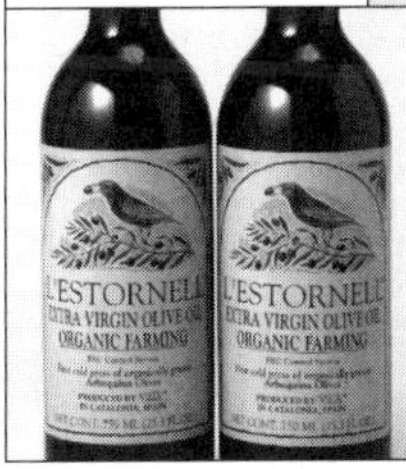

カタルーニャ地方は寒暖の差が激しく、非常に乾燥しているため、害虫がつきにくい。乾燥を好むオリーブに最適で、アルベクィーナ種というオリーブが主に使われている。

実を傷めないよう、収穫は手摘みで行う。油の抽出は機械で圧搾せず、刃を使った手作業によるものだ。

ヴェア社のアベリー・ヴェア氏は、オリーブオイルテイスティングの鑑定家として有名な数少ない専門家だ。

一九八九年にマドリッドで開催されたEEC閣僚会議では、出席した閣僚にスペインの三大名物ギフトとして、このエクストラ・ヴァージン・オリーブオイルが選ばれている。

パンに、このオリーブオイルに塩を少し入れたものをつけて食べてみてほしい。マーガリンやバターよりずっとおいしくて、しかも健康的だ。

生野菜にドレッシングとしてかけると、野菜がいくらでも食べられてしまう。

エピスリー・イル・プルー・シュル・ラ・セーヌ（店頭販売）
℡03-5792-4280
FAX03-3441-4745
東京都渋谷区恵比寿3-3-8
ラピツカキヌマ1F
http://www.rakuten.co.jp/ilpleut/（通信販売）
《オリーブオイル：750mℓ・2835円（送料別）》
＊店頭での販売のほか、ホームページでの通信販売も行っている。

資料❺

ソースの原材料、どのくらい野菜・果実が使われているの？

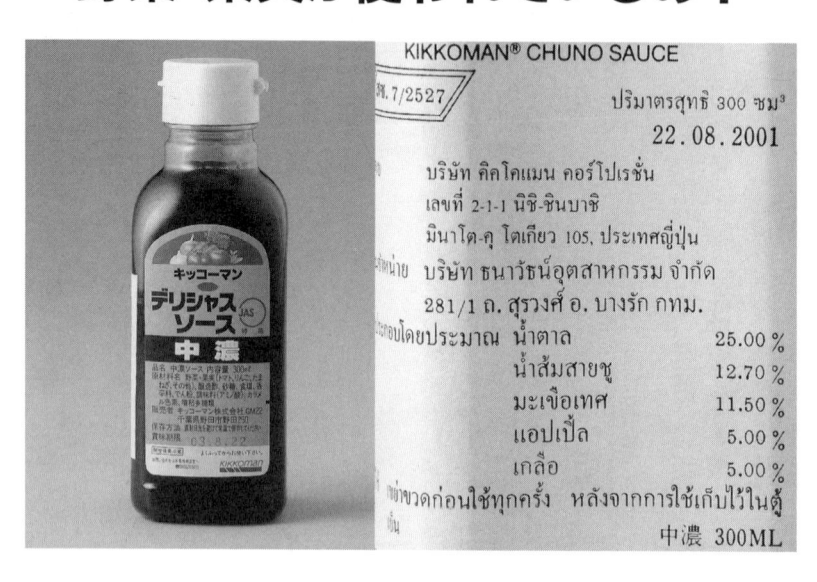

「砂糖二五％、酢一二・七％、トマト一一・五％、りんご五％、塩五％」

タイで販売されているキッコーマンの「デリシャスソース中濃」には、パーセントまで表示されている。タイでは、加工食品の主要原材料の使用割合をパーセントで表示しなければならないと定められているためだ。

日本の消費者は、原材料が何パーセント含まれているかは、わからない。

タイの表示をもとに、各ソースメーカーに聞いてみると、キッコーマンはタイの表示どおりと、きちんと答えてくれた。

しかし、ブルドック、カゴメは、タイの表示には間違いがあり、輸出業者などが勝手に表示しているだけ、自社に責任はないと言う。

それだけでも問題なのに、原材料パーセントは「企業秘密」と教えてくれない。

野菜・果実が多く、砂糖の少ないソースや、ジャムを選びたいと、消費者が感じるのは自然なことだ。

消費者の選択の幅を広げるために、日本でも原材料のパーセント表示を早く義務付けて欲しい。

飲料

オレンジジュース
清涼飲料
ベビー飲料、コーヒー・紅茶飲料
お茶
紅茶
牛乳
ミネラルウォーター
ワイン
日本酒

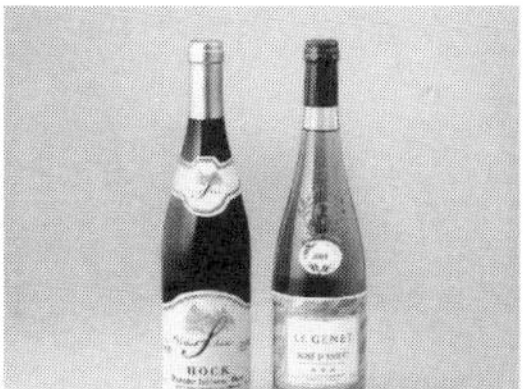

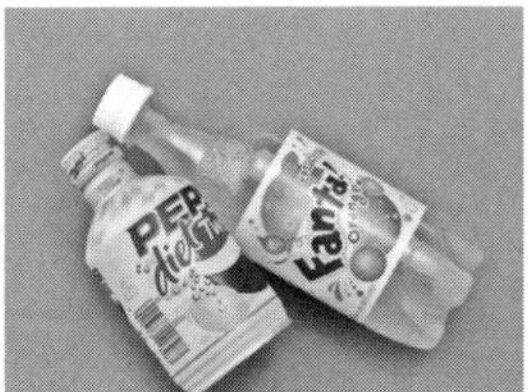

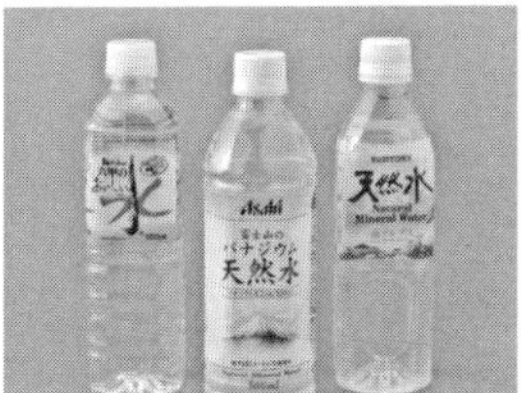

ポストハーベスト農薬が多量に残留
オレンジジュース

スーパーに行ったとき、必ずといっていいほどジュースを買う人が多い。ジュースの中では、さわやかな酸味のオレンジジュースの人気が高く、各社が味やイメージを競った商品を出している。

しかし、オレンジジュースを飲むと、農薬を他の食品よりも多く摂取することになってしまう。

かつて、私たちは、一〇〇%果汁のジュースをふんだんに飲めるようになりたいと願っていた。

それが実現したのは一九九〇年頃である。オレンジとジュースの自由化で値段が下がり、ホンモノの果物を原料とした、おいしく、ビタミン類も豊富なオレンジ一〇〇%のジュースを、自由に買って飲めるようになった。

しかし、一抹《いちまつ》の不安はあった。

ポストハーベスト農薬を使用したオレンジを使用しているのではないか、という不安である。

そこで、われわれは調査を開始しカリフォルニアのオレンジ処理場の内部をアメリカの仲間が撮影に成功した。

驚いたのは、そのビデオの最後のシーンである。

選別工程で、女性が規格外としたオレンジを「ジュース」と書いた穴へ投げ入れていたのだ（一一一ページに写真）。

このオレンジには、前の工程で農薬がスプレーされていた。

アメリカで使用しているポストハーベスト農薬はOPP、TBZ、イマザリルである。

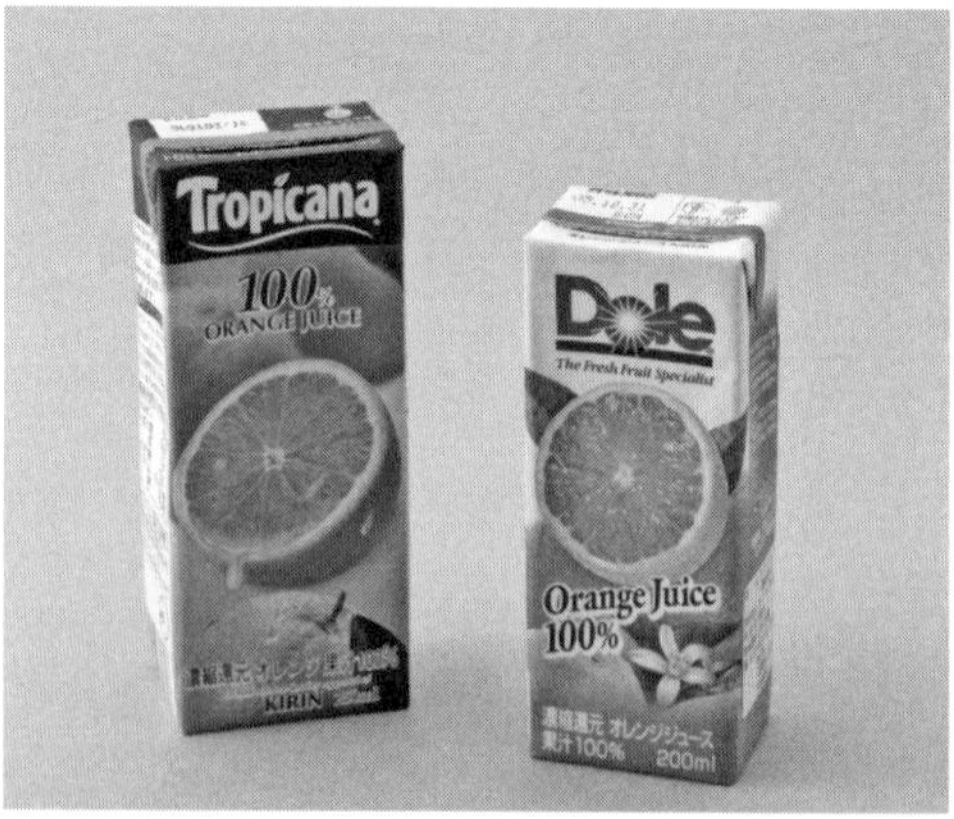

われわれがその後に取材したオーストラリアのオレンジ処理場では、発ガン性殺菌剤のベノミルが使用されていた。

ここでもオレンジは、ジュースの原料として運び出されていた。

日本なら、収穫した果物をまず選別して、生食用を出荷・貯蔵し、加工用は水洗いしてジュースにする。

ところが外国の大産地では、まず農薬をかけ、それから選別してジュース原料にしているのだ。

だから、輸入ジュースには農薬が含まれているものが多い。

濃縮還元ジュースも同じだ。濃縮したジュースを輸入して、水で薄めてもとの濃さにするだけだから、農薬が残留していることに違いはない。

実際、ジュースから五種類の農薬が検出されたという報告がある。

しかし、厚生労働省は、有害物質の含有を禁止した食品衛生法を適用して取り締まったことは一回もない。アメリカからの輸入品は、問題があっても、できるだけ合法にしようとしているからだ。

一方、国内の食品メーカーに対しては厳格に取り締まっている。

二〇〇二年に、国内の企業に違反香料を含む食品を回収させたのが、その例である。

このときも違反香料を使用しているとみられる輸入オレンジジュースは調査すらせず、野放しのままだった。

国内企業には警察と同じように威圧的に睨《にら》みをきかせるが、香料よりはるかに危険で違法なポストハーベスト農薬を見つけても、厚労省はアメリカには何の文句も言わない。

こんなものを飲んでいて体は本当に大丈夫なのだろうか。

四〇年前、一〇〇%果汁のジュースはほとんど売られていなかった。子どもたちはジュースと称する添加物だらけの飲み物を飲むのが普通だった。

だが、不健康だったかというと、そうではない。

アレルギーの子どもは今よりずっと少なく、ひどいアレルギーの子どもはめったにいなかった。

アレルギーの研究をしようとする研究者は、患者の多いアメリカに渡らないと研究できなかったほどだ。

ところが今は、日本にアレルギー患者がたくさんいるので、日本でも研究ができるようになってしまった。それほどアレルギーが増えたのだ。

原因はいろいろと考えられるが、食生活の変化で、農薬の摂取量が増えたことも関係していると考えられる。農薬でアレルギー症状が出る人がいるからだ。それをアメリカと同じように多く摂取できるようにしたのがオレンジジュースである。

ミカンの果実なら、ポストハーベスト農薬は使われていないし、栽培中に使用した農薬が付いていたとしても、皮をむいて食べるから、農薬はほとんど口には入らない。

オレンジジュースの選び方

①オレンジジュースを飲むのは控えめにしよう。農薬を含んでいるだけでなく、カロリーも高いから、飲みすぎると太ってしまう。

②国産のミカンジュースの方が含まれている農薬が少ない。

清涼飲料

過剰な糖分をとらされペットボトル症候群（糖尿病）に

最近、若者の糖尿病が増えているという話をよく聞く。その元凶は清涼飲料によるところが大きい。

消費者はおそらくだまされている。「ファンタオレンジ」や「ファンタグレープ」は、ビタミンCたっぷりなどと書かれていて、オレンジやグレープのジュースを飲むイメージがあるが、これらに果汁は入っていない。

イメージを決めるものの中に、着色料があるが、今ではほとんどの飲料に発ガン性が疑われる合成タール色素は使われなくなっている。

旧版の『食べるな、危険！』で指摘した、「まろやかメロンクリームソーダ」（UCC）は黄色四号、青色一号の使用をやめて「無着色」にしている。

清涼飲料で最も注意したいのが、糖分である。

ペットボトル症候群という言葉がある。一〇代から三〇代の若い世代でよく見られる糖尿病だ。

のどが渇いた時に、口当たりが良い甘い炭酸飲料やスポーツドリンクをたくさん飲む経験は誰にでもあるだろう。

飲んだ直後は満足感が得られるが、血糖値が上がるため、しばらく経つとさらにのどが渇き、結果的に、ついついがぶ飲みしてしまう。

毎日二～三リットルを飲むといった異常な状態が続くと、体内の血糖値が高くなりすぎて、意識がもうろうとしたり、ひどい場合には昏睡《こんすい》状態になり、救急車を呼ぶことになる。

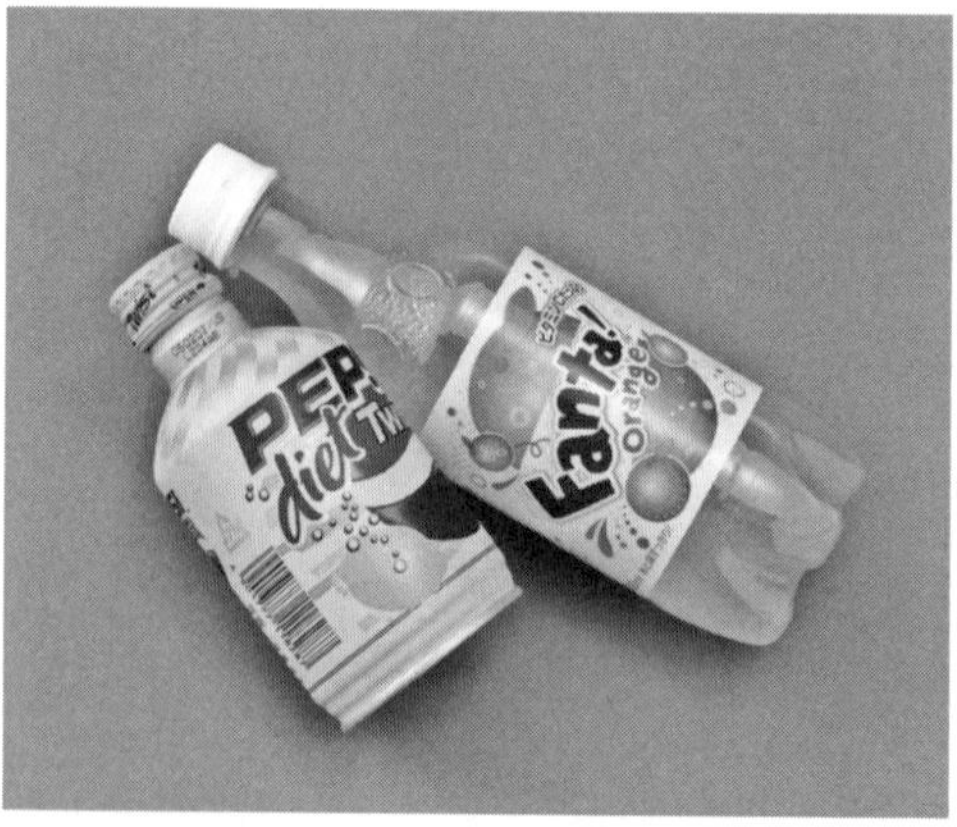

糖分を甘く見てはいけない。

実は、「ファンタ」や「カルピスソーダ」には一〇〇ミリリットルあたり約一二グラム、コーラなら一〇グラムの糖分が含まれている。

「ファンタ」だと、アイスコーヒーに入れるガムシロップと同じ、果糖ぶどう糖液糖というトウモロコシから作った異性化液糖で甘さをつけている。ペットボトル一本（一・五リットル）を飲みきると、小ジョッキ一杯分ものガムシロップを飲むことになるのである。

たちまち、ペットボトル症候群の予備軍となってしまうだろう。

水が良いとわかっているのに、どうしても清涼飲料が飲みたい人は、低カロリー商品を手に取るかもしれない。コーラなら「ダイエットコカ・コーラ」「ダイエットペプシ」、スプライトなら「ダイエットスプライト」、ポカリスエットなら「ポカリスエットステビア」である。

糖質がほとんどないのに甘いのは、ステビアやアスパルテームなどの甘味料が使用されているからだ。これらは砂糖とは違い、体にとってエネルギーにはならない。

ステビアは、キク科植物ステビアから抽出精製された甘味料で、砂糖の二〇〇倍もの甘さがある。

日本では天然添加物として認可されているが、アメリカやEUでは認可されていない。ステビアの葉に生殖毒性があることが、EUが不許可にした理由の一つである。

これから子どもをつくろうと考えている人は、ステビアの入っていないものを選ぶほうが無難である。

ダイエットコーラなどに含まれるアスパルテームも砂糖の約二〇〇倍もの甘さを持つが、虫歯の原因にならないといった利点を持つ。

しかし、安全性については、いまだに論争となっている。

アスパルテームが体内で分解されると、メタノール（メチルアルコール）が生成する。メタノールは、視神経など神経系に影響を与えるだけでなく、突然変異性もある。そのため脳腫瘍《のうしゅよう》になる可能性が心配されている。

リンパ腫と白血病を引き起こすという研究も二〇〇五年に出てきた。体重一キロあたり二〇ミリグラムというごく少量で、メスのラットに影響がでた。体重五〇キロの人なら一グラムに相当する。消費できる量だけに、不安が残る。

また、アスパルテームは、酸や熱に弱く不安定である。そのため、合成保存料の安息香酸《あんそくこうさん》ナトリウムなどが加えられる。このような合成保存料もペットボトルでリットル単位で飲むと、一日摂取許容量に近づいて、安全性に不安が出てくる。

糖質を合成甘味料に代えるということは、摂取する添加物の種類を結果的に増やしてしまうということなのだ。

清涼飲料の選び方

①糖類が多く含まれた製品があるため、表示を見て選ぼう。最近は、一六〇ミリリットル入りの小さな缶が販売されている。これを買って、飲む量を抑えるのがいい。

②原材料表示の添加物の種類がシンプルなものを選び、不要な化学物質の摂取量を減らそう。

ベビー飲料、コーヒー・紅茶飲料

水分どころか糖分補給で赤ちゃんの虫歯が急増

「赤ちゃんの水分補給に」
「赤ちゃんにやさしい飲料」

　こんな表示のある五〇〇ミリリットルのペットボトルがずらりと並んでいるのが、スーパーのベビー用品コーナーだ。

　おなじみのスポーツ飲料と同じブランドもあるが、これにもかわいい絵がついている。ボトルには、「体液と同じ浸透圧」で「汗をかいたときなどに失われる水分や電解質を体内にスムーズに吸収することができます」と説明書きがある。

　「ピュア・ウォーター」と表示したベビー飲料もあるが、それはジュースを大量の水で薄めたという意味らしい。

　ベビー飲料は、赤ちゃんが下痢をしたときに、水分補給に役立つことは確かだが、水分は水で摂るという大原則を忘れてしまうお母さんがいる。

　メーカーがいうように、生後二ヵ月ぐらいからベビー飲料を飲ませ始め、せっせとベビー用品コーナーに通ったり、ネット通販で箱ごと二ダースも買って、イオン飲料を水代わりに与えている例が後を絶たない。

　そのため、ベビー飲料で赤ちゃんの虫歯が増えている。

　ベビー飲料は、糖類を多量に含むわけではないが、それでも、水代わりに与えると、歯は一日に何度も糖類にさらされる。

　この糖類を虫歯菌が食べて酸を作り、歯を溶かす。

　「甘さ控えめ」のベビー飲料でも、虫歯菌にとっては同じことだ。

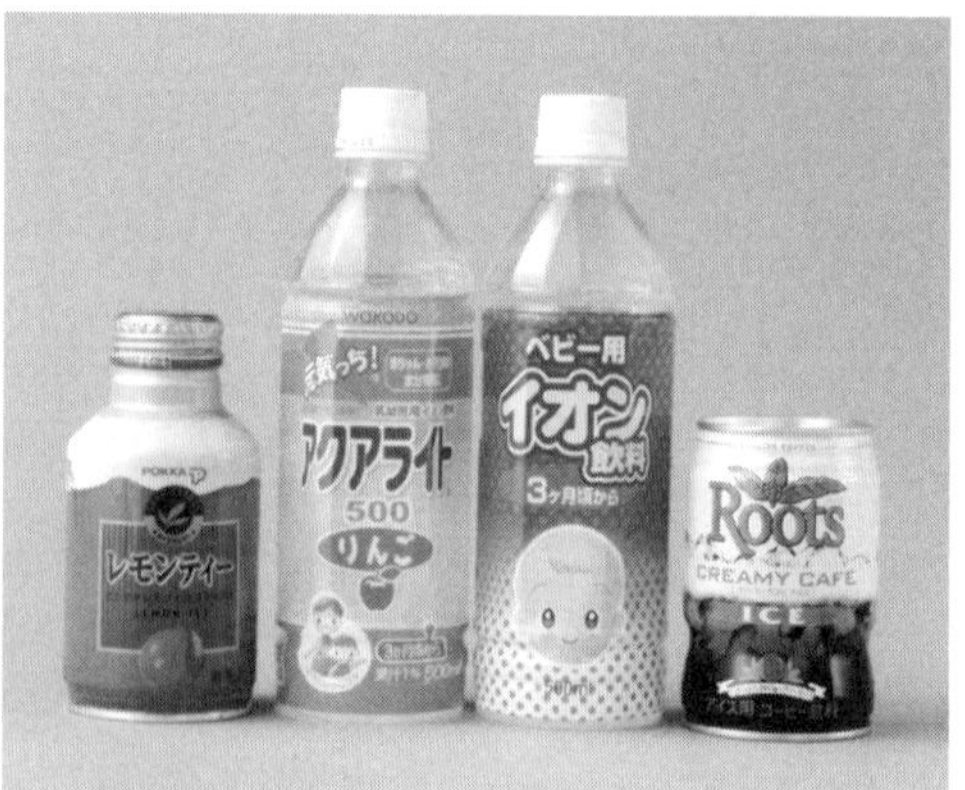

　ほんの少し歯が溶けても、普通なら唾液に洗われて、歯がアルカリ性に戻り、三時間ほどでカルシウムが沈着して元の歯に戻る。

　ところが、糖類がしょっちゅう入ってくるので、歯は溶けっぱなしになり、虫歯になってしまうのである。特に下の前歯が虫歯になりやすい。

　ベビー飲料は、「甘さ控えめ」でも、

普段から赤ちゃんに飲ませない方がいい。

これと対照的なのが、大人向けのコーヒー・紅茶飲料である。何しろ糖分が多い。

紅茶飲料には、一〇〇ミリリットルあたり二・九～八・三グラムの糖質が含まれている。特にレモンティーやミルクティーが多く、ストレートティーの方が糖分を控えている。

缶コーヒーの場合、一〇〇ミリリットルあたり最大一一グラムである。糖質一一グラムが砂糖と考えた場合、一缶あたりスティックシュガーが約七本入っていることになる。

マグカップ一杯のコーヒーにそんなに砂糖を入れるのは、よほどの甘党だと思うが、現実に、多くの人がそのような缶コーヒーを飲んでいる。

砂糖を控えたい人は、微糖、低糖、甘さ控えめなどを選んでいたかもしれない。しかし、このような飲料でも油断してはいけない。

これらの表示は、栄養表示基準で定められている「一〇〇ミリリットルあたり二・五グラム以下」である場合と、「ある商品と比較して糖類の量が少ない」という場合がある。

比較した方の場合は、三グラムを超えていることもある。「微糖」と大きく表示した小さな缶に六グラムも入っていることがあるのだ。

砂糖を控えたつもりで購入したはずが、実は多かったりする。本当に少ないのかどうか栄養成分表示を確認した方がよい。

また、微糖には、単に糖類の量を減らしたものと、糖類の代わりにアセスルファムカリウムなどの甘味料を加えて糖類を抑えているものがある。

アセスルファムカリウムは危険性が議論になっている甘味料ではないが、甘さに舌を慣らさない方がいい。

こんなに甘いものを飲むのはやめて、コーヒーならブラック、紅茶は無糖を飲もう。

かつてはまずかったが、五～六年ぐらい前から味が良くなって、砂糖を入れなくてもおいしく飲めるようになっている。

お茶に切り替えるのもいい。この数年の間に、どのメーカーも、酸素の遮断技術を向上させて、茶の成分の酸化を防げるようになったので、おいしい緑茶の味をかなり出せるようになってきている。

ベビー・缶入り飲料の選び方

①ベビー飲料は、乳幼児が下痢をしたときに、医師と相談して時期を限って飲ませるのがいい。

②砂糖の摂りすぎを注意したい人は、糖類ゼロのものを選ぼう。

③「甘さ控えめ」「微糖」表示は当てにならない。成分表示を確認しよう。

④缶の底が白ければ、内面塗料の溶出が少なくて安全な缶である。

添加物と残留農薬がたっぷり

お茶

　緑茶には、「味の素」を代表とする化学調味料のグルタミン酸ナトリウムがふりかけられていたり、農薬たっぷりのものもある。

　化学調味料が使われている場合は、原材料に表示しなければならないが、お茶のパッケージを見ても、原材料には、茶のみしか書いていないものがほとんどだ。

　しかし、農家がお茶を出荷するときに添付する出荷表を見てみると（次ページ左上）、原材料名に「茶、調味料（アミノ酸）、重炭酸アンモニュウム」と印刷してある。調味料（アミノ酸）とは、グルタミン酸ナトリウムのことである。重炭酸アンモニュウムや炭酸水素ナトリウム（重曹）を添加すると、色がきれいな緑色になる。添加しない場合は、線で消すように、農家は指示されているそうだ。

　グルタミン酸ナトリウムを混ぜ込んだお茶は、高く売れる。安くてうまみのないお茶に、グルタミン酸ナトリウムをかけて、高く販売している業者がいるのだ。農家は原価の二割増しで業者に売り、業者は消費者に二倍から一〇倍の価格で売るという。

　お茶の自然なうまみをきちんと知っている人なら添加茶と区別がつくが、知らない人が添加茶を飲みつづけると、味覚が狂ってわからなくなる。

　お茶のうまみはテアニン、グルタミン酸など二〇種類ほどのアミノ酸によるものだ。玉露《ぎょくろ》など高級なお茶にはアミノ酸がたっぷり含まれている。

　お茶に添加されるグルタミン酸ナトリウムは、多くの加工食品に使われているので、特に危ない調味料ではない。

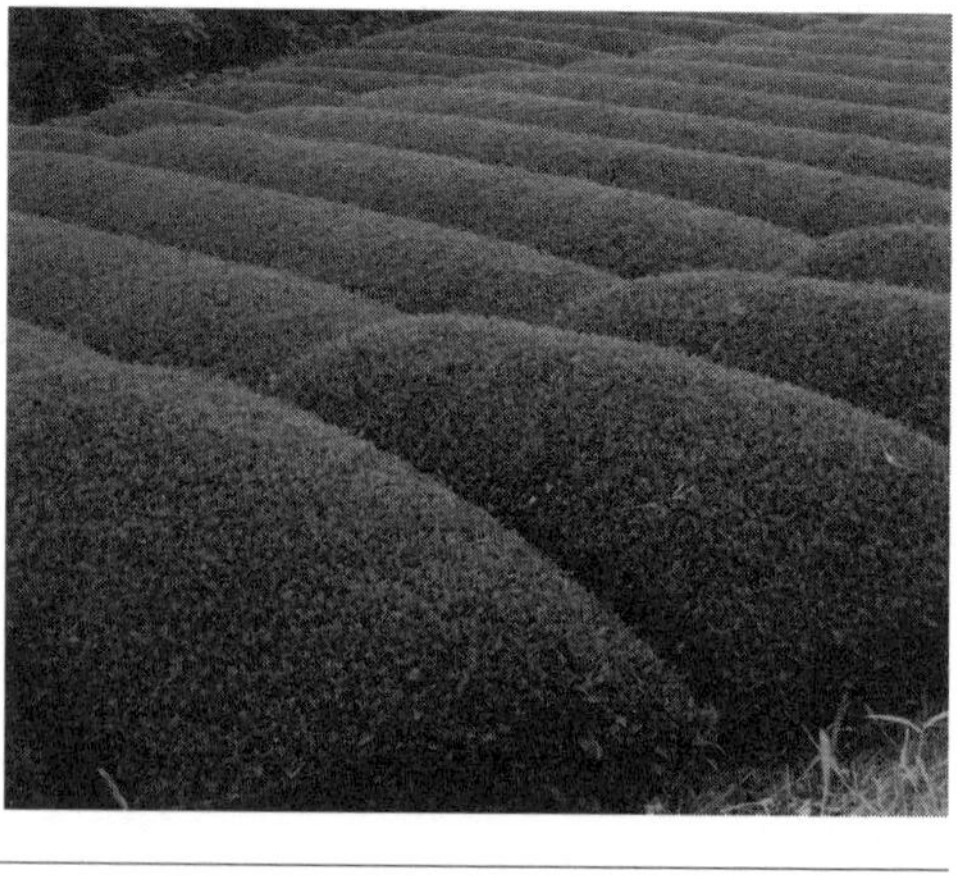

　しかし、大量にとると一過性のめまい、しびれ、頭痛などが起こることもある。

　お茶が本来もっている自然のうまみは、低温のお湯でゆっくりいれると引き出される。熱湯を注いで、渋さ以外に妙な甘みを感じれば添加が疑われる。お茶の袋を開けたときに、きらきら光る粒子が付着していたら、これがグルタミン酸ナトリウムの可能性が高い。

一九九八年に、緑茶八品のナトリウムを分析した。お茶一リットルに対し一〇ミリグラム以上のナトリウムが検出されると添加が疑われる。八品のうち二品が、この目安を超えていた。

そのうち一品は、お茶どころ静岡の会社である。静岡では、条例でお茶の

茶出荷票

出荷年月日	年　月　日
品　名	普通煎茶・かぶせ茶 深むし茶・番茶
原材料名	茶　調味料(アミノ酸) 重炭酸アンモニュウム
荷　印	
正味量	kg　本口

異物混入を禁止している。

さらに、グルタミン酸ナトリウムを添加している場合は、原材料名に表示をしなければ「食品衛生法」違反となる。厚生省（当時）に申し入れを行ったところ、立ち入り検査に入ったものの、添加の証拠は見つけられず、「添加を行った場合は表示をすること」という事務連絡をするにとどまった。

しかし、業界では大きな反響を呼んだ。その静岡の会社では社長の指示で茶葉の加工を始める最初の工程でグルタミン酸ナトリウムを混入していたと、知らせてきた人もいる。

全国茶商工業協同組合連合会（全茶連）は、添加茶を販売しないと申し合わせた。

だが、全茶連は最近の情報誌のなかで、「イエローカード」と題して、再び添加茶の問題を取り上げている。

「自然な安心な日本茶のイメージを損なわないためにも茶業界の社会的使命に期待したい」

全茶連の姿勢は立派だが、やはり、まだこっそり添加をしている業者がいるわけである。

ペットボトルや缶のお茶も、添加茶と無縁ではない。

大手清涼飲料メーカーに問い合わせたところ、お茶は無添加のものを契約し、味を確かめ、分析をしているところもある。しかし、表示がない添加緑茶が市場に出回っている現状を考えると、「無添加」とされているお茶がすべて無添加とは限らない。

ペットボトルや缶のお茶を飲むと、かえってのどが渇いたり、胸焼けしたりすることがないだろうか。

そういうお茶は、グルタミン酸ナトリウムが使われている可能性があるのだ。

「玉露」入りは、特に疑わしい。玉露のくず粉だけでなく、グルタミン酸ナトリウムを添加している可能性がある。玉露は高級茶である。二〇〇円を切る値段で本物の玉露が飲めると思う

ほうが間違っている。

ペットボトル・缶入りのお茶を飲むなら、苦めでさっぱりした味のものを選ぼう。これならグルタミン酸ナトリウムが添加されている可能性が低いからである。

もう一つ心配なのが、お茶の残留農薬である。

野菜などの生鮮食品と違って、緑茶は洗わないで使う。中国茶のなかには、一煎目はこぼすことになっているものがあるが、これは残留農薬を飲まないためにも正解である。輸入茶は残留性が高く発ガン性のある有機塩素系農薬のDDTやBHCが検出されているからだ。

日本の緑茶は一煎目がおいしいので、農薬残留が少ないものを選んだほうがよい。

お茶は収穫時期によって、農薬散布の量が違う。行政や業者が農家に農薬の使用を指導する防除暦によると、一番茶（五月上旬頃収穫）には二種類、二番茶（六～七月収穫）には一三種類、三番茶（八月頃収穫）には七種類の農薬散布がすすめられている。

二番茶、三番茶は暑くなってくる時期で、虫の被害が出やすいので、農薬が多く使われるわけである。

したがって、残留農薬が少ない一番茶がよい、ということになる。

残留農薬が少ない安心なお茶を選ぶのに、おすすめできるのは、有機認定されたものだ。

「有機」食品は化学肥料・合成農薬が三年以上使用されていない土地で育てられた食品である。

有機食品を生産・製造する事業者は、登録認定機関という第三者に認定されていなければならず、JAS（日本農林規格）に基づいて記録管理を徹底し、畑から工場、流通の過程まで追跡できるようにしている。だから、「有機」の表示はかなり信用できる。

しかし、かつて、「有機」のお茶からベノミルが検出されたことがある。残留が見つかった後、このお茶の製造者は農林水産省と有機登録認定機関によって調べられ、有機認定茶を製造できなくなった。農薬が検出されたことは非常に残念だが、農薬が見つかればこのような措置《そち》がとられるので、信頼性が高いわけである。

「有機」のお茶には、グルタミン酸ナトリウムの添加も許可されていない。農薬やグルタミン酸ナトリウムを避けたかったら「有機」を選ぶのも一つの手だ。

これまで、「有機」と紛らわしかった表示に「無農薬」があった。しかし、二〇〇四年四月に、特別栽培農産物ガイドラインが変更され、基本的に「無農薬」は表示できなくなった。「無農薬」「無化学肥料」「減農薬」「減化学肥料」の表示は禁止され、すべて「特別栽培農産物」になった。

減農薬減化学肥料も含めて、すべて「特別栽培」と呼ばれるようになったので、無農薬無化学肥料の商品を選びたい消費者にとっては、選びにくくなった。

　農薬や化学肥料を使っているものは、商品に表示するか、インターネットなどでその回数や農薬・肥料名を公表することになっている。だが、インターネットにアクセスするのは、どうしても商品を購入した後にならざるを得ない。

　特別栽培は、有機認定と比べると、あまり信頼はできない。特に信頼できる農家のものでなければ、スーパーで普通に販売されている特別栽培は、普通のものよりはいいかもしれないくらいに思っておくしかない。たいてい、特別栽培のものは値段が高いので、本当にその価格に値するかどうかは、注意深く考えたほうがよい。

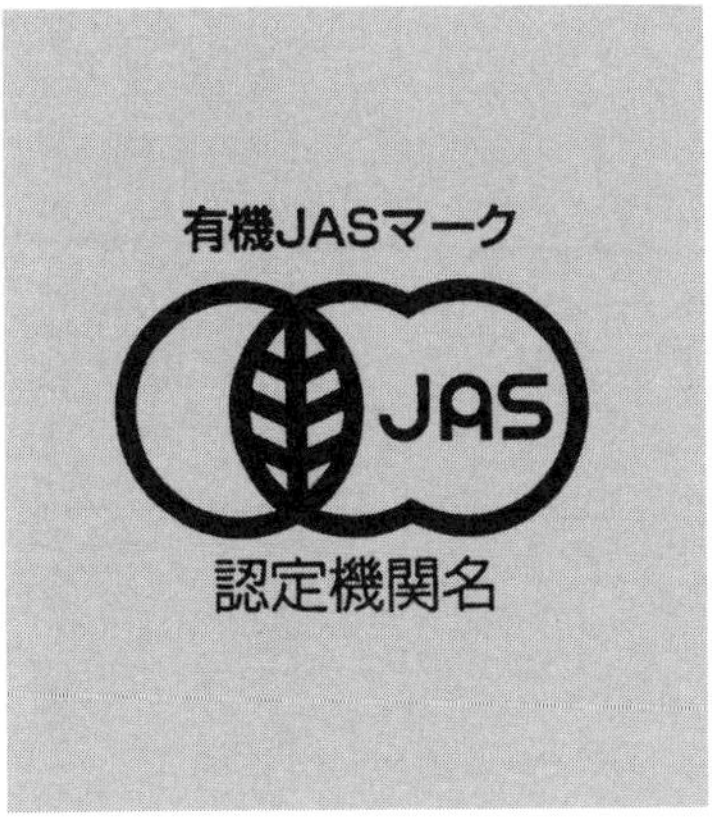

　農薬残留は検査しなければわからないが、グルタミン酸ナトリウムが添加されているかどうかは、味覚をきたえればわかるようになる。
　グルタミン酸ナトリウムが添加されたお茶には、添加したという表示がなければ違法である。しかし表示されていることはごく稀《まれ》でしかない。
　違反がまかり通らないようにするには、自然なお茶を私たちが選べるようになることだ。自然な安心できるお茶だけが売れるようになれば、添加茶は売られなくなる。
　一度沸騰させたお湯をゆっくり冷まし、お茶を入れる、そしてうまみをゆっくり味わうゆとりを持つことで、おいしいお茶を判断する味覚を磨こう。

お茶の選び方

①添加茶かどうかを調べるには、熱湯でお茶をいれてみる。渋み以外に不自然なうまみが感じられたら添加茶の疑いが強い。
②「不自然なうまみ」がどういうものかわからない場合は、お茶に「味の素」をほんの一振りして飲んでみよう。
　自然のお茶のうまみは、一口目に凝縮して感じられ、後味がさわやかだが、グルタミン酸ナトリウムのうまみは、後味に残る。
③お茶の袋を開けたときに、きらきら光る粒子が付着しているお茶も添加茶の疑いが強い。
④「有機」表示は信頼性が高い。「有機」のお茶にはグルタミン酸ナトリウムの添加も許可されていない。
　農薬やグルタミン酸ナトリウムを避けたかったら「有機」を選ぶのがよい。

紅茶

有機塩素系農薬が残留し胎児への影響は深刻

紅茶には、農薬が残留している危険性がある。

日本では、紅茶の消費は緑茶やウーロン茶に押され気味。しかし、世界的には紅茶がお茶消費量の八割を占めている。

紅茶の赤い色の元になるテアフラビンとテアルビジンは茶葉の発酵によってできる紅茶特有のポリフェノール類である。ガンの防止や中性脂肪の減少作用など、緑茶とウーロン茶を合わせたような効果が期待できる。

紅茶の栄養成分を摂取するには、茶葉を自分でいれるにかぎる。ペットボトルの紅茶もあるが、茶葉抽出に比べると栄養成分の抽出量は桁違いに少ない。紅茶のおいしさを楽しみ、栄養価を期待するには、面倒でも自分で茶葉からいれるのが一番である。

ただ、紅茶は、製造段階で洗浄処理がされないため、農薬が残留する可能性が高い。

農薬を使うと害虫や病原菌は、抵抗性を強めていくので、農薬の使用は増え続けることになる。

東京都立衛生研究所が行っている残留農薬検査では、輸入紅茶から農薬が検出されている。

一九九八年度には、五検体中四検体から検出。検出率八〇％という高さだった。

エンドスルファン〇・二一ｐｐｍをはじめ、エンドスルファンスルフェート〇・一五ｐｐｍ、Ｔ-ＢＨＣが〇・〇三ｐｐｍ、ジコフォールが〇・〇八ｐｐｍと、多種類の農薬が検出されているのである。さらにＤＤＴも検出されている。

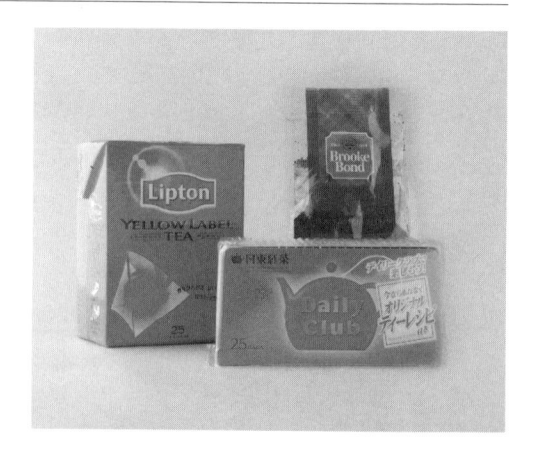

いずれも有機塩素系の農薬で、分解しづらく、残留性が高い。

ＢＨＣやＤＤＴは、日本ではすでに使用されていないが、紅茶の原産地のインドや中国での使用実態は明らかでない。熱帯国ではマラリア対策としてＤＤＴの使用が許可されている場合が多く、それらが違法に農業用にも転用されているケースもある。

有機塩素系の農薬は、性ホルモンを攪乱《かくらん》する作用のあるものが多い。

動物の体内で正常なホルモンの働きを攪乱する化学物質の問題が、大きくクローズアップされるきっかけになったのが、アメリカ、フロリダ州アポプカ湖のワニのケースだ。

湖への農薬流出がきっかけでワニの生息数が激減。その後、湖内の濃度が下がってもワニの数はもどらず、孵化《ふか》できない卵が増加した。若いワニにも生殖能力に異常が生じていた。

六割のオスのワニのペニスの大きさが半分から四分の一になっていたのである。

その原因として指摘されたのがジコフォールやDDTといった有機塩素系農薬だった。それらの農薬が卵に入り、体を形成する時期にホルモンのバランスに影響を与えたのだ。

ヒトの精子も減少しているといわれている。それも有機塩素系農薬による影響の可能性が指摘されている。

紅茶からよく検出される有機塩素系農薬は、体内にはいると脂肪に蓄積される。女性が妊娠した場合、脂肪から出てきた農薬はへその緒をとおりぬけて、胎児へ影響を及ぼす。

胎児が体を形成するときに、ホルモンのバランスが崩され、取り返しのつかない影響をうけることになるわけである。

また乳児期に与える母乳にも脂肪に溜め込んだ有機塩素系農薬が溶け出ている。お母さんの体はきれいになるが、赤ちゃんに移るわけだ。

紅茶への残留量は基準以下だから微量だが、検出率が高いので、市販の紅茶にかなりの確率で残留していると想定される。

毎朝紅茶を飲む習慣のある人は、すこしずつ脂肪にそれらを溜め込むことになる。出産前の女性は特に対策をとった方がよい。

また紅茶は産地や品種による香りや味の違いが特徴である。有名銘柄の紅茶には、産地偽装の問題がつきまとう。

お茶には、豊作と不作の年があり、供給量が変化すると価格も変動する。

不作の年には有名産地の茶の価格は高騰しやすく、そのため産地名偽装が起きやすくなるわけである。

問題は、茶の産地やグレードを正確に検査する方法がないということだ。

ちなみに、紅茶の有名産地のダージリンの生産量は年間八〇〇〇トンほどである。しかし世界では四万トンがダージリンとして売られているという。

紅茶の選び方

農薬の心配のない紅茶を選ぶには、有機認定の紅茶を選ぶ。収穫後の加工、箱詰めなどの段階でも、他のお茶が混ざらないよう管理されているので、農薬残留の問題だけでなく、産地名偽装の問題もない。

牛乳

牛の乳房炎が増加して黄色ブドウ球菌が混入

効率性を追求しすぎて、牛乳に危険性が発生している。

本来、牛乳は甘くはないのに、味に魅力があり、栄養価が優れ、価格は安く、しかも安全な飲み物である。

子どもをもつ親にとっては、これほどいい食品はめったにない。牛乳を買うためにスーパーへ行く人も多い。

ところがここ数年は、暗い話題が多くなった。

日本でのBSE（狂牛病）発生、雪印乳業の食中毒事件、この二大事件に牛乳が深くかかわっていたからだ。その背景には、自然に反するエサと、牛の飼い方がある。

BSEは、牛の脳の中で自己増殖するタンパク質の異常プリオンが増えることによって発生する。昔なら、その牛が死ねば終わってしまった。しかし、近代畜産だとそうはいかない。

牛を処理して人間が食べるだけでなく、残った部分から肉骨粉を製造して、牛に食べさせていたからだ。

牛の異常プリオンを、他の動物が食べても簡単には感染しない。ところが牛に食べさせると簡単に感染してしまう。そのため、BSEは爆発的に広まってしまったのだ。

BSEの原因となった肉骨粉は、牛の乳量を増やすのに最適のエサだった。そのうえ、乳脂肪率も高くなる。ただし、牛は肉骨粉を好んでは食べないし、多く食べさせると体調を崩す。だから、それまでのエサに一～二％混ぜて食べさせていた。

無理に食べさせ、牛に共食いを強いたことが、BSEが蔓延《まんえん》する原因となったのである。

この三〇年間で、乳牛一頭あたりの乳量は二倍に増えた。そのため、乳房炎が増加している。乳房の炎症が進むと、黄色ブドウ球菌が混ざった牛乳が出るようになる。

牛の体内から出た瞬間は無菌のはずの牛乳が、菌を含んで出てきたのが、

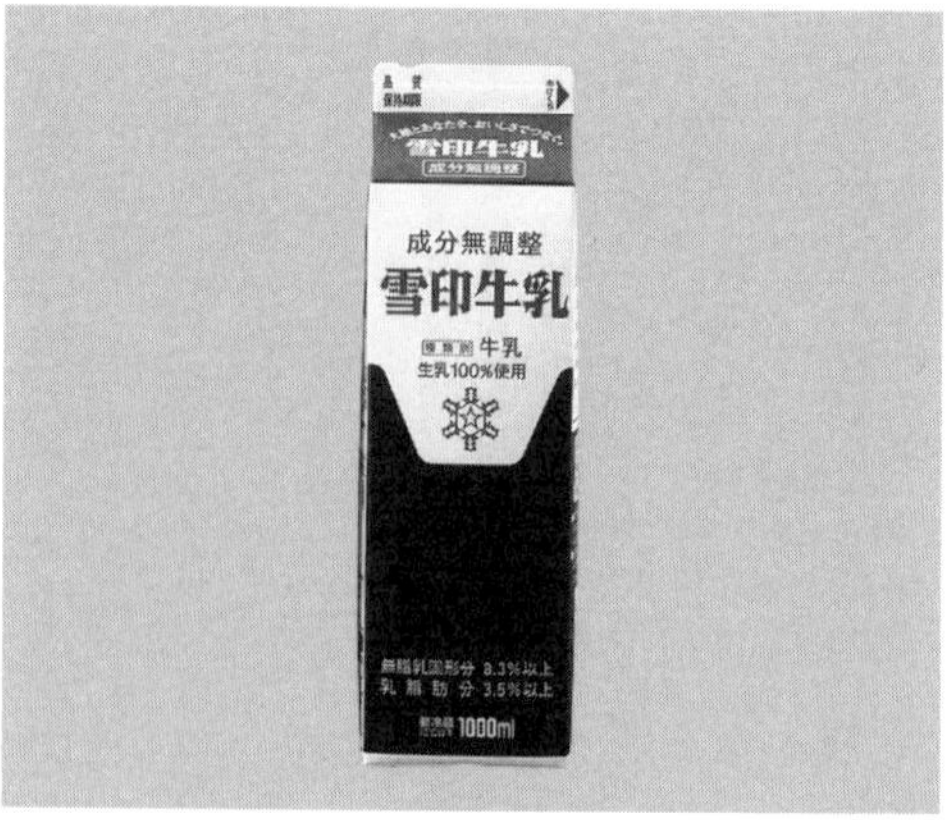

二〇〇〇年に発生した雪印食中毒事件の発端である。

黄色ブドウ球菌の毒素は無味無臭なので、牛乳を飲んだときには含まれているかどうかわからない。牛乳が停電事故で腐っていたのに気づかず、加熱して脱脂粉乳にしたが、加熱しても毒素は壊れなかった。その脱脂粉乳を用いた低脂肪乳を飲んだ人が食中毒を起こしたのである。

もし牛乳の中に黄色ブドウ球菌がいなければ、停電したとき、別の菌で腐り、変な味になっていただろう。だから、その牛乳は捨てられて、多くの被害者を出さずにすんだに違いない。

二大事件に共通するのは、酪農が自然の原則からはずれていることから起きたということだ。近代酪農は、動物の生理より、経済効率を優先するエサや飼い方を農家に強制している。大事件はそれが原因で起こったのだ。

今後、このような事件が再発しないよう、酪農を自然な方向に戻すにはどうしたらいいのか。

簡単に実行できる方法が二つある。

第一は、消費者が、低温殺菌（六五度三〇分）牛乳か、高温殺菌（七二度一五秒）牛乳を飲むことだ。

卵を半熟にするような条件で殺菌すると、病原菌はほとんど死ぬが、乳酸菌はかなり生き残る。完全に殺菌しないため、これらの牛乳には、質の良い原乳しか用いることができない。

日本で普通に飲まれている牛乳は、一二〇度か一三〇度で二秒間の超高温短時間殺菌をして、菌をほぼすべて殺したUHT牛乳である。この殺菌方法なら、原乳の質が多少悪くても商品にできる。だから、牛の病気を抑えるプレッシャーが働かない。

濃くておいしいと感じる人もいるが、こんなUHT牛乳を飲んでいる限り、またいつか大事件に巻き込まれてしまうかもしれない。

第二は、乳脂肪率の高い牛乳を敬遠することだ。

エサや飼い方が不自然だから、ホルスタインの牛乳なのに乳脂肪分が三・七％もあるのだ。

酪農大国のデンマークでは、ゆとりのあるスペースで、乳牛が自由に動けるようにして健康的に飼っている。

デンマークのスーパーでは、乳脂肪一・五％のミルクが標準的で、隣に〇・五％のローファットミルクが売られていた。

牛乳からは余分な脂肪を取らず、クリーム分の多いチーズをふんだんに食べるのだが、こうすると、脂肪分の少ない牛乳とチーズの相性がよくて、両方とも非常においしい。

牛乳の選び方

低温殺菌（ＬＴＬＴ）または高温殺菌（ＨＴＳＴ）の牛乳を選ぼう。両方を合わせて「パス殺菌」ともいうが、この製法にこだわっている会社が、島根の木次《きすき》乳業をはじめ各地にある。

目的にあっていなければ資源とお金のムダ遣い

ミネラルウォーター

世界各国から、さまざまなミネラルウォーターが輸入されるようになった。大きなスーパーなら、一〇種類ほど販売されていて、迷うほどだ。

ミネラルウォーターを買うときは、目的をはっきりさせた方がよい。買う必要のない場合もあるし、選ぶべきミネラルウォーターも違うからである。

ミネラル補給にミネラルウォーターを飲みたい人は、「硬度」表示を見て買おう。硬度三〇〇以上が目安だ。

国産のミネラルウォーターは、ミネラルが少ない軟水なので、ミネラル補給はほとんどできない。例えば、カルシウム量を考えてみよう。牛乳は一〇〇グラムあたり、一一〇〜一三〇ミリグラム含まれている。販売されている国産の一般的な水は、ほとんどが一〜三ミリグラムだ。

輸入ものなら、大きなスーパーで買える「コントレックス」などはカルシウムが四八・六ミリグラムもあるので、ミネラル補給が期待できる。

しかし、多くの日本人は軟水に慣れているので、ミネラル補給できるほど硬度の高い水を選ぶと、まずいと感じる。一般においしい水を選びたかったら、ミネラル量は少なめの方がいい。

和風だしをとったり、炊飯などには軟水がよい。緑茶・紅茶も軟水の方がおいしくいれられる。反対に、肉を使った洋風スープなどには硬水がよい。

イギリスでミルクティーを飲むと、濃いミルクブラウン色がいかにもおいしそうだ。水が硬水のためだ。これを再現するには、硬水を使おう。

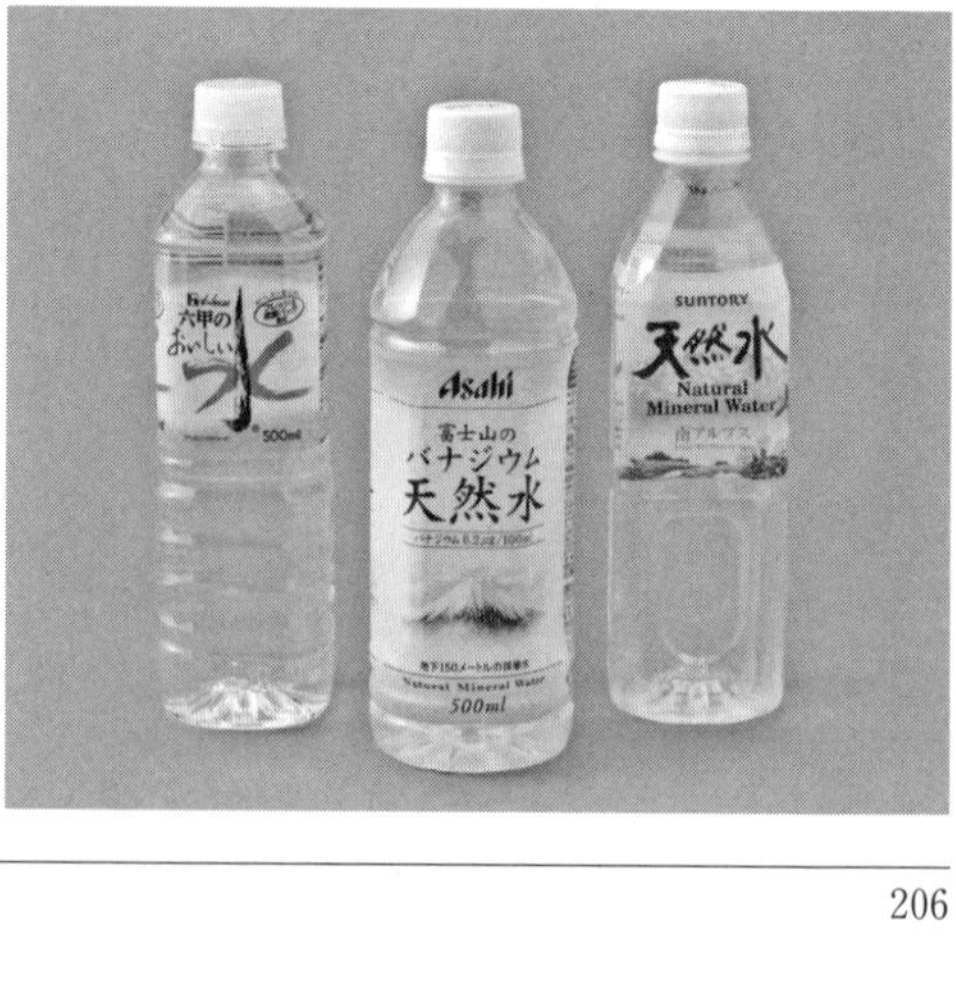

最近、流行しているのが、発泡水だ。「ペリエ」がよく知られているが、イタリアの「サンペリグリノ」なども、レストランや大きなスーパーで売られるようになった。発泡水は、天然で発泡しているものもあるし、二酸化炭素を加えているものもある。

ヨーロッパでは、発泡水が一般的な国も多い。脂っこい料理の後味をさわやかにし、消化も助けてくれる。

日本でもイタリアンやフレンチレストランでは用意しているところが多いので、特にお酒が飲めない人は、発泡水を頼んでみよう。水では格好付かない場面でも、発泡水ならシャンパンのようで、一応格好が付く。ジュースよりも健康的で、料理の味を壊さない。発泡水は、かなり硬度の高いものも多いので、ミネラル補給にもなる。

ミネラルウォーターを、水道水よりも安全と思って買う人もいる。ミネラルウォーターも、細菌数が基準を超えて検出されたものもあり、安全とは言い切れない。ミネラルウォーターの方が安全かどうかは、使っている水道水の質による。

水道水は、塩素消毒されているし、水道管から汚染物質が溶け出している水もある。しかし、性能のよい浄水器をつければ、かなり安全な水にすることができる。ミネラルウォーターを毎回購入するよりも、性能のよい浄水器をつけた方が安上がりな場合が多い。

ペットボトルの水を買うと、ゴミの量は半端ではない。値段も高いので、目的にあったものを選ばなければ、資源とお金のムダ遣いだ。

日本のミネラルウォーターは、「ナチュラルウォーター」「ナチュラルミネラルウォーター」「ミネラルウォーター」「ボトルドウォーター」の四種類だ。ナチュラルミネラルウォーターが一番自然で、ミネラルも多いが、日本では、濾過《ろか》、沈殿、加熱殺菌処理をしていても「ナチュラル」と呼ばれる。これは、ヨーロッパや、コーデックス（国際食品規格）では通用しない。加熱殺菌された水は、有益な生菌が死んでしまうので、ヨーロッパでは「死んだ水」と考えられている。

日本でも、殺菌処理した水と未処理の水を区分しようという動きが出てきたのでミネラルウォーターの分類は、今後、変更されそうだ。

国産は、加熱殺菌が主流だが、岩手県の「龍泉洞《りゅうせんどう》の水」は、濾過のみだ。ミネラルウォーター好きに人気がある。加熱殺菌なしの水のおいしさを、試してみる価値はあるだろう。

また、ヨーロッパは、水源周辺の環境保護が義務付けられている。環境がよくなければ、安全な水を供給し続けることは不可能だ。日本では水源周辺の環境が悪いところも多い。水源の環境保護に取り組んでいるところのミネラルウォーターを選ぶことも重要だ。

ミネラルウォーターの選び方

①ミネラル補給を望むなら、硬度が三〇〇以上のものを選ぶ。硬度表示がないものは、成分を見て、摂りたいミネラルがたっぷり入ったものを選ぼう。
②一般的においしい水を選びたければ、軟水（硬度一〇〇未満）を選ぶ。
③脂っこい料理などには、発泡タイプの硬水がおすすめ。
④家庭用水としては、水道に性能のよい浄水器をつけた方が安上がりだ。

ワイン

悪酔いするのは添加されている亜硫酸塩が原因

ワインを飲むと「悪酔いする」「頭痛がする」「次の日に残る」という話をよく耳にする。これは、飲み過ぎは別にして、添加物が症状を引き起こしている場合がある。

その代表的なものが亜硫《ありゅう》酸塩《さんえん》やソルビン酸だ。「酸化防止剤」や「保存料」として使用されている。

亜硫酸塩は、市場に出まわっているワインのほとんどに入っている。亜硫酸塩について大手ワインメーカーは「体重五〇キログラムの人が毎日九〇リットルずつワインを飲みつづけても毒性の症状は起きないという動物実験の結果もあり、まったく害がない」という。

動物実験で出てきた毒性は下痢や多発性神経炎・骨髄《こつずい》萎縮《いしゅく》などで、ワインに含まれている量では確かに問題はない。むしろ影響が出たら大問題だ。

しかし、動物実験で影響が出ないからといって、頭痛や悪酔いなどの原因ではないと決め付けることはできない。細かい毒性は動物実験ではわからないのである。

現在のワインは酵母《こうぼ》を添加して発酵させているが、条件さえよければブドウの皮に付着している菌によって自然発酵もする。それゆえ、世界最古の酒ともいわれている。

紀元前のエジプトでワイン醸造の痕跡が残っていて、すでに硫黄《いおう》を燃やして亜硫酸ガスを発生させ、容器の殺菌に使用していたといわれている。

以後現在まで、ほぼすべてのワインに亜硫酸塩が使用されてきた。

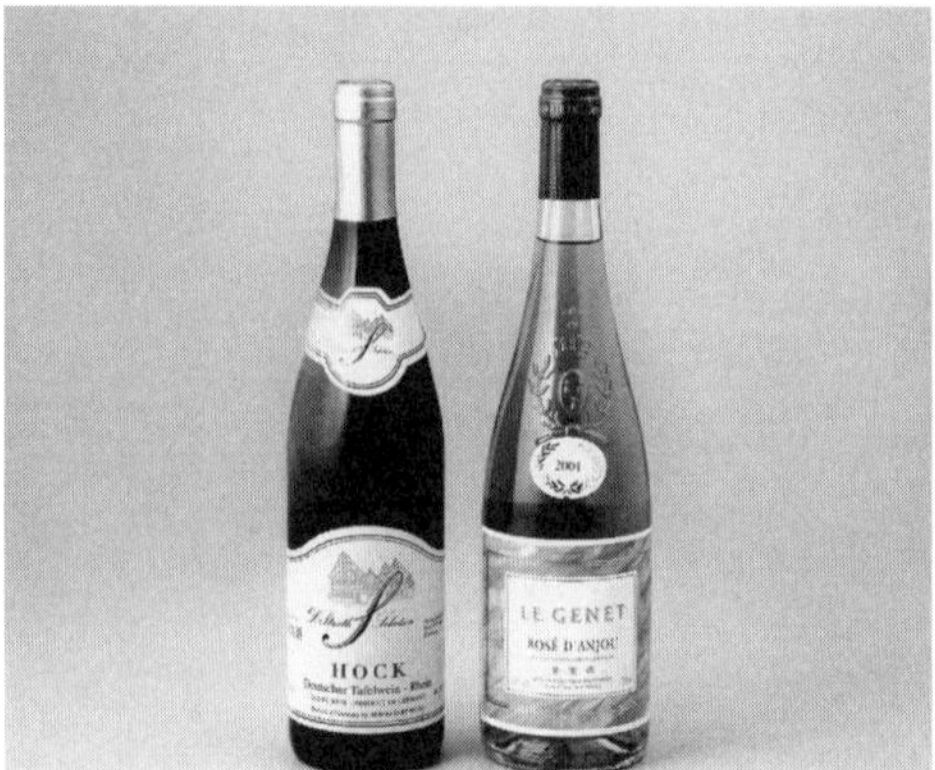

ヨーロッパでも、もちろん亜硫酸塩が使用されている。

そのヨーロッパでワインを飲んでも何ともないのに、日本でワインを飲むと頭が痛くなる人がいる。これは、輸送中にワインが変質しないよう日本向けワインに、亜硫酸塩を多く入れているためである。定温コンテナで輸送していない安いワインにそういうものが多い。

少数だが、亜硫酸塩によってアレルギーを起こす人がいる。

コーデックス委員会（国際食品規格委員会）において、アレルギー物質を含む食品に対して、その旨を表示することが合意された。牛乳や卵と同じように、亜硫酸塩を一キログラムあたり一〇ミリグラム以上含む食品も挙げられている。

一方、日本ではワインに含まれる亜硫酸塩の量は、一リットルあたり三五〇ミリグラム以下という基準がある。ほぼ三五倍も甘い基準だから、赤白の違いや発酵具合によって添加されている量は違うが、基準以下であっても、アレルギーを起こすのに十分な量が添加されていると考えていいだろう。

「ヨーロッパではワインを製造するのに昔から亜硫酸塩を使用しているが、それを飲みつづけているのに影響が出ていないから大丈夫」といわれているが、これはアレルギーに関しては成り立たない。

自分の体調や反応を見て判断すべきであろう。

ワインの添加物でもう一つ問題なのは合成保存料のソルビン酸である。体験的にはこの保存料を含むワインの方が悪酔いがひどい。

高濃度だと発ガンの可能性もある。使用しているワインは安いものに限られるが、ラベルを見てできるだけ避けた方がよい。

無添加ワインも店頭に並ぶようになってきた。

文字通り発酵過程や瓶詰めのとき亜硫酸塩を添加していないワインのことである。発酵時のタンクに窒素ガスなどを充塡《じゅうてん》する方法や、低温で発酵させる技術によって雑菌の繁殖をおさえることが出来るようになったからだ。

また、酸素に触れることによる劣化を防ぐため、栓もコルクではなくネジ式のキャップで気密性を高めている。

しかし品質の劣化は避けられず、賞味期限は約一～二年ほどだ。

ワインは本来、賞味期限の明記は必要ないが、無添加ワインについては一年という賞味期限を設けて、明記しているメーカーもある。亜硫酸塩が添加されているワインと無添加ワインではまったくの別物と考えた方がいい。

体調に影響がないのなら、あまり過敏にならず、体と相談しながらいろいろなワインを楽しむのもいい。

ワインの選び方

①「定温輸送」と表示されたワインを選ぶこと。

②店に並んで二ヵ月以内のワインを選ぼう。そうすればおいしいワインにあたる確率が高い。

③普通のワインでも、開栓後に三〇分ほど空気に触れさせ、亜硫酸塩を酸化させてしまえば悪酔いしなくなる。

④それでもワインで気分が悪くなるのならば、無添加ワインを選ぶようにする。

日本酒

格安パック酒で肝硬変かアルコール中毒へ一直線

安い酒には落とし穴がある。

飲み続けると、肝硬変になるかアルコール中毒になること請け合いだ。

最近は、日本酒でもいろいろな商品が出ている。値段もピンからキリまである。おいしい酒が増えたので、呑兵《のんべ》衛《え》には、こたえられない時代といってよい。

格安の日本酒は、二リットルの大容量パックが七〇〇円ほどで買える。これは一般に三増酒《さんぞうしゅ》と呼ばれており、安いのにはそれなりの理由がある。

原材料表示を見ると、米、米麹《こめこうじ》の次に、醸造アルコールが出てくる。これは本醸造、吟醸酒などにも使用されているが、問題は入っている割合だ。「三増酒」という名前が示すように、醸造アルコールで何倍にも薄めているのだ。

この醸造アルコールとは、エチルアルコールのことで、コストが安く、無味無臭である。

これで大量に薄めた結果、味が薄くなってしまうため、糖類、酸味料、化学調味料、水あめ、香料などを添加して日本酒っぽい味を付けている。

三増酒が一般に広がったのは戦後である。米不足などにより、酒の生産量が足りなかった。それを補うために三増酒が用いられた。歴史的に見て存在意義は確かにあった。

しかし、米の生産量もあがり、状況が変わったというのに、現在でも作りつづけている。

そのわけは、米だけから生産する量の何倍も生産が可能であり、儲《もう》けが大きいためだ。

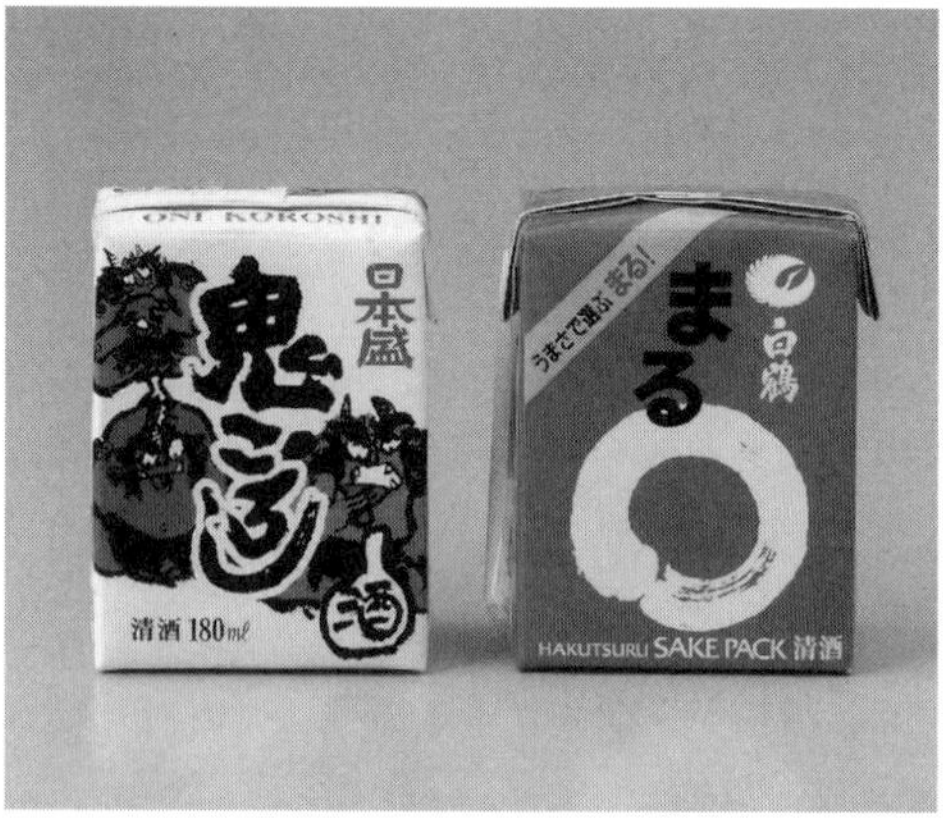

安いからといっても、このようなお酒では、誰にも笑顔が出てこない。飲むほどにストレスがたまり、つい深酒になってしまう。いつも買っていると肝硬変かアルコール中毒へ一直線だ。

量と値段とを考えつつ、余計な添加物の入っていない日本酒の中から自分の舌に合うものを選ぶのがよい。酔い心地もいいはずである。

もうひとつ気を付けなければならないのが、容器である。

手軽な紙パックやプラスチック製容器のものもあるが、おいしく飲もうと思うなら、これらは問題外だ。

内部をコーティングしている素材が溶け出しているし、酸素が透過するので、酸化による酒の劣化が避けられない。うまい酒はビンに入っていなければならない。

防腐剤の使用は三〇年も前に禁止されている。これについては心配ない。

いいお酒というと新潟の「越乃寒梅」「雪中梅」「久保田」などを真っ先に思い浮かべるかもしれないが、このようなプレミア酒を高価格で買う必要はない。プレミアムは過去の栄光に対してついているので、現在はその高価な値段に釣り合っていない。

もっと安くておいしい酒が何百銘柄も出てきていて、しかも毎年うまい酒が増えているのである。

また、「特級」「一級」「二級」などの級別が一九九二年に廃止され、その級別を言い換えた、「特選」「上選」「佳選」などもある。しかし、これらは味を見分ける基準にならない。

一方、「純米酒」「本醸造」などは、それなりの意味がある。

純米酒は、米・米麹・水のみで作られた酒である。本醸造は、それに醸造アルコールを少量入れて、味と香りを調えたものだ。

「大吟醸酒」「吟醸酒」などの違いは、原材料の米の精米歩合で変わってくる。

たとえば吟醸酒ならば米の精米歩合は六〇%以下である。つまり米の中心部分の六割だけ使用しているということで、数字が低いほど澄んだ味になる。当然、原料となる米の必要量が変わり、精米料金が格段に高くなっていくので値段にも影響してくる。

日本酒の選び方

紙パックの酒においしいものはない。日本酒はビン入りに限る。

オススメは純米酒か純米吟醸酒で、一升二〇〇〇円くらいから十分においしい日本酒を買うことができる。

さらにおいしい日本酒を飲みたいなら二五〇〇〜四〇〇〇円のものを買えばいい。四合ビンなら一二〇〇〜二二〇〇円ぐらいの酒である。

それ以上の価格の日本酒もあるが、特別においしいわけではない。古酒や、伝説の杜氏《とうじ》の遺作などの特別な酒でない限り、買う意味がない。

本当においしい酒は、残念ながらスーパーにはない。デパートには置いているところもあるが、見つけるには莫大と思えるような投資が必要である。

二一六ページでも一部を紹介したが、マニアの酒屋を探し、何本かまとめて送料を六〇〇円程度かけて送ってもらうのが結局は安上がりになる。

★オススメの安全な商品★

杉本園の有機緑茶

自然と共生して作られた深蒸しの有機緑茶

深い緑色、疲れがいっぺんにとれる濃い緑茶の味。ほっとしたいときに、飲みたくなるのが、杉本園の有機緑茶だ。

「農薬が嫌いで、自分が参ってしまいそうだったから」

と、静岡県島田市にある杉本園の杉本芳樹《すぎもとよしき》さんが周囲の大反対を押し切って無農薬・無化学肥料に転換したのは、一九九二年のこと。

虫の発生で、収穫が半減したこともある。それでも、農薬を撒かずにじっと待つ。すると、小さな蜘蛛《くも》やテントウ虫などが増えてくる。尺取り虫が大発生すれば、カマキリや蜂、山鳥やカラスがやってくる。キジも巣を作っている。

虫が発生しても、決定的な打撃を与えるほどにならないのは、その虫を食べる虫や鳥がやってくるからだ。自然の営みを肌で感じる茶畑だ。

緑茶は、旨みを出すために肥料をたくさん与えて作る生産者が多い。有機肥料であっても、与えすぎれば、環境汚染を引き起こす。杉本園では、有機肥料をやたらに与えるようなことはしない。あくまで土の力を生かすことに力を入れている。植物が必要としているものだけをやるのではなく、微生物や小動物を活性化させることで、土を育てるのだ。

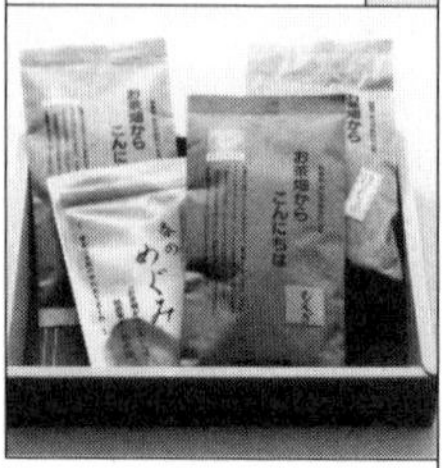

そんな土に育まれた杉本園のお茶の木は、根がしっかり深いところまで張っている。そして自然の養分をたっぷり吸い込んで育つ。

杉本園では「深蒸し」といって、普通の二倍以上蒸し、コクのあるお茶を作っている。

深蒸しのお茶は、温度はそれほど気をつかわなくても、誰でもおいしいお茶がいれられる。

普通、深蒸し茶は、一煎目に粉がたくさん出てしまい、二煎目は味も色もあまり出ないものが多いのだが、杉本園のお茶は二煎目も、おどろくほど深い色と、味が出る。安全で、おいしいのに、二煎目、人によっては三煎目まで飲めて、割安感もあると、人気の高いお茶だ。

杉本園
㊐0547-45-2003
FAX0547-45-2006
静岡県島田市金谷3769-3
http://www2.wbs.ne.jp/~ochafarm/
《おためしセット：3990円（送料込)、内容は初芽100g、もえぎ100g、ほうじ茶100g、番茶100g、パウダー茶50g》
＊「ナチュラルハーモニー」など、全国の自然食品店でも購入可。

★オススメの安全な商品★

水車むらの緑茶・紅茶

合成農薬も添加物も使わない天然の旨み

低温のお湯でじっくりいれた水車むらの緑茶を口にすると、驚くほどの旨みが広がる。その天然の旨みはさっぱりしていて、何杯も飲みたくなる。日本人の幸せを感じる味だ。

しかも、合成農薬や添加物を一切使っていない。おいしさと安全性は、ペットボトルの緑茶とは比較にならない。

静岡県藤枝《ふじえだ》市の臼井《うすい》太衛《たえい》さんは、日本でもっとも早い時期に、合成化学農薬を使わずにお茶の生産を始めた。

きっかけは、日本の有機農業の先駆者である高松《たかまつ》修《おさむ》さんにすすめられたことだ。高松さんは、当時、「たまごの会」という産地直送グループを作っており、たとえ収量がゼロになっても、収入は保証するからと説得した。

虫の被害が出て、収量が落ちても、あせらず、一年、二年と、生態系の回復を待ち、正直にお茶を作り続けられたのは、臼井さんの人柄によるところが大きい。

臼井さんのお茶のファンが増え、水車むらとしたのが、一九八三年である。今でも、古くからの仲間や学生が、農業実習や会合などで集まる。

現在は、息子さんの太樹《たいじゅ》さんが、生産の中心となって、無添加・合成化学農薬不使用のお茶を作り続ける。

茶畑には、蜘蛛の巣が張っていたり、ミミズが顔を出したり、いろいろな生き物が棲んでいる。

また、水車むらは、絶滅に近い国産紅茶をよみがえらせたことでも知られている。国産紅茶は、明治時代に外貨獲得源として始まったものの、一九七一年の輸入自由化で、一挙に壊滅状態に陥った。

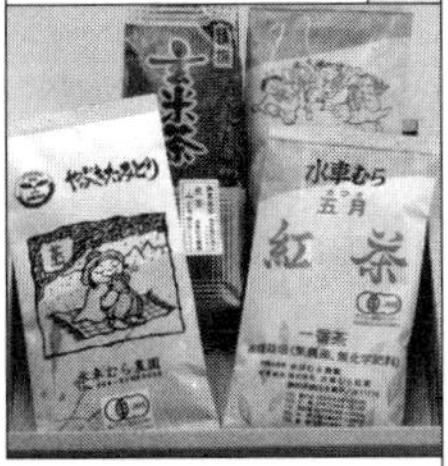

水車むらは、紅茶事業部を発足させ、緑茶の名品種「やぶきた」を原料に紅茶の製造を開始した。また、特に香りのよい幻の紅茶品種「べにひかり」を復活させた。茶葉の栽培だけでなく、紅茶小屋を作り、紅茶の加工まで一貫してこなしている。

独特の香りは、イギリスの高級紅茶にも負けないというファンも多い。

水車むら農園
㊊054-639-0030
FAX054-639-0393
《水車むらお試しセット：4000円(送料込)、内容は特選新芽みどり(特上煎茶)100g、深みどり(煎茶)100g、べにひかり(紅茶)100g、七夕(紅茶)100g》

★オススメの安全な商品★

無茶々園の柑橘ジュース

添加物は一切使用しない果汁100%

　さんさんと陽が降り注ぐ、南向きの海に面した斜面という柑橘類《かんきつるい》には最上の条件で育った果実は、甘さ・酸味・コクが違う。そのおいしさのうえに、安全性を加えているのが、無茶々園《むちゃちゃえん》だ。

　除草剤や化学肥料を使用せず、合成化学農薬もできるだけ使わずに栽培したミカンや伊予柑《いよかん》、甘夏、ポンカン。そして、それを使った、安全な柑橘ジュースもある。

　有機農業による柑橘類の先駆者として知られる無茶々園は、一九七四年に発足。宇和《うわ》海《かい》に面する愛媛県の明浜町《あけはま》で生産者たちが、安全な柑橘栽培に取り組んでいる。

　除草剤や化学肥料は一切使用せず、農薬を使う場合も、有機JAS法で認められた安全性の高い農薬のみを使っている。ただし、深刻な病害虫が発生した場合は、やむを得ず最小限の化学農薬を散布することもある。

　無茶々園の柑橘ジュースは、無茶々園で栽培した安心果実のみを原料とし、砂糖・香料・保存料等の添加物は一切使用せず、果実から絞った果汁のみでできているストレートジュースが主体だ。

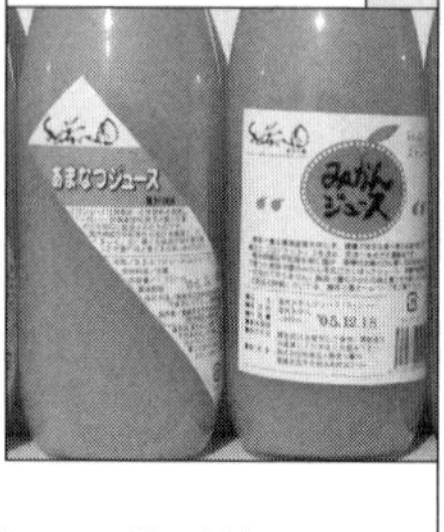

　農薬をできるだけ使用せずに柑橘栽培をしているため、見た目が悪いなど、どうしても出荷できない果実が多くできてしまう。そういった果実を使って、さまざまなジュースを作っている。

　果実のうまみがギュッと詰まった無茶々園のミカンジュースは、甘みと酸味がほどよく、後味もさっぱりしている。ミカンの香りが豊かで、一度飲むと、今まで飲んでいたミカンジュースにはもう戻れない、という人も多い。

　無茶々園のジュースは、温《うん》州《しゅう》ミカン・伊予柑・ポンカン・甘夏それぞれ果汁一〇〇%のジュース、温州ミカンと伊予柑の果汁をブレンドした「みかんジュース」、そして、柑橘数種類の果汁をブレンドした「無茶々の里のみかんジュース（濃縮還元）」の六種類。

　子どもにぜひ飲ませたい、安全でおいしい、本物のミカンジュースだ。

無茶々園
㈹0894-65-1417
㈲0894-65-1638
愛媛県西予市明浜町狩浜
http://www.muchachaen.com
＊会員制のため、入会資料を取り寄せのうえ、会員になってから品物を注文する。入会金は不要。

★オススメの安全な商品★

八峰園のりんごジュース

農薬・添加物の心配がない果汁一〇〇%

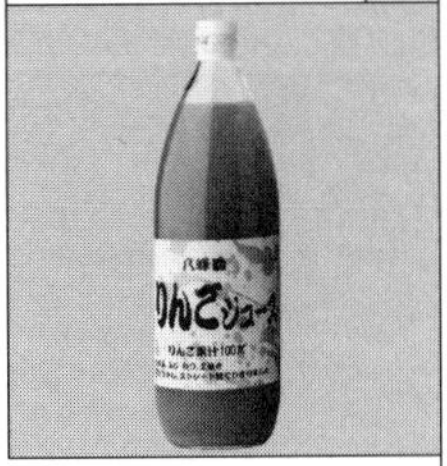

八峰園《はっぽうえん》のリンゴジュースを一口飲むと、市販のリンゴジュースとの違いは歴然としている。すっと身体に染み込み、後味がすっきりしていて、のどの渇きが癒える。

添加物一切なしの、リンゴ果汁一〇〇%のこのジュースは、家庭でリンゴをすりおろしてガーゼで漉《こ》して作ったジュースを思い出すような味だ。

ふじを中心につがる、王林、ジョナゴールドをバランスよくブレンドしているため、甘みだけでなく、さわやかな酸味がある。

原料のリンゴはおいしくて、安全なことで定評がある。

八月下旬以降は農薬を一切散布していないので、リンゴへの残留農薬の心配はない。青森県の標準の約半分の農薬しか散布せず、発ガン性のある農薬は使っていない。

ハマキムシ対策には害虫の交尾を妨げて産卵を防ぐ、フェロモン剤を使っている。有機農業でも使われることのある安全性の高い防除法だ。

除草剤も使用せず、年四〜五回の草刈りを行っている。

味のよさの秘訣は「無袋栽培」だ。リンゴは葉の光合成によって糖度を増していく。多くのリンゴ農家は見栄えをよくするため、果実に袋をかけ、収穫前に葉を取る。八峰園では袋をかけず、収穫まで葉を取らない。だから、見た目は悪くてもおいしいのだ。

八峰園は安全な卵や豚肉を生産するトキワグループ傘下の果樹園である。

八峰園のリンゴ園では、化学肥料は一切使わず、有機肥料としてトキワ養鶏の鶏糞を使う。この鶏は遺伝子操作されていない、ポストハーベスト農薬も使われていない安全な飼料を食べて育っている。八峰園のリンゴの木を剪定《せんてい》した枝は、加工部で、肉を燻製にする際に使われる。

トキワグループのなかで、うまく自然循環し、おいしくて安全な食品を作っている。

この安全でおいしいリンゴ本来の風味を損ねないよう、ストレートで瓶と缶に詰めている。

トキワグループ八峰園
㊖0172-65-4520
FAX0172-65-4524
青森県南津軽郡藤崎町大字徳下字滝本101-2
《八峰園りんごジュース：195g缶×30本・5050円、1ℓビン×6本・4400円（送料別）》

資料❻

思わず笑みがこぼれてしまう 極上の日本酒が手に入る酒屋

送料を払って送ってもらっても、十二分にペイする味の日本酒を置いてある店を紹介しよう

池田屋酒店
埼玉県さいたま市大宮区宮町1-107-3
TEL048-641-0272　FAX048-650-2919
tetz542@jcom.home.ne.jp
www.1e-sake.com

酒本商店
北海道室蘭市祝津町2-13-7
TEL0143-27-1111　FAX0143-27-2310
vin@sakemoto.org

清水台平野屋
福島県郡山市清水台2-5-9
TEL024-932-0373　FAX024-923-7325
kannzake@nifty.com
http://www.hiranoya.org/

一酒庵
新潟県西蒲原郡分水町大武新田4952-6
TEL0256-98-5111　FAX0256-98-5119
info@1shuan.com
http://1shuan.com

味ノマチダヤ
東京都中野区上高田1-49-12
TEL03-3389-4551　FAX03-3389-4563
info@ajinomachidaya.com
http://ajinomachidaya.com

とちぎや
神奈川県藤沢市本町4-2-3
TEL0466-22-5462　FAX0466-22-5477

掛田商店
神奈川県横須賀市鷹取2-5-6
TEL046-865-2634　FAX046-865-2635
kakeda@kakeda.com

勝浦酒店
神奈川県藤沢市川名1-12-1
TEL0466-22-2923　FAX0466-22-2764
k.katsu@cityfujisawa.ne.jp

はせがわ酒店
東京都江東区北砂3-24-8
TEL03-3644-1756　FAX03-5606-9769
http://www.hasegawasaketen.com/

依田酒店
山梨県甲府市徳行5-6-1
TEL0552-22-6521　FAX0552-22-6525

酒福いずみ屋
静岡県静岡市みずほ5-3-8
TEL054-259-3024　FAX054-259-9541
yasuyo-k@ny.tokai.or.jp

ごとう屋
愛知県名古屋市北区八代町1-10-1
TEL052-912-2222　FAX052-914-0515

柴田屋酒店
愛知県瀬戸市孫田町6-14
TELFAX0561-82-3703
shibataya@mvi.biglobe.ne.jp

安田酒店
三重県鈴鹿市神戸6-2-26
TEL0593-82-0205　FAX0593-82-1797
t_yasuda@gw1.gateway.ne.jp

三井酒米店
大阪府八尾市安中町4-7-14
TEL0729-22-3875　FAX0729-22-0279
s.mitsui@d8.dion.ne.jp

山桝酒店
鳥取県倉吉市新陽町11-2
TEL0858-22-5871　FAX0858-23-2948
yamu@mx5.tiki.ne.jp

かごしま屋
福岡県遠賀郡遠賀町今古賀648-2
TELFAX093-293-2010

菓子類

ポテトチップ
チョコレート
あめ
ガム
アイス
和菓子

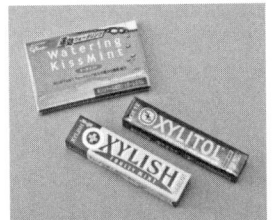

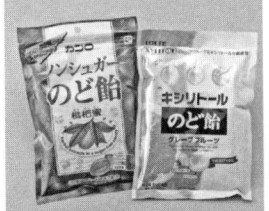

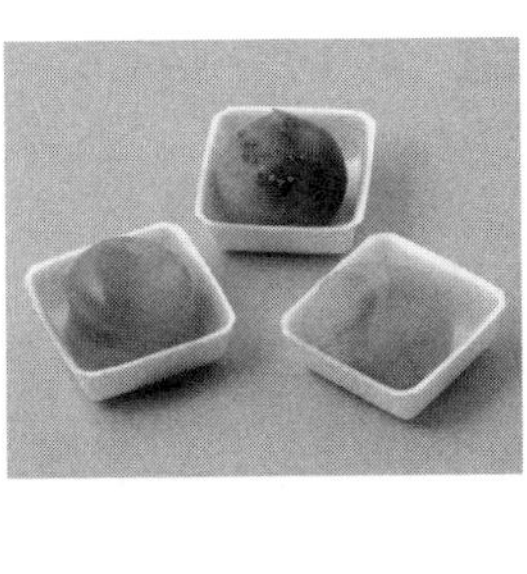

ポテトチップ

「うす塩味」はあてにならない。「のり塩」より塩分多めのものも

二〇〇二年四月に、ポテトチップにとっては悪い研究結果が報告された。

フライドポテトやパンなど、デンプン質の食品を高温で加熱した食品に、発ガン物質のアクリルアミドが含まれていることが、スウェーデンの研究者によって発見されたのだ。

当時は、ポテトチップは最もアクリルアミドを含むと思われたが、現在はフライドポテトの方が多く含んでいることが判明している。それでもポテトチップを多く摂取しているとガンのリスクが高くなるかもしれない。今すぐにポテトチップを排除する必要はないが、食べ過ぎが良くないことは確かである。

最近は、八〇グラム以下の小袋に入った商品のラインアップも増えてきている。

ジャンクフードというイメージが強いポテトチップだが、栄養的に優れた面もある。

例えば、ビタミンCが、ポテトチップには約一五ミリグラム（一〇〇グラムあたり）含まれている。

ビタミンCは熱に弱く、長時間加熱すると破壊されてしまうが、ジャガイモのデンプン質がビタミンCを包み込み、それを短時間で揚げるために、ポテトチップ内にビタミンCが残る。

その含量は、ジャガイモの鮮度にも左右されるが、新ジャガの頃は倍以上になる。そのため、新ジャガのポテトチップは栄養的にも優れている。

腸を掃除する働きがある食物繊維も五グラム（一〇〇グラムあたり）ほど含んでおり、一日に必要な食物繊維量の約四分の一をカバーできる。

上手に食べれば栄養となるポテトチップ。何を基準に購入しているだろうか。味？　量？　それとも価格？

味を重視する人が多いだろうが、凝った味付けほど多くの添加物を必要とする。

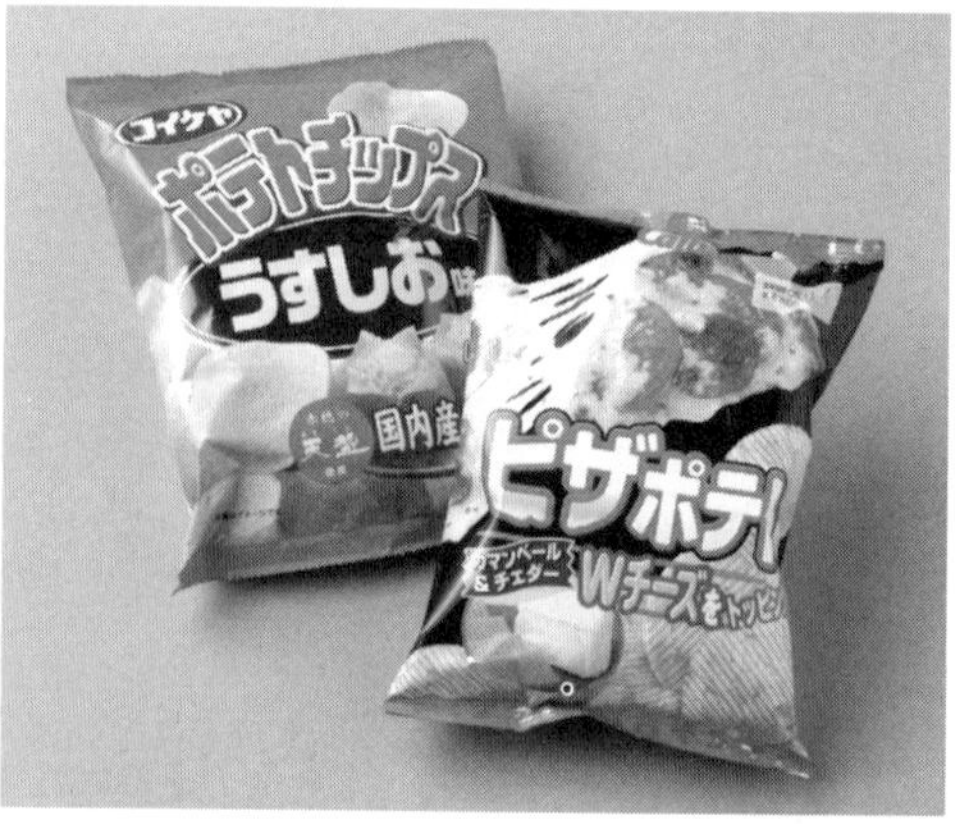

通常、原材料は一〇種程度だが、ピ

ザ味だと二十数種類にもなる。これらに、安全性に問題のあるものは少ないが、甘味料のステビアには生殖毒性を疑う報告がある。不必要な化学物質の摂取は減らすことが望ましい。

ポテトチップを食べるなら添加物の少ない塩味が安全だ。ただし、塩分が少ないように思える「うす塩味」表示にだまされないようにしたい。

コイケヤの塩味ポテトチップは「うすしお味」という商品名で売られている。

栄養表示基準で、「うす塩」表示は、ナトリウム量が一二〇ミリグラム以下（一〇〇グラムあたり）の場合しか表示できない。

ところが、「うす塩味」表示は何ら基準がない。

塩分が低いと思われがちだが実は三五〇〜五五〇ミリグラムほどのナトリウムが含まれており、決して、他の味の商品より少ないわけではない。

表示のナトリウム量または食塩相当量を比較して選ぼう。

農薬による汚染もある。

ポテトチップには、ジャガイモを薄くスライスして揚げる「スライスポテトチップ」と、ジャガイモを熱し乾燥させてフレーク状にしたものに水を加え、薄くシート状にして焼く「成型ポテトチップ」の二種類がある。

問題なのは外国産が原材料の「成型ポテトチップ」だ。

収穫後のポストハーベスト農薬として、発ガン性の疑惑が指摘されている除草剤IPC（CIPC、クロルプロファム）が使用されている。

九九年の調査では、「チップスター」（ヤマザキナビスコ）、「プリングルス」（P&G）、「オー・ザック」（ハウス食品）、「ポテロング」（森永製菓）、「5／8チップ」（ヱスビー食品）から〇・〇一〜〇・一八ppmのIPCが検出された。

農薬の取り込みを少なくするには、スライスポテトチップを選択したい。

ただ、この原則も揺らぎ始めている。

二〇〇五年三月、未検査の種芋を農家に流通させたとして、農林水産省がカルビーを告発した。ところが事態は一転して、このままではポテトチップの原料芋が足りなくなるとして、農水省はアメリカ産の生ジャガイモの輸入を解禁する方針と報道されたのだ。そうなると、IPCつきのジャガイモが輸入されるだけでなく、アメリカから病害虫が侵入し、日本で農薬の使用が大幅に増える可能性がある。

ポテトチップの選び方

①塩味で、スライスタイプのものを、ジャガイモが旬の新ジャガシーズンに食べることが望ましい。

②「うす塩味」はあてにならない。

③ジャガイモ、植物油、塩のみを原材料としたシンプルなポテトチップが販売されている。自然でおいしい味だから、探してみよう。

チョコレート

生チョコ、準チョコに消費者はだまされるな

　私たちの多くが、チョコレートに関して勘違いしていることがある。

　嘘ではないけれど、消費者が知らないまま買っているチョコレートを二種類紹介しよう。

　一つめは、私たちがチョコレートと呼んでいるものに、海外ではチョコレートと呼べないものがあることだ。

　カカオの豆からとれるココアバターの割合が少なく、植物油脂が使われている。ココアバターは、チョコレートの味の決め手となるものなので、これが少ないと、チョコレートらしい味わいも少なくなる。

　ヨーロッパのチョコレートが日本のよりおいしく感じるのは、ヨーロッパのチョコレートの多くが、ココアバターの割合が多く、植物油脂をほとんど入れていないことが一つの理由である。

　チョコレートに植物油脂を入れていいかどうかについては、国際論争があった。

　ベルギー、オランダなど伝統的なチョコレートを大切にする国は、植物油脂を入れたものはチョコレートと認められないと主張し、日本を含めアジア諸国などは、植物油脂を入れたものもチョコレートと呼んでいいと主張した。

　二〇〇三年七月に、この議論が終結し、植物油脂が五％以下はチョコレートと呼べるようになった。

　しかし、全国チョコレート業公正取引協議会によると、国内の基準を見直す予定はないという。日本の菓子業界は、国際基準を無視するつもりらしい。

　日本人は知らないまま、海外ではチョコレートと呼べないものを、チョコレートと信じて食べ続けることになる。

　日本のチョコレートは、どれが海外基準のチョコレートなのか、判断できない。日本のチョコレートは、植物油脂の含有比率の規定がなく、ココアバターの含有比率を基準にして、チョコレートとか、準チョコレートとかが決まるからだ。

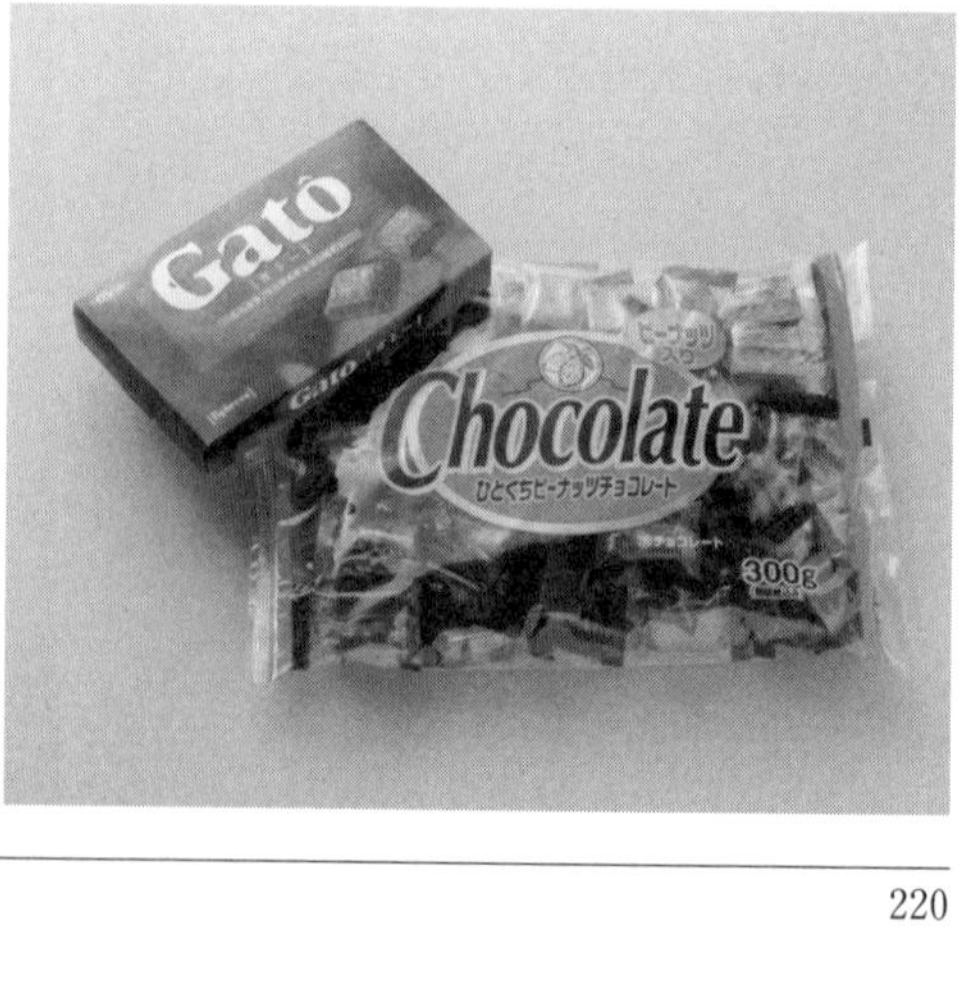

チョコレートはココアバターが一八％以上、準チョコレートは三～一七・九％以内となっている。ココアバターの量が多くても、植物油脂が五％より多いと、「チョコレート」でも「準チョコレート」でも、海外ではチョコレートとは呼べない。「準チョコレート」はココアバターが少ない分、植物油脂の割合が増える。海外でも「チョコレート」と呼べる本物を選びたかったら少なくとも「準チョコレート」はやめよう。

準チョコレートでも、おいしいものはある。でも、知らないまま食べるのではなく、きちんと知ったうえで食べると、その味わいも違ってくる。

輸入チョコレートがスーパーでも普通に販売されるようになったのだから、早く日本のチョコレートも国際基準に合わせてほしいものだ。

二つめは生チョコレート。口どけがよく、軟らかい生チョコは、大人気だ。出来たてで、高級なフレッシュチョコレートというイメージを持っている人が多い。

ところが、チョコレートが「生」という意味ではなく、「生クリーム」が入ったチョコレート、という意味である。「冷蔵庫に入れてください」と書いてあるのは、単に、生クリームの水分があるため腐りやすいからで、賞味期限が短いのも、生クリームが劣化しやすいからだ。

チョコレートを選ぶときに、もう一つ気をつけたいのは合成着色料だ。特に子ども用のチョコレートは、色や形がさまざまで、中には小石そっくりの「こいしチョコレート」などもある。

茶色、黒、薄いグリーンなどの小石をかたどったチョコレートは、子どもが、小石をチョコレートと間違って食べはしないか心配になるほど似ている。

小石らしく作るために、合成着色料がたくさん使われているのである。こういうものは避けるべきだ。

チョコレートを食べると太るのでは、と心配する人も多い。脂肪分、糖分が多く、カロリーが高いことは確かだが、他のお菓子と比べて特別に高いわけではない。食べ過ぎないことが重要だ。

ヨーロッパでは、ごく普通のチョコレートでも植物油脂が含まれていない本格派チョコレートがほとんどだ。良質なチョコレートは少しの量でも満足できる。おいしいチョコレートを選んで、ゆっくり楽しもう。

チョコレートの選び方

①カカオの味の濃いチョコレートを選びたい場合は、原材料表示の初めに「カカオマス」「ココアバター」などが書かれているものにしよう。
②準チョコレートよりもチョコレートの方が、ココアバターの割合が多く、チョコレートらしい味が味わえる。
③着色料が多いチョコレートは避けよう。

あめ

シュガーレスでもキシリトール入りでも虫歯になる

あめは虫歯をつくる。

そもそもなぜ虫歯は起こるのか。

黒い虫歯菌が、ドリルで歯に穴を空けるわけではない。菌が作り出した酸が、歯に穴を空けるのだ。

食べ物を食べると、虫歯菌がその中の糖（彼らのエサ）を分解し、酸を作る。酸は歯の表面のエナメル質を溶かすが、唾液《だえき》によって酸性が中和されると、溶けたエナメル質は唾液中のカルシウムによって自然修復され、約三時間で元通りになる。

しかし、あめをなめたり、絶えず食べ物を食べ続けると、歯の表面が常に酸性になり、溶けた歯が元通りにならない。その結果、虫歯になるのだ。

食事のたびに、歯は溶けている。そして、次の食事までの間に、元通りになる。このサイクルを忘れてはいけない。

だから、三度の食事以外に、おやつや夜食など、頻繁に口の中に食べ物を入れると、口の中が頻繁に酸性になり、結果として、虫歯になる。

しかも、あめは菌のエサである糖のかたまり、砂糖と水飴が主原料である。それをずっと口に含むことは、まさに、虫歯になってくれというようなものだ。

よく、かぜを引くと、のどあめをひっきりなしになめる人がいるが、これは歯には非常に悪い。

キシリトール入りのあめならば大丈夫、と思っている人がいる。それは間違いだ。

確かに、砂糖や水飴ではなく、虫歯の原因にならない甘味料であるキシリトールなどを使用したあめもある。しかし、虫歯にならないとは一概にはいえない。なぜなら、これらの甘味料に混じって、砂糖が使われているあめもあるからだ。

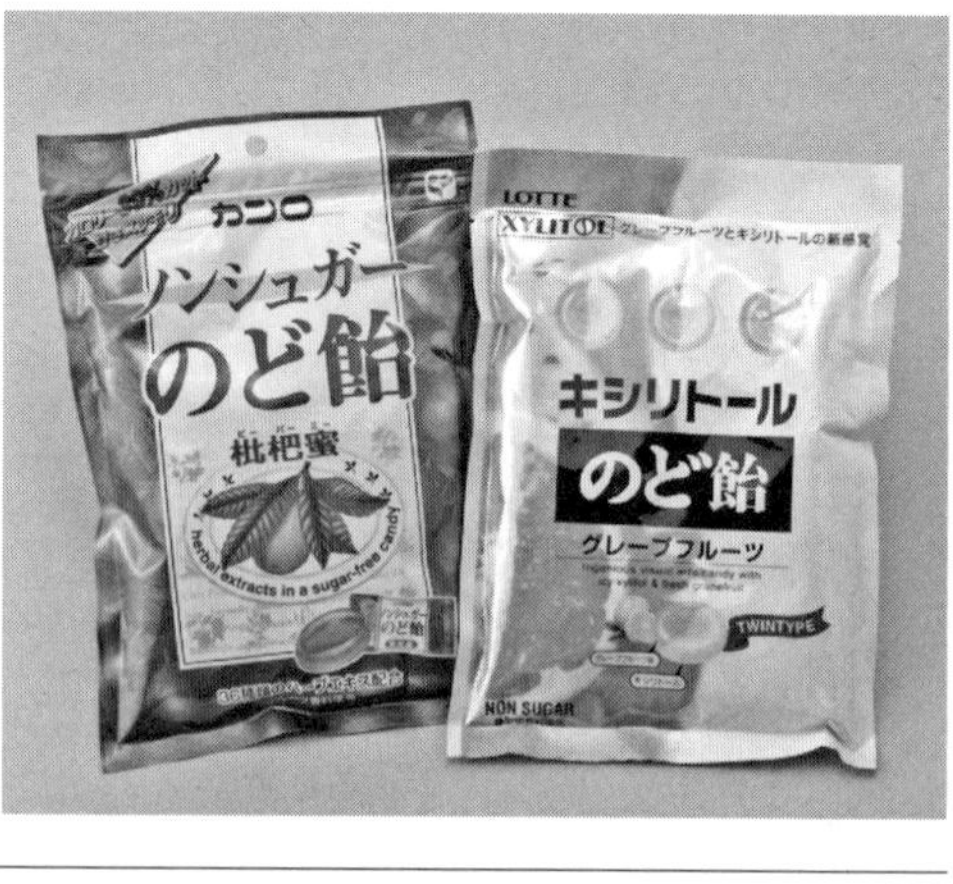

虫歯の原因にならない甘味料だけを使用したシュガーレス（ノンシュガー）のあめもあるが、フルーツやミル

クなどが入っていれば、虫歯の原因になる。

それでは、虫歯にならないあめはないのだろうか。

ある。あめを選ぶ基準で、ぜひ参考にしたいのが、「歯に信頼」マークが付いているかどうかである。例えば三星食品の「テイカロハーブキャンディ」、ファインの「虫歯0組シリーズ・グミキャンディ」には、このマークが付いている。

このマークは、シュガーレス（ノンシュガー）のあめの中でも、口の中のpHを五・五以下（酸性）にしないものに付けられる。このマークが付いたあめならば、なめても歯は安心だ。

ただし、安全性に疑問のある甘味料が使われている場合があるので、注意しなければならない。ステビアとアスパルテームだ。

ステビアは、ラットの実験で、精子形成を抑制するという結果が出ている。日本では使用が許可されているが、アメリカやヨーロッパでは許可されていない。

アスパルテームは脳腫瘍《のうしゅよう》の原因になるとの論争が起きている。二〇〇五年にはイタリアのガン研究センターがアスパルテームはリンパ腫と白血病を引き起こすという研究結果を発表した。そのほかにも頭痛や関節痛などの被害が報告されている。

「歯に信頼」マークが付いていても、この二つの甘味料が入ったものは、避けたほうがいい。

そのほかに気を付けたいのは、合成着色料である。

日本の消費者は色がどぎつい食品を避けるようになったので、コンビニや大手スーパーで合成着色料を使ったあめを見ることはなくなった。

しかし、ディスカウントショップなどで売られている輸入あめや幼稚園の賞品に出てくるようなあめには合成着色料が使われているものがあるから安心はできない。

医薬品に分類されているあめもある。それらは、ただのあめだと見くびらず、使用上の注意をよく読み、摂取したい。

例えば、「妊婦や妊娠していると思われる人、アレルギー体質の人は、服用前に医師又は薬剤師に相談すること」などと書かれていることがある。一日の摂取量も決まっている。

あめの選び方

①ステビアとアスパルテーム（L-フェニルアラニン化合物とも表記される）入りは避ける。
②「○色△号」など、合成着色料を使用したものは、なめない。
③食間には、なめない。三度の食事の一部として食後すぐになめ、すぐに歯をみがくこと。食間になめたい場合は「歯に信頼」マーク付きを選ぶ。
④おやつには他のお菓子を食べ、すぐに歯みがきをした方がよい。

ガム

石油から合成されたプラスチックを噛んでいる

ガムの主成分は、石油からできている。

キシリトールガムが大人気だが、このことを知って噛《か》んでいる人はどれだけいるのだろうか。

ガムは基本的に、無味無臭のガムベースに味や香りを付けたものである。

ガムを噛んでいると、だんだん味や香りがなくなっていくが、これは、味や香りが唾液《だえき》に溶けてしまうからだ。

溶けずに口の中に残るのがガムベースで、これは樹脂である。

この樹脂は、かつては天然の植物性だった。しかし、現在は石油から化学合成されたものが主成分として使われている。

ガムの起源はメキシコ・マヤ文明の時代にさかのぼる。

この時代、石油の化学合成技術などないから、当然マヤの人々は天然のものを噛んでいた。サポディラという木の樹液を煮詰めて噛んでいたのだ。

この植物性樹脂はチクルと呼ばれ、現在でもガムベースの原料として使われている。

チクルを製造しているのは中南米や東南アジアの国だ。日本にもこれらの国から輸入されている。

ところが、チクルの生産量が熱帯雨林の伐採《ばっさい》とともに減少している。このため希少となり、値段が高い。また、生産量は天候にも左右される。

そこで現在は、安定供給でき、値段も安い酢酸《さくさん》ビニル樹脂というプラスチックが、ガムベースとして使われているのだ。

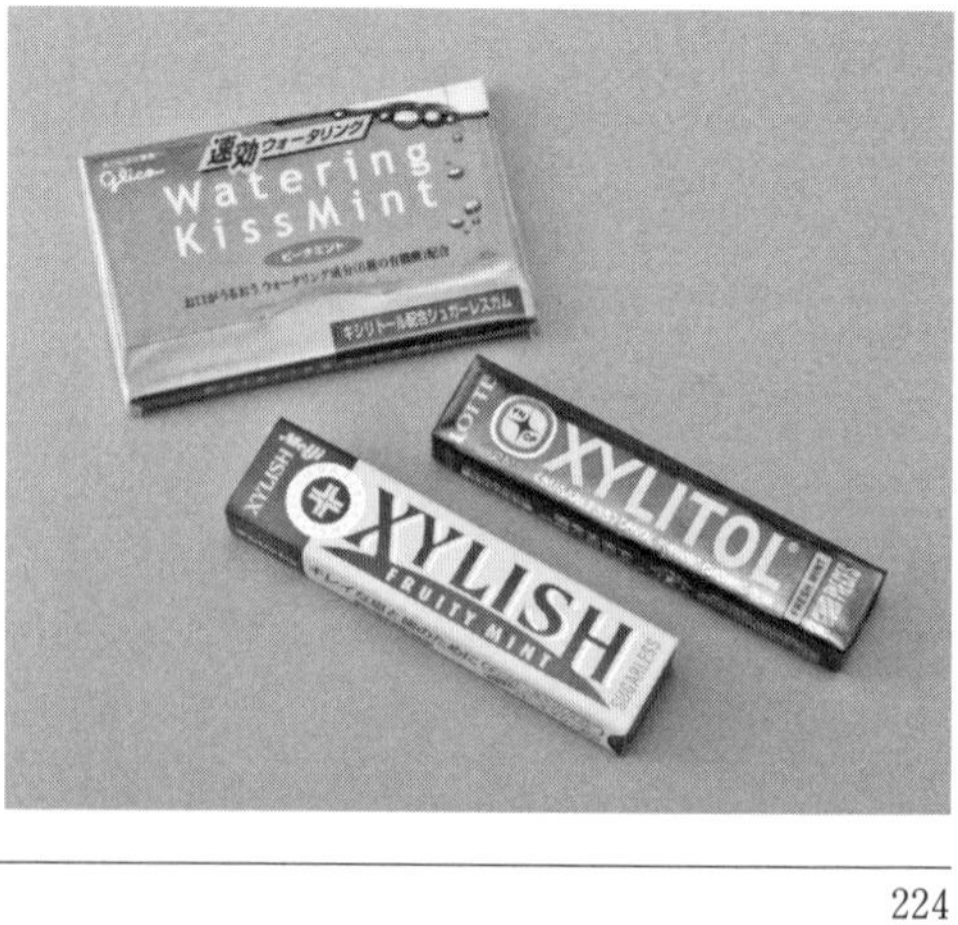

酢酸ビニル樹脂といえば、日曜大工をする人には周知であろう。

接着剤の主成分なのである。塗料にも酢酸ビニル樹脂が使われているものがある。

接着剤や塗料は、食品とは程遠い代《しろ》物《もの》だが、現在市販されているガムのガムベースは、この酢酸ビニル樹脂に、植物性樹脂のチクルをちょっと混ぜ合わせたものなのだ。

酢酸ビニル樹脂は、石油から作られているると書いたが、どのように作られるのか。

まず石油を精製してナフサ、灯油、軽油などに分ける。そのうちのナフサを分解精製し、エチレンを作る。エチレンを酸素と酢酸に反応させると酢酸ビニル（モノマー）ができる。

そしてこの酢酸ビニルをつなぎ合わせると、ガムベースの原料である酢酸ビニル樹脂ができるのだ。

つなぎ合わせる前の酢酸ビニル（モノマー）は、皮膚や粘膜、そして目に刺激を与える有害物質である。

一九九六年には、労働省（当時）によって発ガン性も認められた。また、労働安全衛生法では、工場などで扱う際に、労働者の曝露時間を短縮することなどが求められている。

酢酸ビニル（モノマー）は、厳重な注意のもとで扱わなくてはいけない、有害化学物質なのだ。


ガムの原料となる酢酸ビニル樹脂を製造しているメーカーは、樹脂を作ったあと、残っているモノマーを除去しているようだが、果たして完全に除去できているのだろうか。

そこが疑問なのである。

しかも、厚生省（当時）の通知によって、五ｐｐｍまでモノマーが含まれていても違法にならないようになっている。

これでは、ガムに有害な酢酸ビニル（モノマー）が含まれているらしいと考えざるを得ない。

さらに、酢酸ビニル樹脂自体にも、動物実験で発ガン性が示唆《しさ》されているのである。

それでは、安心していいガムは存在するのか。

今のところ、ノーである。

現在市販されているガムで、チクル一〇〇%など、植物性樹脂だけを使用したものはない。どのガムにも、多かれ少なかれ、酢酸ビニル樹脂が使われている。

しかも、恐ろしいことに、フーセンガムのガムベースは、酢酸ビニル樹脂一〇〇%である。

膨らませたフーセンがすぐに破けないよう、酢酸ビニル樹脂のみを使っているのだ。こんなガムを子どもが噛んでいるのである。

ガムの選び方

①今のところ、チクル一〇〇%の安心できるガムはない。
②ほとんどのガムは虫歯になりやすくする。だから、虫歯になるデメリットと、ガムを噛むことで体調を整える効果とのバランスを考えて、ガムを選ぼう。
③「厚生労働省認可・保健機能食品（特定保健用食品）」で、「シュガーレス」や「ノンシュガー」、「歯を丈夫で健康に保ちます」と書かれたキシリトールガムならまあいいだろう。

合成着色料が使われているものは買わない

アイス

アイスは大まかにわけて、三つに区分できる。アイスクリーム類、はっ酵乳（フローズンヨーグルト）、そして氷菓だ。

アイスクリーム類は乳（牛乳やヤギ・羊のミルク）から作られるクリームなどの乳製品や、脱脂粉乳、濃縮乳に、砂糖、場合によっては卵やフルーツ、チョコレートなどを加え、凍らせたものだ。

乳固形分の量と、そのうち何％が乳脂肪分かによってアイスクリーム、アイスミルク、ラクトアイスの三つに区分されている。

これは、表示の品名を見ればわかる。

濃厚な味を楽しみたいならアイスクリームを、牛乳の味を楽しみつつ値段を安くおさえるならアイスミルクを、さっぱり低カロリーがよいならラクトアイスを選ぶとよい。

まず気をつけたいのは添加物だ。

アイスクリーム類にはよく安定剤が使われている。安定剤は、アイスクリーム類に粘り気を与え、氷の結晶化が進みすぎるのを防ぐために添加されている。

「安定剤（増粘多糖類）」などと表示されるが、この増粘多糖類は、海藻から作られるカラギーナンや、豆から採れるローカストビーンガムなどを指す。天然の植物性だが、必ずしも安全というわけではない。

人によっては、このとろみでアレルギーを起こすこともあるし、また、カラギーナンも種類によっては発ガン性が疑われている。

アイスクリームと似ているが、はっ酵乳に区分されるのがフローズンヨーグルトである。

乳酸菌は凍っても一部は生きている。そのためヨーグルトと同じはっ酵乳に区分され、そう表示されるのだ。乳酸菌の数も、ヨーグルトと同じく、一ミリリットル当たり一〇〇〇万個以

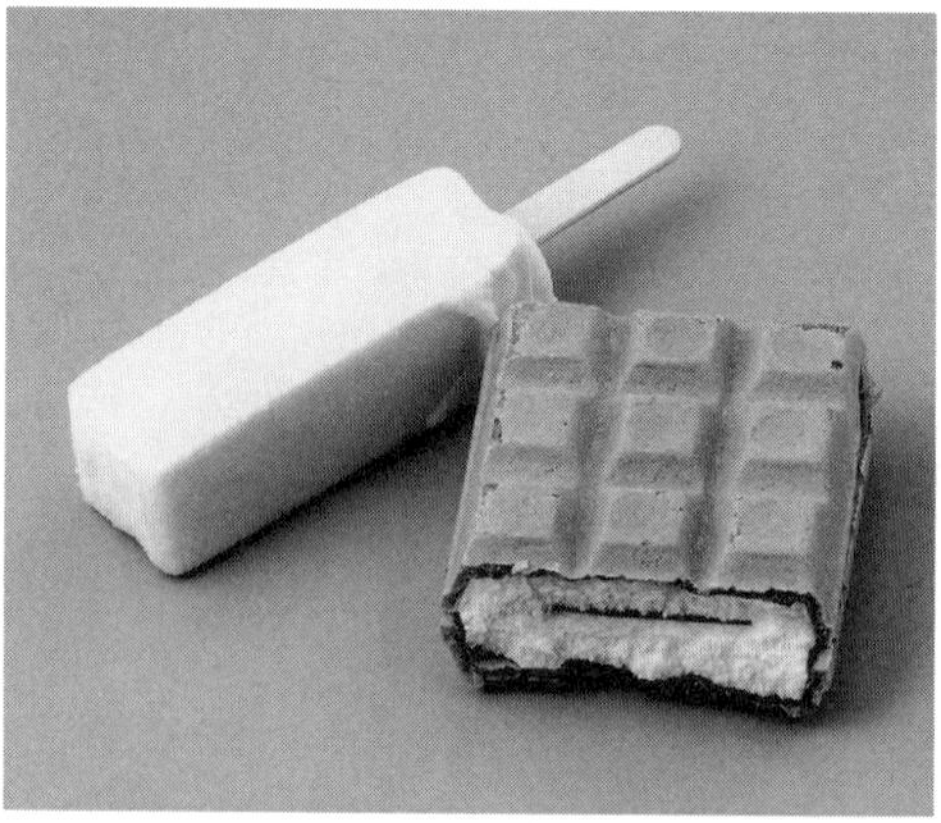

上と決められている。

また、アイスクリームとフローズンヨーグルトは、カルシウム源でもある。小さなカップ一つで一日のカルシウム必要摂取量の約一五%が摂れる。おやつやデザートとして良質だ。

かき氷やシャーベットなどの氷菓は、アイスクリーム類やフローズンヨーグルトに比べカロリーが低いので、気になる人にはおすすめだ。

しかし、合成着色料には注意したい。最近では、天然系色素を使うところが増えているが、まだ合成の着色料も使われている。

たとえば、レモン色やメロン色、ソーダ色は要注意だ。これらには、黄色四号と青色一号が使われているケースが多い。

黄色四号はアレルギー性じんま疹《しん》の原因になる。青色一号は発ガン性の疑いがあり、多くのヨーロッパの国では禁止になっている。

買うときは表示を見て、野菜色素やベニバナ黄色素で、自然な色のものを選びたい。

また、家庭でかき氷を作り、市販のシロップをかける場合も、合成着色料に気を付けて選ぶ必要がある。

アイスには保存料が入っていない。冷凍状態を保つことで、品質を保持できるからだ。

たとえば細菌。凍っていれば細菌が増える心配はない。ただし、大腸菌のように熱に弱くても寒さには強く、凍っても生きている菌がある。

たいていの工場では、原料を混ぜ合わせたあと、繰り返し高温で殺菌をし、衛生管理を徹底しているので、まず問題はない。だが、地方の珍しいアイスでは食中毒事件も起きているから、絶対に安心という過信は禁物だ。

それに、冷凍していればアイスが全く劣化しないというわけではない。かき氷のようなものは大丈夫だが、油脂を含むアイスは酸化が避けられない。

日本製の家庭用冷蔵庫は、霜取りのときに冷凍庫の温度が上がり、アイスクリームが溶けてしまう。カップの中のアイスクリームが減っているのは、溶けた証拠だ。溶けたときに油脂の酸化は一挙に進むから、家庭用冷凍庫で長期の保存はできない。

酸化油脂は遺伝子に傷を付けるなどして、老化を早める作用があることが知られている。早めに食べ切ろう。

アイスの選び方

①レジに並ぶ直前にアイスコーナーに行く。買ったらすぐに家に帰り、冷凍庫に入れる。温度が上がってしまうので、冷凍庫は頻繁に開け閉めしない。

②「○色△号」など合成着色料が入っているものは避ける。

③アイスを冷凍庫で買い置きしている人は、果汁分が多く脂肪を含まないシャーベットがオススメだ。

着色料・保存料に注意を

和菓子

和菓子は、大福、団子、饅頭《まんじゅう》、桜餅やわらび餅、最中《もなか》、どらやき、羊羹《ようかん》など多種多様であり、大まかに二二種類にも分類することができる。生産額は、和生菓子、せんべい、米菓で、お菓子生産額の約三分の一を占める。

日本人の日常生活は和菓子と深く結びついている。

和菓子は視覚、嗅覚、触覚、聴覚、味覚による五感の芸術といわれる。

一つの菓子に、季節の植物や自然、和歌や歴史が反映されている。

米や小豆、ショウガ、ハッカから生じるほのかな香り、上品な甘さで、嗅覚や味覚に訴える。

餡《あん》や餅の食感、干菓子《ひがし》を食べるときの音なども楽しむ。

和菓子で季節を感じる人は多いのではないだろうか。

スーパーで和菓子を購入すると、原材料として、まず最初に砂糖が記載されている。砂糖の量が最も多いことがわかる。

これでは体に悪いようなイメージを受ける。

しかし、和菓子は他のお菓子に比べて、脂質分がほとんど含まれず、低カロリー食品なのである。

饅頭や羊羹ならば、エネルギー三〇〇キロカロリー（一〇〇グラムあたり）以下であり、ポテトチップやビスケットなどの半分以下だ。

一日のエネルギー摂取量は、成人女性で二〇〇〇キロカロリー、成人男性で二五〇〇キロカロリーが適正といわれている。

和菓子をおやつに食べても食生活に何の支障もない。

寒天や、小豆の皮が残っている粒あんの場合は、食物繊維も含んでいる。

では、和菓子に問題はないのだろうか。

和菓子の餡は小豆から作られるが、小豆は年間九万トンが自給であり、約三万トンを輸入に頼っている。輸入の

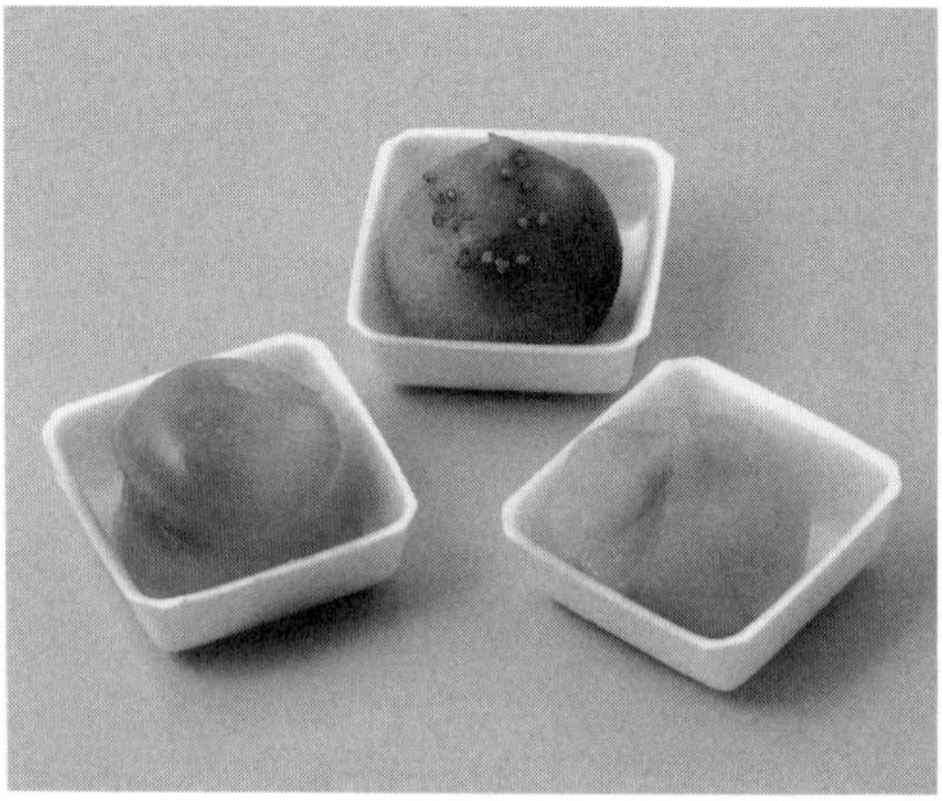

約八七％を占めているのは中国産である。

中国産の輸入小豆からは、マラチオン、ジクロルボス、DDTなどが、検出基準値以下ではあるものの過去に検出されている。これらはどれも神経毒性があり、発ガン性が疑われている農薬でもある。

国産小豆からも少しだが農薬が検出されている。

胎児毒性が疑われている農薬、カルバリル、プロシミドンなどだ。

もっとも、よく洗われており、農薬の検出率自体も低いため、和菓子にこれらの農薬が残留しているとは考えにくい。あまり神経質になる必要もないだろう。

和菓子を選ぶときに注意したいのは、農薬よりも食品添加物である。

食品添加物は表示されているので、製品を選ぶときに、危ない添加物が入っているものを避ければよい。

特に合成着色料、保存料に注意して選ぶ必要がある。

羊羹、桜餅、すあま、ひなあられなど、色彩が鮮やかなものには、赤色三号・一〇二号、青色一号、黄色四号・五号などのタール系色素が使用されている。

タール系色素は水溶性の人工着色料で、一二種一九品目が許可されており、着色力が強く値段も安価なため、さまざまな食品に使われている。

しかしながら、発ガン性やアレルギー性が疑われており、できるだけ避けたいものだ。

消費者の意向を反映してか、スーパーでは、タール系色素を使った菓子をあまり置かなくなった。

そのかわり、天然系色素で着色されている。しかし天然系色素でも、クチナシ赤色素やクチナシ緑色素のような自然界にはない天然系色素も多い。できるだけ赤シソ、ヨモギ、クチナシ（黄）など、昔から食品に使われていたもので着色している和菓子にしよう。

一方、京菓子の高級店では、ごく普通に合成着色料を使っているので、派手な色の和菓子がたくさんある。

カラフルで美しい色の和菓子は見るだけにして、買うのは天然素材を生かした無着色の和菓子にしよう。

保存料については、ソルビン酸カリウムを使用している最中がスーパーに並んでいた。ソルビン酸カリウムも突然変異性があるので、できるだけ避けたい。

和菓子の選び方

①天然素材を活かした無着色の和菓子を選ぶのが基本である。
②表示を見て、タール系の合成着色料（赤色○号、黄色○号、青色○号など）の入ったものは避けよう。
③保存料（ソルビン酸カリウムなど）の入っていない和菓子を選ぼう。

★オススメの安全な商品★

菓房はら山の和菓子

安心できる自然の素材が持つ味や色を活かした銘菓

和菓子の原材料を見ると、着色料や乳化剤、保存料など、食品添加物を使ってあるものがほとんどだ。

季節を映した抹茶に添えられる上生菓子は色鮮やかだが、その色は発ガン性が疑われるタール系色素の赤色三号が使われていたりするから油断できない。

最近は、天然系色素も増えているが、そうすると素材と異なる色がつく。

「菓房《かぼう》はら山《やま》」の和菓子は、ホウレンソウやカボチャなどの有機野菜や果実から絞り煮たもので色づけされており、余分なものは何も加えない自然の色である。

上生菓子は、一般に売られているものより鮮やかさに欠けるが、これが自然の野菜や果実から採られた色だと思えば、趣がある。何で色づけしたのか、想像するのも楽しい。

「菓房はら山」は、作り手が口に入れたくない添加物は使わないという姿勢で、膨張剤として使う天然の重曹以外は一切添加物を使っていない。

和菓子づくりに必要な素材は、信頼のおける生産現場から届く確かなものを使用している。ポストハーベスト農薬の心配のない国産小麦粉、米は国産有機米、そして、卵は遺伝子操作した飼料や抗生物質を使用しない平飼い卵などを選んでいる。小豆も、希少だが、できる限り国産の有機小豆を使っている。

こうして、草餅一つにしても薫り高いヨモギの味が活かされている。煉《ね》りきりなど季節の和菓子は、健康な卵の深い味、丹誠込めて育てられた小豆の持つ味が活きており、それぞれの味に個性がある。

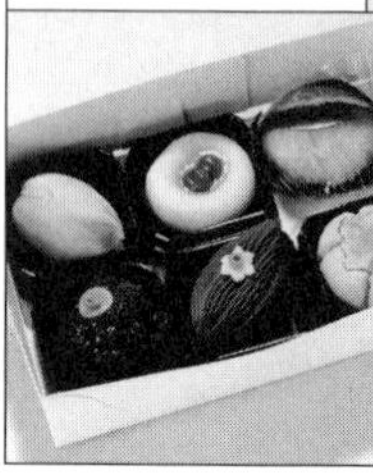

抹茶にちょうどよい甘さであり、しつこく後に残らない。添加物を使わない、自然な甘さを堪能できる。

店舗では、常温で販売しているが、送ってもらう場合は、日持ちさせるため、そして、上生菓子の型崩れを防ぐために、ほとんどの和菓子が、冷凍の宅配便で届く。これを二時間ほど常温におけば、おいしく食べられる。不意の来客にも重宝するだろう。

菓房はら山
TEL048-887-1388
FAX048-887-1461
埼玉県さいたま市緑区原山1-3-2
＊伊勢丹浦和店の店頭や一部の自然食品店、ポラン広場、ビオ・マーケットの宅配ネットワークでも購入可。

健康食品

有機食品
栄養補給食品
タブレット・グミ
サプリメント
ドリンク剤

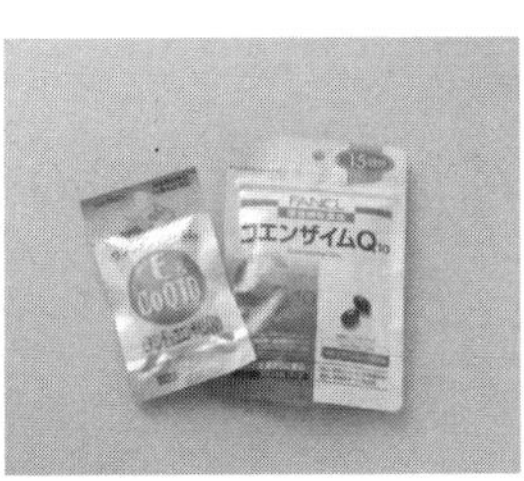

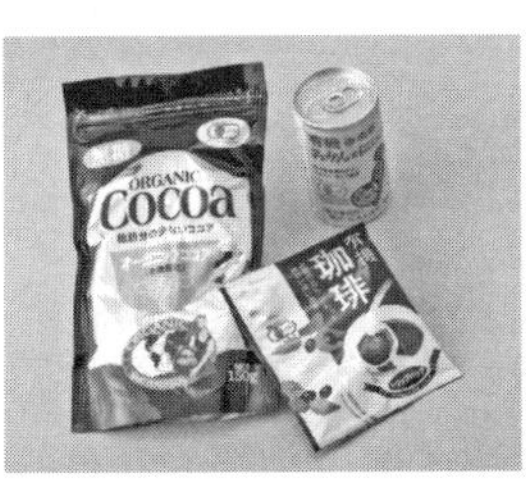

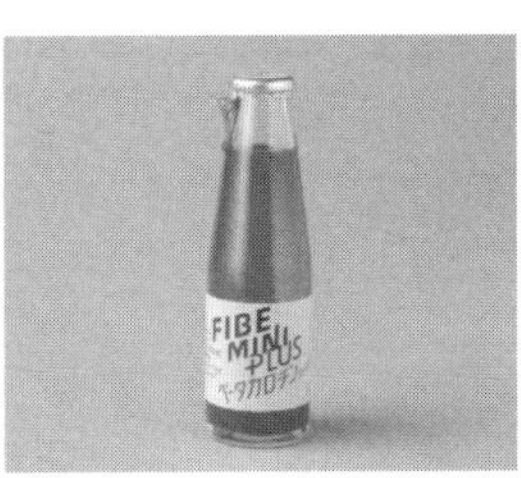

有機食品

食べていない人は精子の数が半分

有機食品の信頼性が高まっている。

かつては、コメを除けば、スーパーで販売されている自称「有機」と称する食品のおそらく九九・九%が、国際基準を満たさないニセモノだった。

二〇〇一年四月から有機認定制度がスタートして、かなり信頼性は高くなったが、それでもときどきニセモノが摘発されてマスコミをにぎわせた。

そこでJAS法が改定され、有機認定制度が見直され、〇六年三月から新制度に移行することになっている。

これで、有機食品の輸入が増え、零細な日本の有機農家が不利になる傾向が強くなるが、ニセモノは減り、有機の信頼性も高くなる。

日本でも、かなり信頼できる有機食品を食べられるようになったので、子どものできない夫婦に新たな希望が出てきている。

デンマークの精子研究グループが、有機食品を食べている人は精子数がほぼ正常で、食べていない人は半分くらいしか精子がない、という研究結果を二度にわたって医学誌「ランセット」に発表している。

第一回は、デンマーク有機農家協会のメンバー三〇人の精液を調べた一九九四年の報告である。

有機栽培農家と関係者の精液の精子数は一ミリリットル中一億個だったのに対して、普通の食生活をしている事務職約七〇人の平均値は五四〇〇万個だった。

事務職の人たちは、有機農家の半分くらいしか精子がなかったのだ。

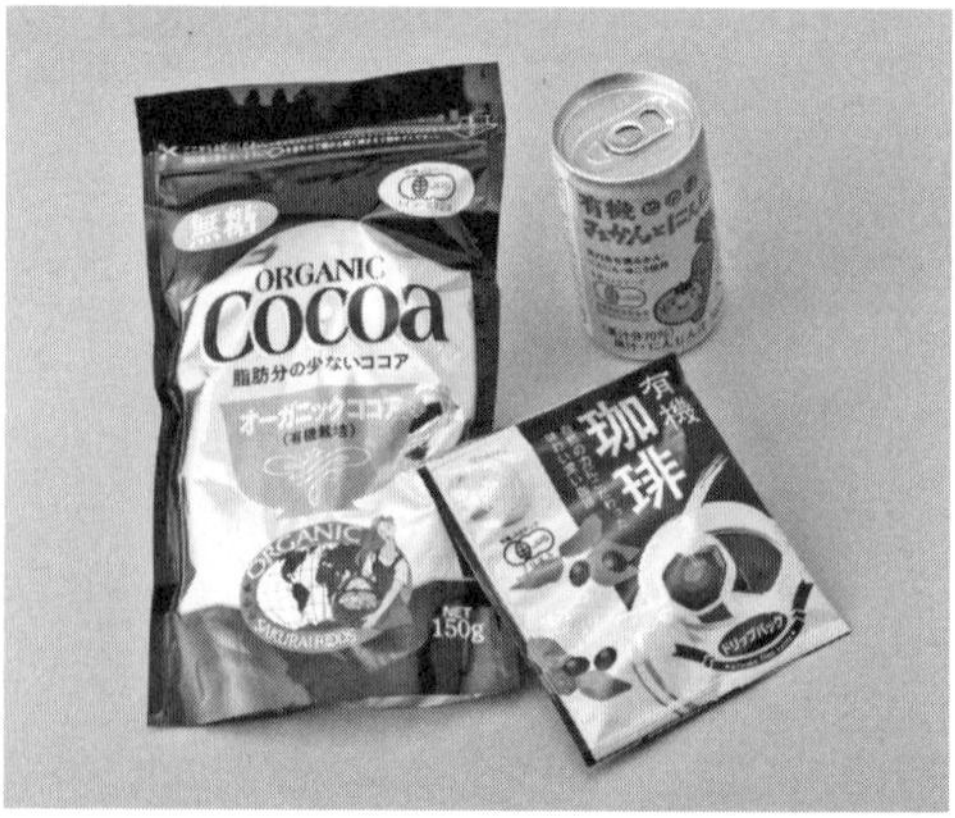

もう一つは、デンマーク有機食品協会会員の精子を分析した一九九六年の報告である。

日常の食生活で少なくとも二五%以上を有機食品にしている五五人の精子数は、一ミリリットル中九九〇〇万個だった。これに対して、航空関係の仕事で普通の食生活をしている一四一人の平均値は、六〇〇〇万個だった。

両報告とも、残留農薬と精子数とに因果関係があると断定しているわけではない。しかし、性を攪乱《かくらん》する環境ホルモン作用のある農薬を、精子減少の原因として疑っているのである。

　興味深いのは二五％以上を有機食品にしているグループでも精子が多かったことだ。

　これは、あまり厳密に有機食品ばかりを食べていなくても、効果がありそうなことを示している。

　有機食品を買う人は、農薬・殺虫剤・殺菌剤・カビ取り剤などをあまり買わない。有機溶剤の揮発《きはつ》する新しい家ではなく、古い住まいを好み、化学合成物質の使用をできるだけ減らして、エコロジー的な生活スタイルにしている人が多い。

　このように生活を変えれば、精子減少への対策を取れそうなのだ。

　日本人の若者の精子は、昔から一億といわれてきた。

　ところが、帝京大学医学部の押尾茂博士が九七年にまとめた東京地区の若者三四人の調査では、一ミリリットル中四四〇〇万個だった。若者より中年の精子が多いことも判明した。

　うれしいニュースもある。

　九州を本拠地にして中国地方に展開する自然派の生協グリーンコープの職員八一人について調査したところ、平均値は一億二九〇〇万個もあった。減っているはずが、昔の通説よりはるかに多かったのだ。精子数には地域差があるが、これは朗報である。

　東京でも、自然派の生協・東京マイコープの職員は、精子数が一般人の五割以上多いことが判明した。

　日本でも、有機食品を食べ、エコロジー的な生活をしている人は、精子があまり悪影響を受けていないということになる。

　精子が悪影響を受けていないことは、身体が健全であることを示している。

　健康を考えるなら、たとえ多少値段が高くても、有機食品を食べ、化学毒物を使わないエコロジー的な生活をしていただきたい。

有機食品の選び方

①「有機ＪＡＳマーク」がついているものが有機食品である。
　有機ＪＡＳマークの下には、認定機関名が付いている。だが認定機関の格付けリストはまだない。
②有機認定にはかなりのコストがかかるので、昔から有機農業に取り組んでいる農家には有機認定を受けていない人もいる。実は、こういう農家が本当の無農薬農業を行っていたりする。
　そういう農家は、安全性の高い農産物を扱っている共同購入グループに、農産物を卸していることが多い。
③外食チェーンでも、有機食材を扱う店が増えている。「和民」「モンテローザ」グループなどで、有機食品を食べながら飲むようにすれば、おそらく健康に差が出てくる。

栄養補給食品

ガン抑制を期待されたのにガンを増やしたベータカロチン

「食生活で不足しがちな食物センイが手軽にとれ、おなかの調子を整える食物センイ飲料」として、かつて一世を風靡《ふうび》した「ファイブミニ」。その二代目として人気を博したのが「ファイブミニ プラス」だった。

食物センイに加えて、ベータカロチン、ビタミンC、ビタミンEをプラスしたもので、ガン抑制の効果が期待され、「飲む緑黄色野菜」で、「現代人のヘルシーライフをサポートする栄養飲料」として、多くの消費者に受け入れられた。

ところが、最近は、ニンジン色の「ファイブミニ プラス」をさっぱり見なくなった。

それは、ベータカロチンが、ガンを増やすことがわかったからだといわれている。

ベータカロチンは体内でビタミンAに変化する。ところが、ビタミンAと違って大量に摂り続けても副作用がないとされ、抗酸化作用で発ガン物質の作用を抑えるといわれ、実際にタバコを吸う人の発ガン率を下げたデータが出てきて脚光を浴びていたのである。

ところが、一転してガンを増やすという研究報告が出てきたのだ。

食品成分が健康にどのような効果を持つかを調べる機能因子の研究で中心的役割を果たしている東京農業大学の渡邊昌元教授によると、ベータカロチンの摂取量が不足していたときにベータカロチンを投与したら、ガンを抑制する効果が明らかになった。

ところが、その後、一七万人もの調査で判明した事実は、ベータカロチンを十分に多く摂るようになった人たちに、さらにサプリメントでベータカロチンを投与すると、投与しなかったグループより三〇%もガンにかかった人が多かったというのである。

ベータカロチンを適量に摂るとガン抑制の効果があるが、過剰に摂るとガンを増やしてしまうという結果になっ

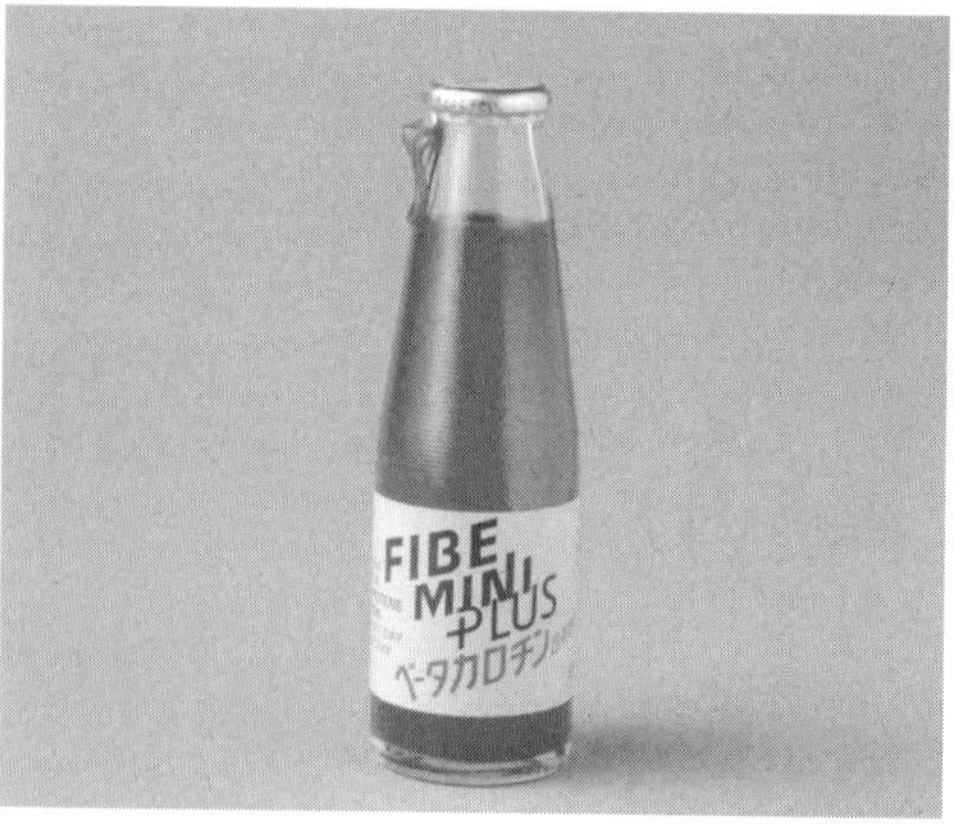

たのだ。

渡邊教授が驚いたのは、それだけではなかった。ガンが増えたグループのベータカロチン摂取量は、ガン抑制に効果のあった量の三倍でしかなかったからである。

これまでは、効きはじめる量の一〇〇倍まで安全であると考えられてきたから、ベータカロチンのような食品成分が三倍程度で安全性に問題が出るならば、サプリメントの使用に大きな制限がかかることになる。

特定の栄養成分を過剰摂取したことは、人類の歴史の中にはないから、科学的な解明はこれからだが、いま使われているサプリメントが、本当に健康を増進させているのか、それともすでに有害域の量を摂っていて、実際は健康を害しているのかは、実のところわからないものがほとんどなのである。

たとえば、老化を抑制するとされて人気の高いビタミンEは、サプリメントとして飲むと有害性のあることが判明している。

欧米と中国で、主に高齢者を対象にして一三万人以上の規模で行われた研究で、一日に二六七ミリグラム以上のビタミンEを摂取すると、ビタミンEと称したニセ薬を飲んだグループより死亡率が一〇％高かったのである。

そしてビタミンEのサプリメントは、一錠で二六七ミリグラム以上を含む製品があるのだ。試験参加者の大半は持病があったというものの、歳をとると持病の一つや二つは持っている人が多いから、こんなサプリメントを高齢者が飲んでいたら、健康に害があることになる。

政府は「日本人の食事摂取基準（二〇〇五年版）」の中で、習慣的な摂取量が一定量を超えると健康障害のリスクが高くなる「上限量」を発表している。この値が設定されている栄養素の多くは、サプリメントで摂取すると、ほとんどが上限量を超える可能性がある。

たとえば、マンガンがそうである。不足する人がほとんどいないから、リスクがほとんどない量の下限を「目安量」と呼んでいて、成人男性では一日に四ミリグラムと設定されている。上限量は一一ミリグラムだから、二・八倍しか差がない。これだと、食事で十分にマンガンを摂っている人がマンガンのサプリメントを飲むと、すぐに上限量を超えそうである。

カルシウムも目安量の二・六倍が上限量だから、これもすぐに超えそうだ。

鉄は、目安量より少し低い「推奨量」が設定されている。妊娠女性では、推奨量の六・二倍が上限量だから、これくらい差があれば医者からもらって鉄分の錠剤を毎日飲んでいたとしても、リスクはあまりないだろう。

栄養補給食品の選び方

ビタミンやミネラルは、サプリメントに頼らず、食生活を改善して、野菜や果物から摂ろう。

ビタミンCの過剰摂取が尿管・腎臓結石の原因になる

タブレット・グミ

「一粒でレモン○個分のビタミンC」などというタブレットやグミは、健康食品のようで紛《まぎ》らわしいが、この種の〝サプリメント風菓子〟は、曲者《くせもの》である。

これらの栄養成分表示を見ると、八〜九割が糖質（＝炭水化物）で、まさに糖分のかたまりなのである。

体に良さそうだからとたくさん食べていると、簡単に糖分の過剰摂取につながりかねない。

原料のサトウキビや甜菜《てんさい》にはビタミンやミネラルが豊富だが、精製された砂糖はほとんどカロリーだけになっている。しかも、精製された砂糖は体内に吸収されやすく、すぐに血糖値を上げてしまう。

さらに、ナトリウムの多い商品も一部にある。

ナトリウムは塩分と同じと考えてよく、高血圧などの原因は食塩（塩化ナトリウム）そのものではなく、ナトリウムにあるといわれている。ナトリウム量を二・五四倍すると食塩の量に換算できる。食塩の一日の最低必要量は一・三グラムだが、現実的にはそんなに摂取量を抑えるのは不可能なので、目標摂取量は一〇グラム以下といわれている。

ナトリウムは、調味料として用いられるグルタミン酸ナトリウムや、ハムやソーセージなどの発色剤として使われる亜硝酸《あしょうさん》ナトリウムなどにも含まれている。

食事の塩分に気を付けていても、意識しないところでナトリウムを摂取している。

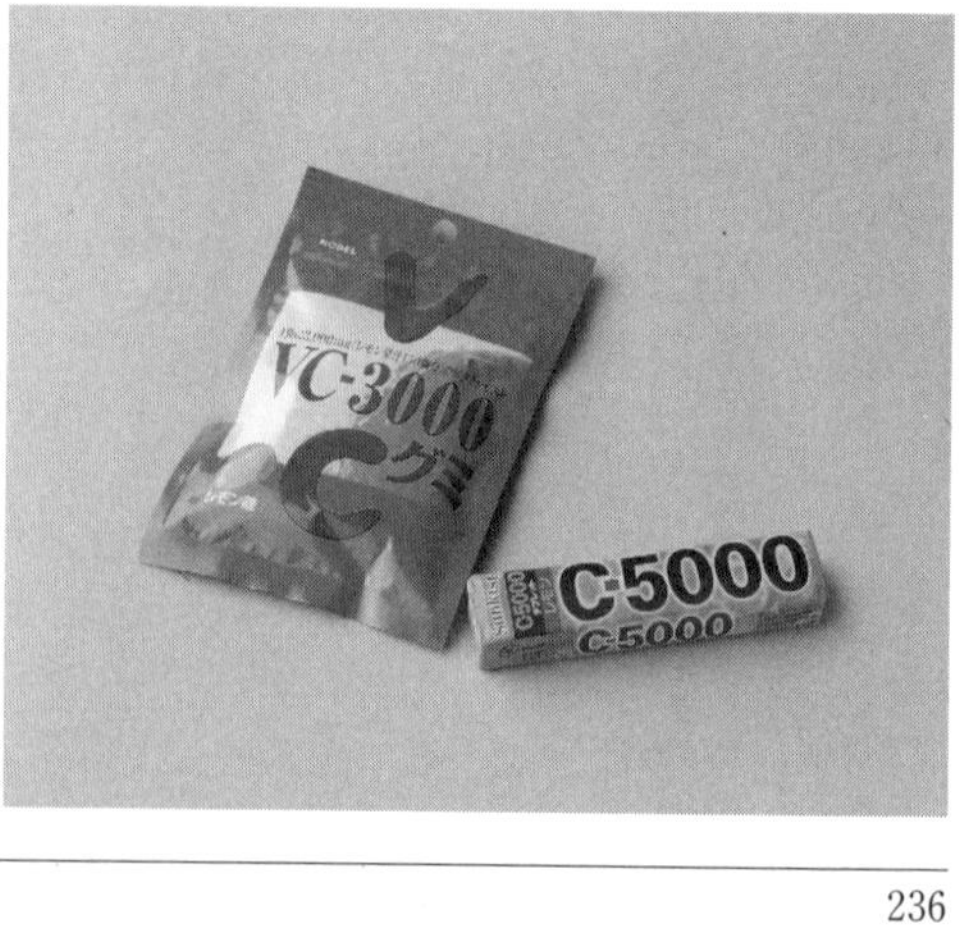

血中のナトリウムが上昇するとどうなるか。

ナトリウムを薄めるために血液量が増え、その結果、高血圧を引き起こすのだ。

また、ナトリウムが多すぎると、カルシウムの尿中排出量が増えてしまう。そうなると、骨からのカルシウムは多く溶け出して骨がもろくなる。

ナトリウムによる血圧の上昇を抑えるにはカリウムやマグネシウムなど、他のミネラルを一緒に摂るのが効果的である。

味噌汁は塩分が多いが、具だくさんなら気にしなくてもよい、というのはこういった理由からだ。

添加物のナトリウムは問題だが、普通の食事をしていれば、ナトリウムとカリウムのバランスは極端に崩れることはない。

ビタミンCには様々な効果があり、ある種のガン予防、糖尿病や高血圧を改善するともいわれている。コラーゲンの素となり、体の構成に重要であるのも周知のことだ。

ビタミンCは体に良いものの代名詞であり、水溶性で余分なビタミンCは体外に排出されるので摂り過ぎの心配はないと考えられてきた。

しかし、ビタミンCの過剰摂取は、尿管結石や、腎臓結石の原因になり得る。

ビタミンCの代謝でシュウ酸が作られ、これが結石成分の大部分を占めるシュウ酸カルシウムの材料になるというのである。

敏感な人は、一日五〇〇ミリグラムのビタミンC投与でも腎臓結石ができたという報告がある。

ところがタブレットの中には一粒に五〇〇ミリグラムのビタミンCを含むものがある。一〇〇円で一〇粒買えるから、こんな菓子を食べていたら腎臓結石にまっしぐらだ。

こういうわけで、ビタミンCは健康にいいからといって、タブレットやグミをせっせと食べるのは決して体に良くない。

最近は多くの食品にビタミンCが酸化防止剤として使用されている。だが、これでビタミンCを補給できると思うのは大きな間違いだ。

ビタミンCは食品の酸化を防止する代わりにそれ自体が酸化されて減少している。しかも、酸化されたビタミンCにもはや栄養価はない。

ビタミンCを適度にたくさん摂りたいなら、野菜や果物を食べるとよい。

ビタミンCの多い野菜はブロッコリー、ピーマン、芽キャベツ、ジャガイモ、サツマイモ、葉野菜など。ピーマンは赤や黄色の方に含有量が多い。果物ならパイナップル、キウイ、イチゴ、柑橘類《かんきつるい》などがよい。

頻繁に野菜や果物の摂取ができない人には、ビタミンC入りの清涼飲料水ではなく、野菜ジュースをお勧めする。無添加で、できれば有機JASマーク付きの商品を選ぶと安心だ。

タブレット・グミの選び方

①タブレットやグミはビタミンC補給食品ではなく、お菓子として考えよう。
②ビタミンCを補うなら、旬の野菜や果物を摂ろう。

添加物が多く、有害成分で死者も
サプリメント

「一粒で一日の栄養所要量を補給できる」というような宣伝に惑わされてサプリメントを摂ると、食生活が乱れ、かえって健康を害することになりかねない。

雑誌や電車のつり広告で大きく宣伝しているマルチビタミンやマルチミネラルには「高品質・低価格」と書いてあるが、本当に高品質なのだろうか。

実はサプリメントの主成分は添加物なのである。

錠剤の形を作るには、材料を固めたり、体積を増やしたりする賦形剤《ふけいざい》、材料を鋳型《いがた》から離れやすくする滑剤、湿気を防いだり飲みやすくするための光沢剤が最低限必要である。

標準的な錠剤には、これらの添加物がビタミンやミネラルの何倍も入っている。

一例として、マルチミネラルの原材料を検討してみよう。

セルロースとショ糖脂肪酸エステルは賦形剤である。炭酸マグネシウムはドロマイトという岩石から得られる滑剤である。また、シュラックは昆虫から得られる光沢剤だ。

このうち、ショ糖脂肪酸エステルはかつては衣類用の合成洗剤の主成分として使われたことがある。多量に摂取すると下痢をする。

ドロマイトはカルシウムやマグネシウムの原料にもなるが、有害な重金属などが混入している可能性がある。ホタテ貝の殻をカルシウムの原料に使っているメーカーもある。

しかし、天然のものがすべて良いわけではない。ドロマイトにしても貝殻にしても、普通食べないものが原料になっている。これでは商品が安くできるのもうなずける。

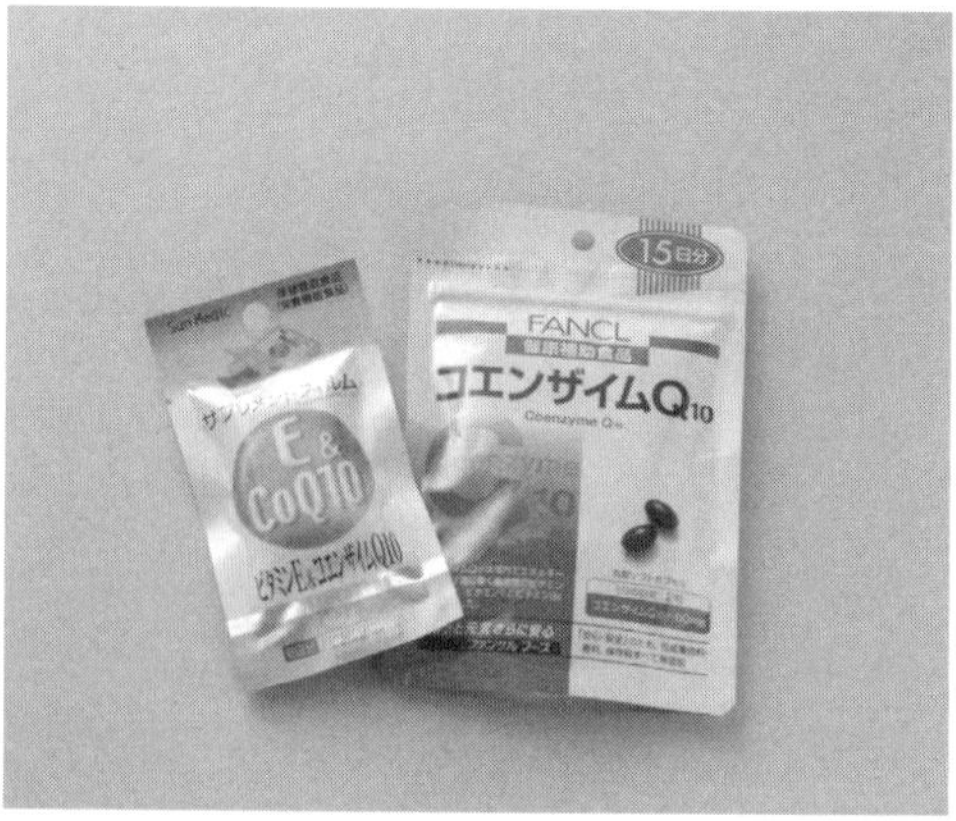

その他の添加物として保存料、着色料、香料、甘味料などが使われているものもある。これらも、栄養素とは全く関係のない不要なものである。特に、噛んで食べるサプリメントは、味

をおいしくするために甘味料が多い。

腹の出た人は、食べるカロリーを減らすため、余分な糖分や脂肪を控えることを考えるのが最優先である。

妊娠中の女性は、良質の食品をバランスよく摂ることを考えるべきだ。マルチビタミンの注意表示には、「妊娠中の方は、お医者様にご相談の上お召し上がりください」とある。この表示は目立たないので、実際に医者に相談してから服用している妊婦はほとんどいないのではないだろうか。

ダイエットで栄養バランスを崩している人には、マルチビタミンは有効だが、それも程度問題である。長期に栄養バランスを崩している人が、食事を改善せずにカプセルを飲んでいると命が危なくなる。

「コエンザイムQ10」の人気が最近、特に高まっている。

この物質は、アメリカ心臓病協会が作成した心筋梗塞を防ぐためのガイドラインには「有用でない、あるいは有効でない。ある場合には害がある」の、クラスIIIにランクされている。

副作用は、血栓を作りやすく、出血、腹痛、頭痛など。この有害な量がよくわかっていないのだから、怖い。飲むときは主治医と相談するようにとクリニック玲タケダの武田玲子医師は警告している。

ダイエットに用いるカプセルの健康食品では死者も出ている。

特に危ないのが中国産のサプリメントだ。二〇〇二年の「御芝堂減肥胶嚢」に続いて〇五年の五月にも「天天素」というダイエット用サプリメントで死者が出た。東京都の一〇代の女性は「天天素」を二ヵ月半服用して一三キロ減量したが、不整脈による心不全で亡くなってしまったのだ。

「天天素」を飲んで、下痢、のどの渇き、動悸《どうき》、めまいなどを起こした被害者は一〇〇〇人を超えている。そのほとんどが女性で、ネット通販でこの商品を手に入れていた。

ネット通販では、一般市場に出ていない中国製ダイエットサプリメントを簡単に手に入れることができるが、下剤の成分が入っていることが多い。下痢で水分が排出されるから、体重は減るが、脂肪は燃焼していないから、体調が良くなるとすぐに体重は戻ってしまう。

下剤・食欲抑制剤などの医薬成分が含まれていれば、薬事法違反になるが、ネット上では簡単に手に入ってしまう。

世に出ていないダイエット商品は副作用があって危険なことがあるからネットで買わない方がいい。

サプリメントの選び方

単一成分のサプリメントは避ける。選ぶとすれば、マルチビタミン、マルチミネラルのタイプだが、こういうサプリメントを飲むより、野菜ジュースを飲む方が健康にいい。

ドリンク剤

スティックシュガー五本分の高カロリー

ドリンク剤は濃い砂糖水を飲んでいるようなものだ。表示されていないので、飲む人は知らないだけである。

インパクトのあるコマーシャルや広告が特徴的で、いかにも効き目がありそうなドリンク剤だが、一体それらは本当に効果があるのだろうか？

実は効果があるように感じるのは、カフェインやアルコールによる覚醒《かくせい》効果、あるいは、糖分による即効性の満腹感のためである。

また、それ以上に、思い込みから来る心理的効果によるところが大きい。

覚醒効果は確かにある。

しかし、あくまで一時的なものであり、それによって体が健康になったり丈夫になったりするものではない。無理やり体に刺激を与えて興奮させ、眠気や疲れをごまかしているに過ぎないのだ。

カフェインは血管収縮、子宮収縮作用が報告されているので、心臓疾患や高血圧を患っている人、妊婦、授乳中の人は注意が必要である。

さらに、長期間摂取していた人が中断すると、頭痛や眠気、イライラなどの禁断症状が現れることがある。

ドリンク剤の多くはアルコールが添加されているが、酒税法による課税対象からは除外されており、アルコール分が〇・一ミリリットル以上となる場合のみ表示が義務付けられている。

意図的に添加していなくても、生薬《しょうやく》の抽出に使用するアルコールが残ることもある。つまり、表示がなくとも、少量とはいえアルコールを含んでいる可能性があるのだ。

また、ドリンク剤は予想以上に高カロリーである。

一本（一〇〇ミリリットル）に糖分が約一五グラム以上も含まれているのでドリンク剤を飲むと非常に甘い。

医薬部外品には栄養成分表示も原材料表示もないので、ラベルを見ただけではどれだけ糖分が入っているかわか

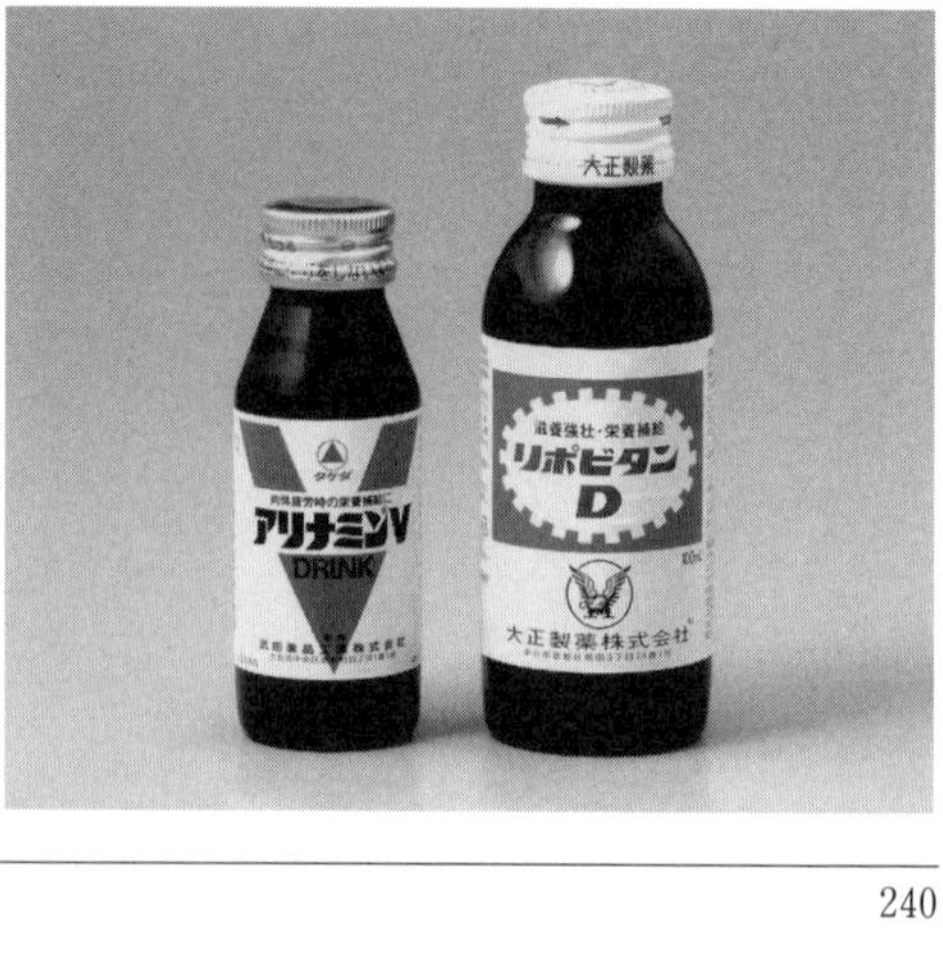

らない。

低カロリーと称するドリンク剤も販売されているが、どの程度カロリーが控えめなのか、消費者にはまったくわからない。

メーカーに問い合わせたところ、「リポビタンD」と「リポビタンDライト」では、成分は全く一緒で、異なるのは砂糖の量だけだという。

含まれている砂糖は「リポビタンD」が一八～一九グラム、「リポビタンDライト」が一四～一五グラムで、一〇〇ミリリットルのカロリーはそれぞれ七四キロカロリー、五八キロカロリーである。

たった一本の〝ライト〟でもスティックシュガー五本分になる。

どちらにしろ砂糖が多いことに変わりはない。効き目は一時的なものだし、一日何本も飲んでは、ムダに糖分ばかり摂ることになる。砂糖の摂取を控えている人は避けるべき飲み物だ。

ドリンク剤の値段は様々で、同じメーカーのものでもランクがある。たとえばタウリンやローヤルゼリー、特に生薬が多く配合されていると高くなる傾向にある。

値段が高いほど効き目があると考えている人が多いようだが、有効成分が多くてもムダになるだけだからこれも心理的な問題に過ぎない。

各メーカーとも、商品を差別化しようとやっきになっているが、使っている成分にもその分量にも限りがあるので、実際はさほど変わらないのだ。

絶対に使ってはならないのが小児用ドリンク剤である。

書かれている効能は、発育期・偏食児・食欲不振・栄養障害……の栄養補給、虚弱体質などである。

しかし、添加物として安息香酸塩《あんそくこうさんえん》、パラベンなどの保存料や、香料を含んでいる。

安息香酸塩やパラベンはアレルギーを引き起こす危険性がある。

アレルギーの人は、香料にも注意が必要である。

こんなドリンクを飲んで子どもが元気になるというのだろうか。むしろ、大事な発育期に飲んだりしたら発育障害になり、偏食や虚弱体質を助長する。子どもたちが飲むドリンク剤が増えていることは、大きな問題である。

子どもに飲ませるなら、果実・野菜ジュースの方がずっとよい。

ドリンク剤の選び方

①気休めでも元気になった気になりたい人は、添加物が少なくて少量のものを選ぼう。それでも、砂糖が多いことを忘れずに。

②緑茶を飲もう。緑茶の成分であるカフェインには覚醒作用が、カテキンには胃腸の働きを助ける効果がある。熱い湯で入れた方がこれら有効成分が出やすく、味も渋めに。ビタミンやミネラルを含むうえ、余計な糖分を摂取する心配もない。

資料❼

知っておきたい、健康食品の分類

特定保健用食品

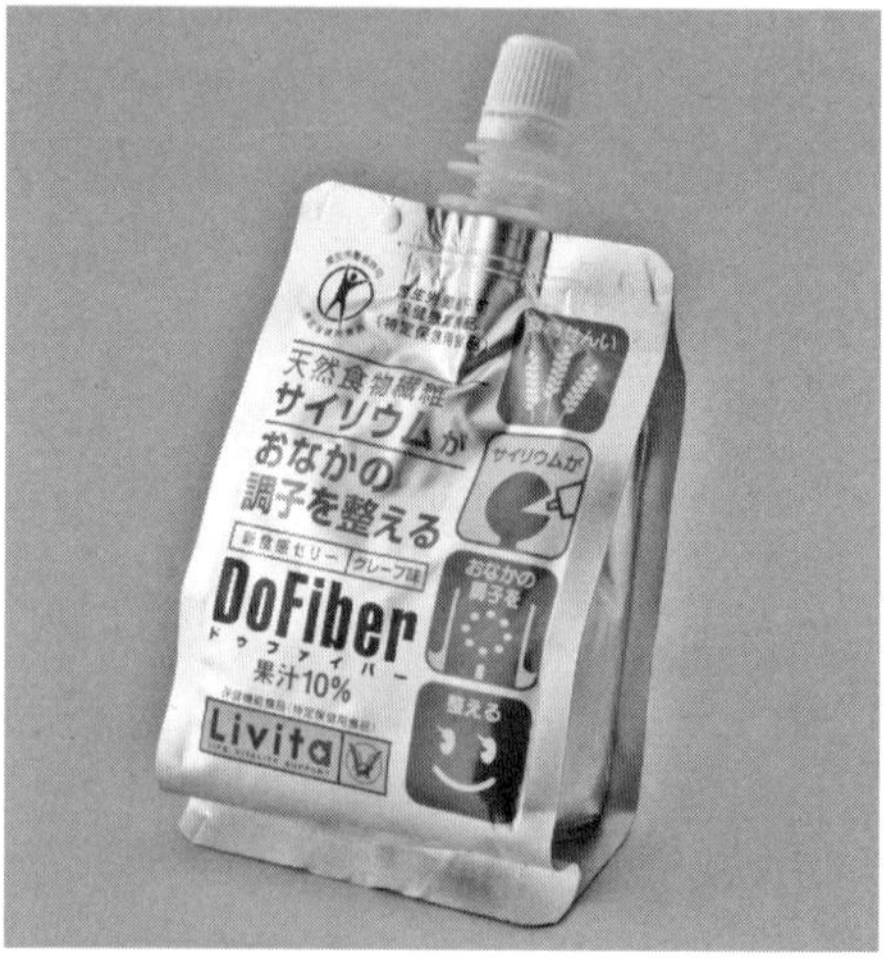

現在、日本における健康食品は「特定保健用食品」「栄養機能食品」「健康補助食品」の三つに大別される。

二〇〇一年四月より、特定保健用食品と栄養機能食品を合わせて、「保健機能食品」と総称している。保健機能食品と一般の健康食品の違いは、栄養成分の機能表示が可能かどうか、ということだ。

〈特定保健用食品〉——食品ごとに厚生労働省の許可が必要。

許可されると、「脂肪がつきにくい」「骨を丈夫にする」など、その食品が持つ健康機能の表示が認められる。

〈栄養機能食品〉——厚生労働省が作成した規格基準を満たしていれば、諸機関への申請は不要。

販売会社の責任により、「ビタミンCは抗酸化作用をもつ栄養素」「カルシウムは歯や骨を丈夫にする」など、栄養成分の機能を明記できる。ビタミン一二種類とミネラル二種類が対象。

〈健康補助食品〉——これ以外の健康食品。商品に含まれる栄養成分のみ表示可能。ＪＨＦＡ認定マーク付きの「健康補助食品」も含まれる。

表示の見方・読み方
スーパーの選び方

表示の見方・読み方❶

だまされないようにしよう「原産地表示」

輸入物が国産と偽られるなどの偽装表示がここ数年、続発した。それでも、安心なものを選ぶには、表示の見方・読み方を学ぶしかない。幸い、表示規制は少しずつ消費者のニーズに合わせて改善されてきている。

表示の方法には、たくさんの抜け穴があり、この抜け穴を使って、消費者をだまそうとする業者は、後を絶たない。だまされないようにするには、知識を蓄えることが必要だ。

まず、どこで作られたかを示す、「原産地表示」から説明しよう。

愛媛のミカン、長野のリンゴ、岡山の桃など、産地で食品を選ぶ人は多い。しかし、原産地表示は、売る側がよく売れるように、というイメージ戦略の一つとして使う表示であることを頭に入れておこう。

原産地表示は、生鮮食品か加工食品かによって異なる。

ミカン、リンゴ、ホウレンソウなどの生鮮食品は、その食品がとれた場所。国産農産物の場合は都道府県名、輸入農産物は原産国名が表示されている。

缶詰や瓶詰、味付けされた加工食品は、加工された国が原産国として表示される。

国産の加工食品は、原産国が日本とは表示されていない。

加工食品の原産地表示で注意すべきことは、原材料の産地は関係なく、加工をした場所であるという点である。ドイツのソーセージでも、肉はイギリスのものかもしれないし、日本の醤油でも大豆はアメリカ産のものが多い。

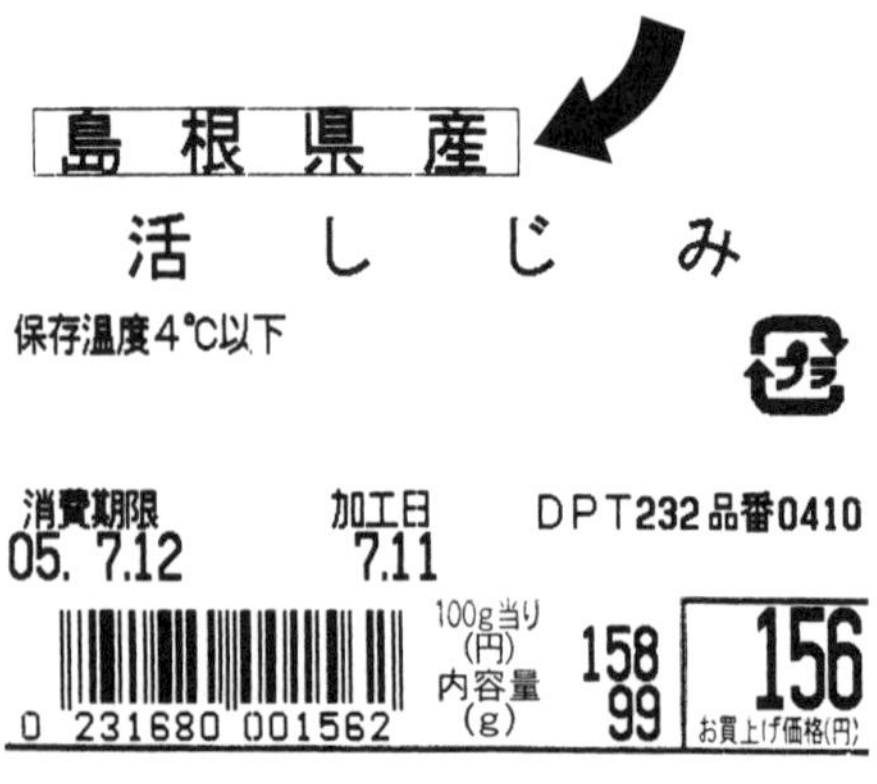

ただし、加工食品でも、原材料の原産地表示が義務付けられているものもあるので、これについては、後ほど説明する。

生鮮食品にも、原産地の意味がわかりにくいものがある。生きているものが移動する水産物と畜産物だ。

水産物は、太平洋、日本海など「漁獲された水域」の表示が義務付けられている。

しかし、どこでとれたのか判断できない場合は水揚げされた港の名前や、港がある都道府県でもよい。高く売りたい漁業関係者は、遠回りしてまで、イメージのよい港で水揚げしている。つまり、アジが静岡県沖でとれたのではなくても、焼津港に水揚げされれば、焼津のアジと表示できるのだ。

○○沖など水域で書かれているものの方が表示は信頼できる。

アラスカ沖
塩紅鮭（甘口）
原材料名　別途記載
保存温度10℃以下
消費期限
05. 7.14
加工日
7.11
DPT 233 品番 0963
00g当り
(円)
内容量
(g)
0 233180 903384
1P
338
お買上げ価格(円)

魚介類が二ヵ所以上で畜養された場合は、原産地は最も長く育ったところになる。例えば韓国で育ってから輸入されたアサリが、国内で砂抜きされても、原産地は韓国だ。

また、畜産物も同様に、一番長く飼育された場所が原産地になる。海外から生きた牛を輸入した場合、日本での飼育がその海外の国での飼育期間より長くなれば、国産になる。

原産地表示は、正しく表示されていたとしても、消費者が正しく理解するのはなかなか難しい。DNA鑑定などの科学的検証方法も進んできているが、検証には高い費用がかかる。検証法が確立されていないものも多い。そのため、偽装の多い表示だ。

私たち消費者は、今のところ、わかりにくい点や、偽装もあることを知ったうえで、原産地表示を見るようにしよう。わからないことは、店員に聞こう。消費者が正しい原産地表示を望んでいることを示さなければ、改善はされない。

覚えておこう

①加工食品の原産地は、加工がされた場所である。
②魚の原産地は水揚げされた港の名前のことがある。

表示の見方・読み方❷
改善されたが抜け穴もある「原料原産地表示」

「浜松のうなぎ蒲焼」を買ったのに、ウナギは実は中国産。「紀州の梅」を買ったのに、この梅も中国産。そんな、消費者を欺いているとしかいいようのない加工食品の表示が、かつてはたくさん存在していた。

ウナギも梅も国産と中国産では価格にも安全性にも差があるから、消費者が、どこのウナギなのか、どこの梅なのかを知りたいのは当然のことだ。

そんな声にこたえて、規制が整ってきたのが、「原料原産地」の表示だ。

まず、漬物、ウナギ加工品、ワカメ、アジ、サバ、かつお削り節、冷凍野菜などの原料原産地表示が義務付けられ、その後、二〇〇四年九月から二〇食品群に義務付けられた（次ページの表を参照）。移行期間を経て、二〇〇六年一〇月に完全実施となる。

この基準改正はとても複雑で、農林水産省から七〇ページ以上に及ぶQ＆Aが発行されているほどだ。一般の消費者がすべてを理解するのは困難だ。細かく読んでいくと、抜け穴はあるものの、知りたいと思う原料原産地の表示は、かなり義務付けられている。

例えば、かつては、「牛ひき肉」の牛の原産地、「豚ひき肉」の豚の原産地は表示されていても、「牛豚の合挽き肉」の牛・豚の原産地はわからなかった。これが、五〇％以上含まれている肉の産地だけはわかるようになった。

ただし、豚六割、牛四割の合挽き肉なら、豚だけ原産地を公表すればよく、牛の原産地はわからない。販売者にとってこれは大きな抜け穴だ。豚は人気の高い国産を使って表示し、牛は安い輸入牛を使い表示を逃れられる。

消費者は、これをよく覚えておき、原料原産地が書かれていなかったら、安物が使われていると判断すればよい。販売者が自信を持っている原材料ならば、義務がなくても、表示するはずだ。

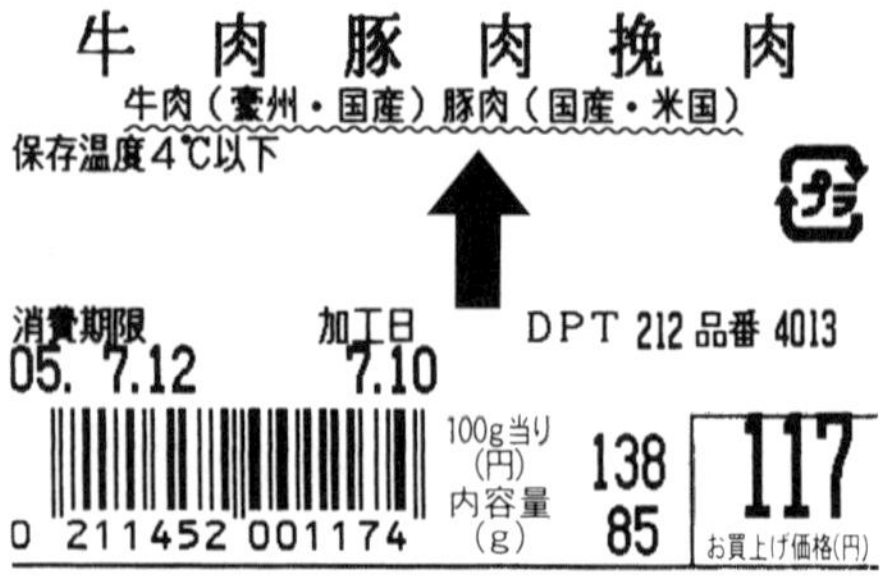

例えば、四割の牛肉に国産を使っているのなら、義務はなくても国産と表示した方が売れるから、表示する。

アメリカ産牛肉が輸入再開されたらしばらくは売れ行きが心配な販売者は、このような抜け道を使うはずだ。

そんな肉を食べたくない人は、アメリカ牛と表示されているものを避けるだけでなく、原料原産地に、国産・ニュージーランド産など国名がきちんと書いてあるもの以外は買わないようにしないと、避けることはできない。

牛たたき、ローストビーフ、ハンバーグになると、さらに表示は複雑だ。原料原産地表示が義務付けられているのは、加工食品のなかでも生鮮食品に近いもの、つまり、完全に火が通っていないものや塩漬けなど簡単な加工のみがされたものである。

牛たたきは、まわりに火を通しただけで、中心部まで火が通っていない。ローストビーフは中まで火が通っている。したがって、牛たたきは、原料原産地を書かなければいけないが、ローストビーフは書かなくてもよい。

ハンバーグは、合挽き肉に塩をしてこねただけのものなら、原料原産地を書かなければならない。しかし、たまねぎ、卵、パン粉などつなぎを加えたら、簡単な加工とはいえないので、原料原産地は書かなくてもよい。

こんなふうに、消費者の感覚では理解できない、覚えきれないほどのたくさんの「抜け穴」がある。

販売する側はいかに、人気のない産地の食品を売るか、この「抜け穴」を利用して手を尽くす。消費者も、表示マニアなら「抜け穴」を探すのはおもしろいが、普通はそんな時間はない。

そこで、自分が知りたいと思う原料原産地が表示されていなかったら、それは自分が買いたいものではないと思

「原料原産地表示が義務付けられている食品」

● 品目ごとに義務付けられているもの

1 農産物漬物
2 うなぎ加工品
3 かつお削り節
4 野菜冷凍食品

●新たに義務付けられた20食品群
＊原材料のうち重量の割合が50％以上を占める単一の農畜産水産物(主な原材料)の原産地を表示。

1 乾燥きのこ類、乾燥野菜及び乾燥果実
2 塩蔵したきのこ類、塩蔵野菜及び塩蔵果実
3 ゆで、又は蒸したきのこ類、野菜及び豆類並びにあん
4 異種混合したカット野菜、異種混合したカット果実、その他野菜、果実及びきのこ類を異種混合したもの
5 緑茶
6 もち
7 いりさや落花生、いり落花生及びいり豆類
8 こんにゃく
9 調味した食肉
10 ゆで、又は蒸した食肉及び食用鳥卵
11 表面をあぶった食肉
12 フライ種として衣を付けた食肉
13 合挽肉その他異種混合した食肉
14 素干魚介類、塩干魚介類、煮干魚介類及びこんぶ、干のり、焼きのりその他干した海藻類
15 塩蔵魚介類及び塩蔵海藻類
16 調味した魚介類及び海藻類
17 ゆで、又は蒸した魚介類及び海藻類
18 表面をあぶった魚介類
19 フライ種として衣を付けた魚介類
20 4又は13に掲げるもののほか、生鮮食品を異種混合したもの

※詳しくは、農水省のホームページ参照

ってよい。

例えば、柑橘類のポストハーベスト農薬を避けたいので、国産柑橘類を使った「マーマレード」が食べたいとしよう。たいていの「マーマレード」には、どこの柑橘類を使ったかは書いていない。法律で義務付けられていないからだ。原料原産地が書かれていない場合は、かなりの確率でこの柑橘類は国産ではない。

こだわりの「マーマレード」で、特別に国産の柑橘類を使ったものなら、パッケージや説明書きに「国産柑橘類使用」「〇〇農園」などの表示があるはずだ。つまり、書いていないものはあやしいのだ。

覚えておこう

①加工食品は、原産地だけでなく、原材料がどこで作られたものか、「原料原産地」も大切。

②知りたいと思う「原料原産地」が表示されていなかったら、それは自分の買いたいところのものではないと思ってよい。「書いていない」＝「あやしい」と考える。

表示の見方・読み方❸
新鮮か、食べられるかの目安になる「期限表示」

賞味期限は、おそらく一番身近な表示だろう。冷蔵庫に眠っていた食品が、「食べられるかしら」と参考にしている人も多いだろう。

期限表示には、「消費期限」と「賞味期限」の二種類があるのできちんと区別する必要がある。

「消費期限」は「この期限を過ぎて食べたら危険」という意味だ。品質が変化しやすいので、製造日を含めて五日程度で消費する必要のある生菓子、肉、弁当などにつけられている。「消費期限」を越えたものは、食べるのは止めよう。

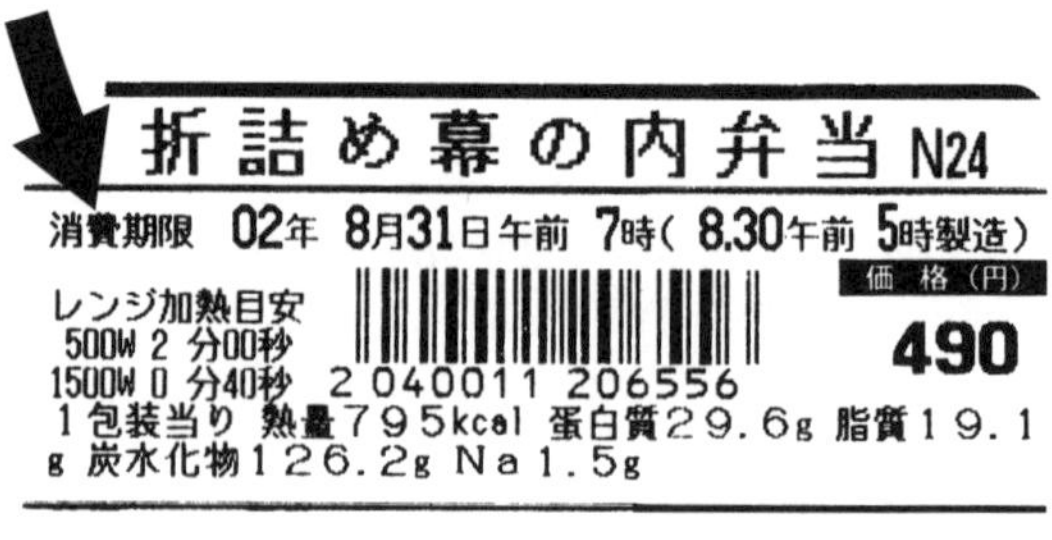

「賞味期限」は「この期限までならおいしく食べられる」という意味だ。つまり、賞味期限は、多少は過ぎても大丈夫。ただし、これは自己責任になる

ので、自信がなければ食べないほうがいい。賞味期限は「品質保持期限」という言葉が使われることもあったが、現在は、統一されている。

「消費期限」「賞味期限」のどちらにしても、気をつけなければならないのは、包装容器が開けられていない製品が、表示された保存方法で保存された場合の期限であるということ。いったん、包装を開けてしまったり、買ってきてから冷蔵庫に入れ忘れていたりしたら、期限より早く悪くなるので気をつけよう。

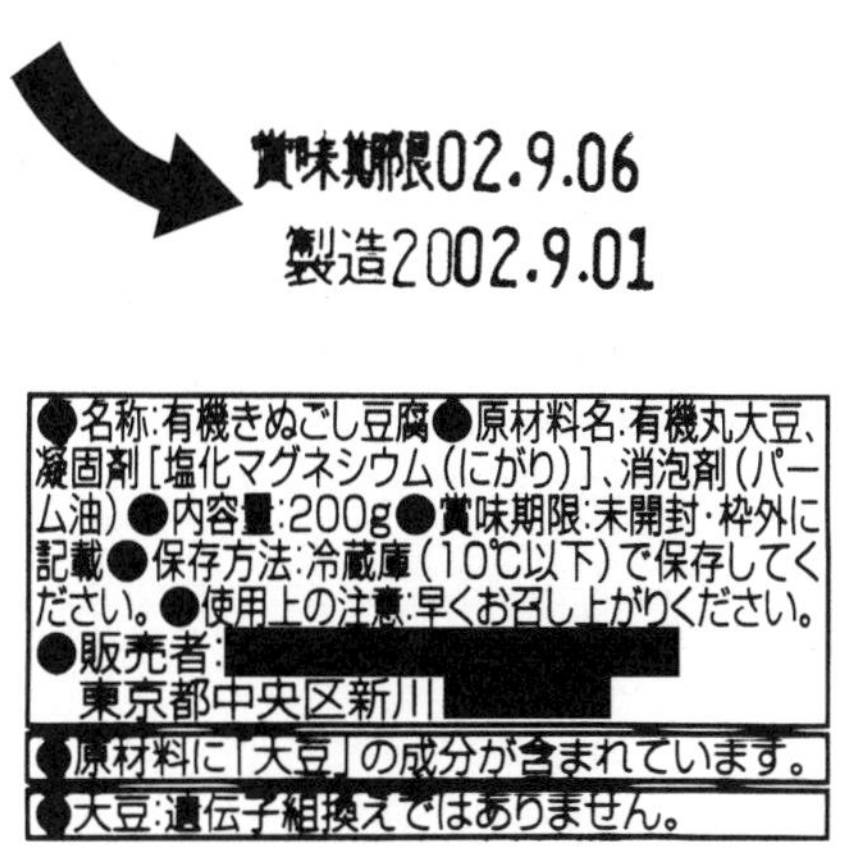

もう一つ目安になるのが製造年月日だ。残念ながら一九九五年から、製造年月日は表示しなくてもよいことになってしまったが、任意で表示している商品もある。

消費期限と賞味期限は、食品メーカーが保存テストなどをして、ロットごとに付けられるので消費者にはわかりにくいが、製造年月日は、いつ作られたかという事実なので、食品メーカーはごまかしにくく、消費者にとってはわかりやすい。

おなじ食品で、製造年月日があるものと、ないものが売られていたら、製造年月日があるものを積極的に選ぶようにしよう。

また、消費期限、賞味期限、製造年月日は、いずれもあくまで目安であることも忘れてはならない。嗅覚と味覚を使って、食べてもよいか、自分で判断しよう。

覚えておこう

①「消費期限」を過ぎたら「食べるな危険」。

②「賞味期限」内なら「おいしく食べられる」。賞味期限は、ちょっとなら過ぎても大丈夫。

表示の見方・読み方④ 何が入っているかわかる「原材料表示」

食品に何が入っているかわかるのが原材料表示。意外と知られていないのが、この表示は重量割合の多い順番で書かれているということである。

たとえば、チョコレートの原材料表示を見てみると、砂糖が一番初めに表示されているものが多い。チョコレートは砂糖が主な原材料であることがわかる。

　多い順番に書かれていることを知っていると、食品を選択するのに便利なことがある。

　たとえば、日本ソバ。ソバ粉、小麦粉の順番で書かれているものは、ソバ粉が多い。小麦粉、ソバ粉の順番で書かれているものは、小麦粉が多い。ソバ粉の割合が多いほうが、風味が豊かで、小麦粉の残留農薬も少ないので安全なものが多い。

品　　名	なまそば(半なま)
原材料名	小麦粉、そば粉、やまのいも、食酢、食塩
内 容 量	260ｇ
賞味期限	枠外上部に記載
保存方法	枠外下部に記載
使用上の注　　意	生ものですからお早めにお召しあがりください。

　食品添加物も原材料表示に記載されている。

　加工食品に使用されている食品添加物のなかで、極力避けるものは、亜《あ》硝酸《しょうさん》ナトリウム（発色剤）、サッカリン（甘味料）、サッカリンナトリウム（甘味料）、赤色二号（着色料）、赤色二号アルミニウムレーキ（着色料）。どれも発ガン性がある。

　生鮮食品に対して、ＪＡＳ法では食品添加物の表示は義務付けられていない。

　しかし、食品衛生法で柑橘類とバナナの防カビ剤、鶏卵や、パック詰めされた切り身またはむき身にした鮮魚介類、食肉、生カキの添加物は、表示が義務付けられている。

　輸入柑橘類に使われるＯＰＰ、ＴＢＺ、イマザリルや、エビの酸化防止剤や、ウニのみょうばんなどは表示されている。

　食品衛生法で取り締まられている表示は、パックの裏に書いてあるなど、通常の表示よりわかりにくいところに書いてあることが多いので、注意しよう。

　特に、輸入柑橘類でＯＰＰ、ＴＢＺ、イマザリルが表示されているものは、買わないようにしよう。

　食品添加物はとても数が多く、覚えるのは大変である。だから、まず保存料を避けるようにすることだ。それから、聞いたことのないもの、家庭で作る時には使わないものが、原材料としてたくさん書かれているものは買わないようにしよう。

覚えておこう

①原材料表示は多いもの順になっている。
②家庭で使わないもの、聞いたことがないものが原材料にたくさん書かれているものは避けよう。

表示の見方・読み方⑤

環境を守るなら、安心な「有機食品」を

食品添加物や残留農薬ができるだけ少ないものを選びたい人は「有機食品」を選ぶとよい。有機食品には、必ず「有機ＪＡＳ」マークがつけられている。

このマークがついていなくて、「有機小麦粉使用」などと書かれているものは、原材料の一部のみが有機食品で、そのほかの原材料は有機でないという意味だ。

有機食品に使用される農産物は、化学合成農薬・肥料を二年以上（果樹、茶などの多年生作物は、最初の収穫前三年以上）使っていない土で栽培されている。

有機農産物加工食品は、水と塩を除いた原材料の割合のうち、有機農産物を九五％以上使って作られた食品だ。食品添加物も使用できるものが限られている。

有機食品は、日本農林規格（ＪＡＳ）に定められた有機の規格にそって、認定された事業者のみが有機食品を生産・製造・小分け・輸入することができる。

徹底した記録管理が求められているので、事故が起きたときも、追跡することができるようになっている。

自然循環の機能を維持、推進することが掲げられており、環境にもやさしい食品といえる。

有機JASマーク

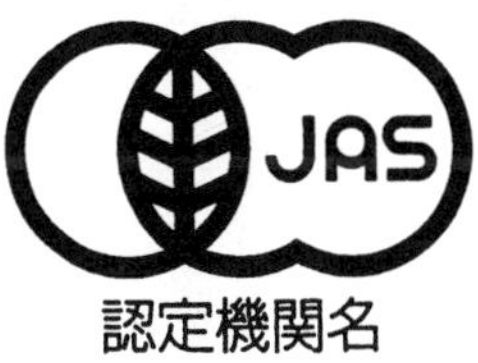

「有機食品」も残念ながら、残留農薬がゼロというわけではない。十分な予防策をとることになってはいるが、周辺地からの農薬飛散が起きることもあるからだ。

しかし、こうした事故が起きた場合でも、調査して回収するといったようなきちんとした管理がされることになっている。

中国産のホウレンソウなど有機食品の違反も見つかっているが、罰則が適用されるので、有機食品でないものよりは、安心できる。

また、「特別栽培」と書かれている食品もある。

これは、かつては「無農薬」などと表示されていたものだが、今は、「無農薬」「減農薬」「無化学肥料」「減化学肥料」という表示はいずれも禁止され、すべて「特別栽培」と表示されている。

「有機」は、第三者による認定制度があり、きちんと規制されているが、「特別栽培」は自己申告のため、残念ながら信頼できないものも多い。信頼できる生協や共同購入などを通して買うのでなければ、自分で判断するのは難しい。スーパーなどで売られている「特別栽培」農産物は、残念ながらオススメできない。

覚えておこう

安心できる食品を選びたかったら、有機ＪＡＳマークのついているものにしよう。

表示の見方・読み方❻

表示を見て避けよう「遺伝子操作食品」

現在、日本で流通している遺伝子操作食品は、大豆、トウモロコシ、ジャガイモ、ナタネ、綿の五品目。ほとんどが加工食品の形で流通している。

除草剤をまいても枯れないように遺伝子を操作してある除草剤耐性作物と、虫が食べると死ぬ毒素が出る遺伝子を組み込んだ殺虫性作物の二種類が主流である。

遺伝子操作作物はこれまで人が食べたことのない食べ物で、その安全性はわかっていないことが多い。

遺伝子操作食品のうちＤＮＡが検出できる食品は表示が義務化されている。「遺伝子組み換え食品」「遺伝子組み換え不分別」と書いてあるものは避けるようにしよう。

「不分別」とは、遺伝子組み換えと非遺伝子組み換えのものを分けて生産・流通していない、つまり、遺伝子組み換えを含む可能性が極めて高いということだ。

遺伝子組み換えを含まないように、分別して生産・流通をしたものには、「遺伝子組み換えでない」と書かれている。「組み換えＤＮＡ及びたんぱく質が除去、分解されているもの」と、「主原材料（全原材料中重量が、上位三品目でかつ五％以上）でないもの」は、表示義務がない。醤油や油はこれにあたり、遺伝子組み換えの原材料で作られていても表示はされない。

また、このＪＡＳで定められた表示は原材料表示の欄などに小さく「遺伝子組み換え」などと書かれているだけで、あまりわかりやすいものとはいえないため、東京都は独自のマークを作った。

「組換え」「非組換え」「不分別」のどれに相当するのか、▼印でマークがつく。

残念なことに、このわかりやすいマークに使用義務はないので、採用しているのはごく一部の事業者だ。

日本最大手のスーパーであるイオン

グループはいち早くこのマークを導入した。豆腐、納豆にマークがついていて、今後は、菓子、味噌など表示対象の自社製品にはすべてマークをつけるそうだ。

その他、西友、サミット、生活協同組合コープとうきょう、東京都豆腐商工組合も、協力を申し出ている。

ジャスコやマックスバリュで買い物をする場合は、このマークを目安にして「非組換え」を選ぼう。

覚えておこう

①「遺伝子組み換えでない」と表示されているものを積極的に選ぼう。
②遺伝子組み換え作物は日本では今のところ商業栽培されていない。「国産」を選ぼう。
③「有機」は遺伝子組み換えのものは使われていない。
④醤油、油などは遺伝子組み換え原料で作られていても表示されないので、特に注意が必要。「遺伝子組み換えでない」と書かれていないものは避けよう。
⑤油はゴマ油、オリーブ油なら遺伝子組み換えされていない。

●日本で販売されている遺伝子操作作物
大豆、トウモロコシ、ジャガイモ、ナタネ、綿

●表示が必ず書かれている食品
以下の食品で「遺伝子組み換え」・「遺伝子組み換え不分別」と表示のあるものは選ばないようにしよう。
〈大豆〉
豆腐・油揚げ類、凍豆腐、おから、ゆば、納豆、豆乳、味噌、大豆煮豆、大豆缶詰、きな粉、いり豆など
〈トウモロコシ〉
コーンスナック菓子、コーンスターチ、ポップコーン、冷凍トウモロコシ、トウモロコシ缶詰など
〈ジャガイモ〉
冷凍ジャガイモ、乾燥ジャガイモ、ジャガイモ粉、ポテトチップなどジャガイモのスナックなど

●表示がされてなく、遺伝子操作した疑いのある食品
醤油、油、水あめ、ぶどう糖果糖液糖

醤油は、「国産」か「遺伝子組み換えをしていません」と書かれているものにしよう。
油は大豆油、コーン油、ナタネ油、植物油（混合油）は避けよう。

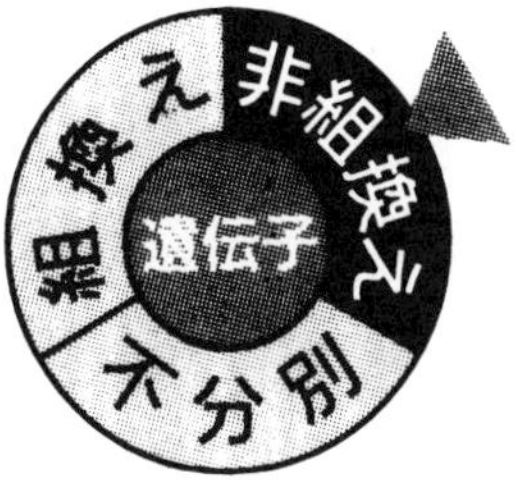

東京都ガイドラインによる主な原材料についての表示

スーパーの選び方❶
有機食品をたくさん置いている店を選ぶ

近くにある、どのスーパーで買い物をしたら安全な食品を手に入れることができるのだろうか。

一番簡単にスーパーの質がわかるのは漬物コーナーである。添加物の表示を見て、合成保存料や合成着色料を使った漬物が普通に置いてあれば、そのスーパーは安全性に関心がない。

しかし、今は多くのスーパーが安全性に関心を持っているので、添加物のひどい漬物は少なくなっている。

次に比較するのは有機食品である。

有機認定制度のおかげで、有機食品は信頼性と安全性が、今は格段に高くなっている。

有機のお茶、紅茶、ジャム、野菜、豆腐、納豆などを、数多く置いているスーパーが、安全な食品の確保に力を入れている。こういうスーパーには、安全な食品を手に入れたいと思っている消費者が集まって、有機食品がよく売れているわけだ。

よく売れれば、スーパーも、さらに安全性の高い食品を多く置くようになる。だから、食品全体の安全レベルが高くなっている。

あなたが利用しているスーパーの中でどこが、食の安全に最も力を入れているのか、それを知るには、食品ごとに、何種類の有機食品を置いているかを比較してみればいい。

有機食品は、食品ごとに一品目しか置いていないことが多い。しかし、これでは満足できないこともある。

お茶を例に挙げると、手軽に飲むお茶と、味わって楽しむお茶の、せめて二種類はほしい。二つあれば、そのスーパーだけで有機茶を間に合わせることができる。種類が多いということは、有機食品と長く付き合うために、意味があることなのだ。

紅茶も同じである。有機紅茶が一種類では、楽しみが少ない。それで、つい高価なブランド紅茶を買ってしまい、有機紅茶離れのキッカケをつくったりもしている。

有機冷凍野菜も、何種類も置いている店がある一方で、一つも置いていない店があったりする。

ジャムで特に恐いのが、オレンジマーマレードである。普段は食べないオレンジの皮が入っているのに、その皮に多量の農薬が含まれていることが多いからだ。

有機ジャムは輸入品が多いこともあって、味がバラエティに富んでいる。だからいろいろ食べて、あなた好みのジャムをぜひ見つけていただきたい。

特にマーマレードは、あなたの口に

合う有機ジャムを置いているスーパーを探しておこう。

有機食品が安全で良いといっても、おいしくなければ長続きしない。

大変な量の農薬を摂取する危険性が高いのが、オレンジジュースである。だから、一リットルパックの有機オレンジジュースを、近くのスーパーで見つけておきたい。

最近は、有機野菜もスーパーで見か

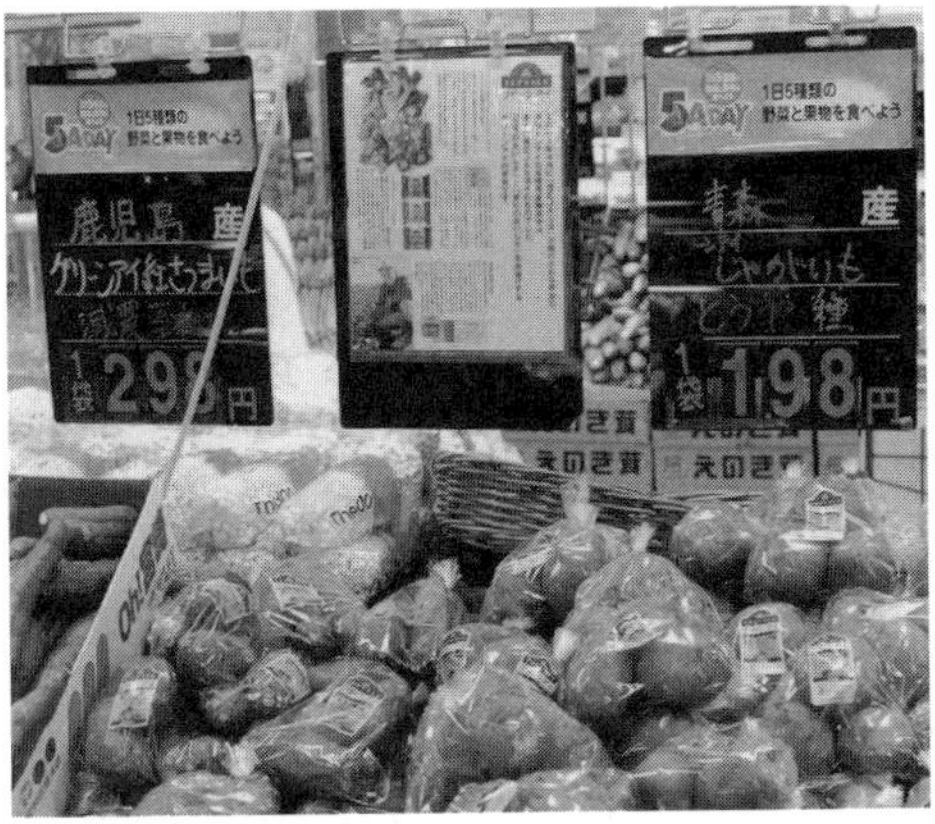

けるようになっている。また、ジャガイモやたまねぎは、スーパーにも有機がよく出てくる。これらをどれだけ確保しているかで、安全を重視しているスーパーかどうかがわかる。

スーパーでは手に入りにくい有機食品は、虫や病気を避けるのが難しい果物である。有機果物は、日本にはほとんどないのだから仕方ない。

有機マークが付いていても、大豆製品は信頼性が低い。輸入有機大豆に、遺伝子操作大豆が混入していることがあるからだ。

だから、国産大豆を使った有機豆腐や有機納豆の数をスーパーごとに較べるのがいい。

スーパーの選び方❷ 抗生物質不使用の肉、質の高い牛乳と魚がある店を選ぶ

豚や鶏の生産現場で発生した耐性菌が、たくさんの人を殺し始めている。

これを防ぐには、耐性菌が新たに生まれてこないようにすることだ。

強力な耐性菌は養豚場と養鶏場から生まれたのだから、抗生物質を使っていない豚や鶏の肉を食べればいいのだ。消費者が安いことだけに目を奪われている間は、病院で人が死んでいても、問題はなかなか解決しない。

しかし、まだ、「抗生物質不使用」の肉を置いていないスーパーがたくさんある。そういう店を見つけたら、レジの近くにあるアンケート用紙に「抗生物質不使用の肉を置いてほしい」と書いて出しておこう。

消費者のそういう行動は、大きな力になる。抗生物質不使用の肉は美味しいので、すぐにリピーターが増え、その肉は定着することになるだろう。

養殖魚からも、抗生物質の耐性菌が出てきている。だから、当面はできるだけ養殖魚をやめて、天然魚を食べるのがいい。

しばらく前までは、天然魚かどうかが表示されていなかったから、養殖されていないサンマ、カツオ、イワシを選ぶのが、天然魚を食べる簡単な方法だった。これなら価格も高くない。

今は表示されるようになったので、どれが天然魚かを一応見分けられるようになっている。ニセモノの表示も多いらしいが、農水省がそれを摘発しているので、信頼性は高まりつつある。

問題はどれがお得なのかがわからないことだ。スーパーの店員に、魚のことを聞いても、まずムダである。

まれだが、スーパーの中に魚屋が出店しているところがある。こういうスーパーが、近くにある人は幸運だ。

ともかく魚のことは魚屋に聞くことだ。お買い得な天然魚は何かを聞きながら買えば、高くはなくておいしい天然魚をいろいろと食べられる。

それは、養殖魚に使われる抗生物質が減ることにつながっている。

牛の分野では、二〇〇〇年から、食全体を揺るがす重大な事件が、相次いで起こっている。

雪印乳業の食中毒事件と、BSEが日本で発生したのは、近代化した牛の飼い方と、牛乳の処理が、悪い意味で反自然的になっているからだと考えれば、短期間に大事件が連続した理由を無理なく説明できる。

政府は、不健康な牛の飼い方を変えないで、小手先の規制だけでしのごうとしている。これでは、形を変えて、また事件が発生してしまうだろう。

消費者としては、こんな事件が発生しなくなるよう、自分の食生活を通じて、牛の飼い方を健康で自然な方向に戻すように働きかけるのがいい。

そうするには、健康に飼われた牛の、自然に近い牛乳を飲むことだ。

超高温短時間殺菌（UHT）は、牛乳の質が悪くても、長持ちする牛乳にできる。

ところが、国際的には主流派である低温殺菌や高温殺菌のパスチャライズド牛乳は、原乳に菌が多いと製造できない。だから、牛を健康に飼って、ていねいに牛乳を絞るのだが、日本では少数派である。

こういう牛乳を飲めば、牛を健康に飼うことに、あなたは協力していることになる。

自然に近いことは、消費期限も短く、価格も高めの食品ということである。そういう牛乳を何種類も置いているかどうかが、スーパーの姿勢の目安になる。そして、安全性に関心のある消費者がそれらを買って、そのスーパーを支持している証拠でもある。

まだ飲んだことのない人は、少し高くても一度は飲んでほしい。飲めば、低温殺菌や高温殺菌牛乳は、どこにでもある濃厚な味のするUHT牛乳とは違うことがよくわかる。

違いがわかったら、その体験を、まわりの人に話していただきたい。
どのスーパーにも、低温殺菌や高温殺菌の牛乳が置かれるようになれば、日本の乳牛の飼い方が少し自然で健康的な方向に戻ることになる。

スーパーの選び方❸

新鮮な食品を、正しく表示している店を育てる

新鮮でおいしくて安全な食べ物を買うことができるかどうかは、消費者にとって大問題だ。

肉の場合は、脂肪の少ない部分を表面において、内側に脂肪が多い部分を隠し入れていることがよくある。あまりひどい場合は、消費者をだます体質があるので、行かない方がいい。

肉が腐敗するのは、切り口の表面からである。新鮮な肉の内部には、細菌はいない。

ところが、ひき肉の場合は、中に細菌が入っているので、古くなると食中毒を起こしやすい。O157による食中毒が、ひき肉が原因で起こることがよくあるのは、そのためだ。

色の変わったひき肉は、店頭から下げるのが当たり前である。そんなひき肉を売っているスーパーは、衛生観念がないので、敬遠しよう。

商品パッケージの宣伝と、店が店頭に付けた広告の内容が異なる場合もある。売ろうという意識が先行して、食品メーカーが表示できない効果・効用・薬効を書いているようなスーパーは敬遠した方がいい。

野菜は、地元の生産物コーナーを設けている店がいい。生産者がわかるように、顔写真と名前があればなおいい。

自然さ、土作り、安全を強調するスーパーは、消費者が支えれば、品揃えがよくなっていく。

気づかない人が多いが、スーパーからは消費者に向けて、いろいろなメッセージが発信されている。

良さそうな地元の農産物があったら、買ってみよう。素性が良かったら、その農産物を支持する意見を、アンケート用紙に書いて出しておこう。

食品の安全基準は政府が決めているが、実際の安全レベルは、消費者の消費行動が決めている。

この本を読まれた方は、食べ物がおかしくなってきている現状はよくおわかりいただけたと思うので、あなた自身も、新たな一歩を踏み出して、食べ物を安全にするように何かをしていただきたい。

安全でおいしい食事を楽しみながら、どこで何を買うかという行動で、スーパーなどの小売店が健全な食品を扱うように、みなさんが導いていただけたらと願っている。

あとがき

食品の安全情報は、企業の広報室や行政の説明をもとに、大学教授のコメントをつけて発信されているものがほとんどです。しかし、これでは真実はわかりません。企業も行政も肝心なことでときどきウソを言いますし、大学教授は生産現場を知らないので、間違っているケースがよくあるのです。

本当のことは、何をさておいても現場に行かねばわからないのが普通です。現場を見て、サンプルを取ってきて、検査して、ようやく真実の一端がわかるのです。ところが、なかなか現場には到達できません。もっとも困難だったアメリカ産リンゴのポストハーベスト農薬の取材では、毎年、産地に入りながら、肝心なところを見ることができるまでに三年かかりました。

こうして集めた情報をまとめた『食べるな、危険！』のあとがきに「特にスーパーの仕入れ担当者の方に読んでいただきたい」と書きました。この念願がかなって、これまで出会った食品企業の方で、『食べるな、危険！』を知らない人は一人もいませんでした。

その結果、指摘した問題点のいくつかはかなり急速に改善されたので、私たちはスーパーの棚に並ぶ食品の表示が微妙に変わっていくのを楽しんでいました。

そうしているうちに表示制度が変更され、魚の干物や合びき肉など、たくさんの食品の原料原産地表示が変わりました。

そこへ、『新・食べるな、危険！』を出版しようと講談社の豊田利男さんから提案があったので、この三年間の新しい情報を盛り込みながら原稿を全面的に見直したのが本書です。

一四項目を新たに追加したり、ほぼ全面的に書き直しました。そして、すべての項目に新しい情報をできる限り追加してあります。ただ、私以外には現地取材に成功していないポストハーベスト農薬で、その後も実情は変わっていないと思われる作物の場合には、最新トピックを加筆しただけにとどめました。

また「オススメの安全な商品」として、三五の食品や生産者を紹介したので、安全でおいしい食品を手に入れるのに非常に便利な本になっています。

本書の企画提案を受ける前に、豊田さんから『使うな、危険！』の出版も提案されていました。二冊同時は大変でしたが、豊田さんの助力で何とか無事に書き終えることができました。豊田さんと、激務の中でもやさしく接してくださった編集者の恩田英子さんにお礼を申し上げます。

食品と暮らしの安全基金代表　小若順一

食品と暮らしの安全基金とは

「食品と暮らしの安全基金」は、消費者が会費を出し合って基金を作り、暮らしにひそむ化学物質の遺伝毒性をテストしようと、一九八四年に設立された市民団体です。二〇〇四年に名称を「日本子孫基金」から、「食品と暮らしの安全基金」に変更しました。

レモンが店頭から消えた一五年前の「日米レモン戦争」、虫が遺伝子操作ジャガイモの葉っぱを食べて死んでいく八年前の「衝撃映像」、「カップ麺の容器は、環境ホルモンなど出しません」と業界が新聞に全面広告を出した七年前の「カップ麺論争」……。これらは、安全基金が最初にデータや映像を出して、有害性を指摘したところからスタートしたものです。

安全基金の活動は、「食品と暮らしの安全を守り、環境の保全を図るための先進的な新しい人権擁護活動」と評価されて、二〇〇四年に東京弁護士会人権賞を授与されています。

月刊誌『食品と暮らしの安全』は、企業広告をいれていないからこそ書ける安全性の真実を、商品名も含めて伝えています。

活動の資金は、『食品と暮らしの安全』の購読費、寄付、出版物・通信販売の売り上げで支えられています。

二〇〇四年に創刊したカタログ誌『安全すたいる』では、この本で紹介されている商品をはじめ、安全基金が自信を持ってすすめている商品だけを通信販売しています。

執筆者紹介

小若　順一〔本書全般を担当〕
1984年に、食品と暮らしの安全基金（旧称：日本子孫基金）を設立し、現在、代表を務める。ポストハーベスト農薬の全容を世界で初めて解明するなど、食品の安全を守る活動の第一人者である。著書は、『食べるな、危険！』（講談社）、『食べ物から広がる耐性菌』（三五館）など多数。

丸田　晴江〔肉類などを担当〕
1996年から安全基金のスタッフとなり、現在は月刊誌『食品と暮らしの安全』の副編集長。イギリス、デンマーク、スウェーデン、中国など海外の畜産現場取材に参加。畜産品の安全性に関するエキスパート。「趣味は仕事」と周囲のすべてが認めている。

熊澤　夏子〔魚介類などを担当〕
1998年から安全基金のスタッフとなり、ホームページ、メールマガジンと国際部門を担当する。国際食品規格（FAO/WHO合同コーデックス）委員会に約20回参加し、有機食品や食品表示などの国際規格に発言を続けてきた唯一の日本の消費者団体のスタッフ。スーパーで表示を見続ける表示マニアでもある。

本田　栄美〔「オススメの安全な商品」を担当〕
2004年から安全基金のスタッフとなり、現在はカタログ誌『安全すたいる』の編集担当。安全基金で知った食品知識を活かして、夫においしい手料理を作り、生活を楽しんでいる。

食品と暮らしの安全基金　連絡先

〒102-0083　東京都千代田区麴町2-5-2
TEL：03-5276-0256　FAX：03-5276-0259
郵便振替口座：00170-4-120634
ホームページ：http://tabemono.info
メールアドレス：mail@tabemono.info

〔編集付記〕

＊本書に掲載されているデータは2005年７月31日現在のものです。

＊「オススメの安全な商品」の価格も2005年7月31日現在のもので、変更される場合があります。注文される時には、その時点での価格をご確認ください。

＊本文中にある解説付きの写真は、撮影者名を特記していない場合、著者の撮影によるものです。

N.D.C.365　262p　21cm

新《しん》・食《た》べるな、危険《きけん》！

2005年9月5日　第1刷発行

著　者　小若順一《こわかじゅんいち》
　　　　食品《しょくひん》と暮《く》らしの安全基金《あんぜんききん》
発行者　野間佐和子
発行所　株式会社　講談社
　　　　〒112-8001　東京都文京区音羽2-12-21
電　話　編集部　03-5395-3516
　　　　販売部　03-5395-3622
　　　　業務部　03-5395-3615
印刷所　大日本印刷株式会社
製本所　株式会社上島製本所

定価はカバーに表示してあります。

ISBN4-06-212842-X